南京中医药大学
国际经方学院特色教材

黄煌 ◎ 编著

经方方证

JINGFANG

FANGZHENG

全国百佳图书出版单位
中国中医药出版社
·北京·

图书在版编目（CIP）数据

经方方证 / 黄煌编著 . —北京：中国中医药出版社，
2022.3（2024.1 重印）

南京中医药大学国际经方学院特色教材

ISBN 978-7-5132-5447-2

Ⅰ . ①经… Ⅱ . ①黄… Ⅲ . ①经方—中医学院—教材

Ⅳ . ① R289.2

中国版本图书馆 CIP 数据核字（2021）第 280992 号

中国中医药出版社出版

北京经济技术开发区科创十三街 31 号院二区 8 号楼

邮政编码　100176

传真　010-64405721

三河市同力彩印有限公司印刷

各地新华书店经销

开本 710×1000　1/16　印张 28　字数 342 千字

2022 年 3 月第 1 版　2024 年 1 月第 4 次印刷

书号　ISBN 978 – 7 – 5132 – 5447 – 2

定价　108.00 元

网址　www.cptcm.com

服 务 热 线　010-64405510

购 书 热 线　010-89535836

维 权 打 假　010-64405753

微信服务号　zgzyycbs

微商城网址　https://kdt.im/LIdUGr

官 方 微 博　http://e.weibo.com/cptcm

天猫旗舰店网址　https://zgzyycbs.tmall.com

如有印装质量问题请与本社出版部联系（010-64405510）

总前言

经方的名称，始见于中国最早的史志目录《汉书·艺文志》，主要是指古代经验方。东汉医学家张仲景撰写的《伤寒杂病论》里所记载的方剂是公认的经方。随着后世对《伤寒杂病论》研究的深入，经方应用的临床规范不断完善，经方中蕴含的古代医家认识人体控制疾病的思想方法更加清晰，使得经方在中医学科建设、人才培养、临床进步、学术传承等方面显示出不可替代的作用和优势。经方已经不是方，而是经方医学的代名词。

进入 21 世纪以来，经方在中医学术传承与进步中的作用越来越引起国内外中医界学者的重视，各地中医界自发的经方培训与推广十分普遍，经方的学术活动十分频繁，一股经方热悄然升温。为了顺应并利用这场由下而上涌起的学术变革浪潮，南京中医药大学于 2016 年 10 月成立了国际经方学院，开展经方的推广和研究，并作为中医教学改革的"特区"，围绕经方开展经方教学的探索与实践。经方的实用性极强，是临床医生的必备技术。多年来的实践表明，教学的内容必须面向临床，教学方法必须适应临床医生的需要，而且要强调规范和精准。经过 4 年多的努力，特别是面对海外和基层的教学实践，南京中医药大学国际经方学院初步形成了自己的培训体系，《经方概论》《经方方证》《经方药证》《各科经方》《各家经方》《经方医案》《经方护理》《基层医生经方读本》等就是主要的培训教材。

经方并不是新生事物，而是流传了数千年的老方，其中有历史，有传承，有思想，有方法。经方也不仅仅是方，更是经方医学的代名词。《经方概论》就是将经方医学的全貌予以展开，让学员从传统文化背景下了解经方在中国医学史上的地位和特色，了解经方医学的基本思想、基本概念和基本诊疗技术。

方证药证是安全有效使用本方本药的临床证据，方证相应、药证相应是经方医学的基本思想和临床指导原则，也是经方教学的核心内容。《经方药证》从《伤寒论》《金匮要略》的方证原文入手，结合后世应用文献，提炼张仲景常用药物的应用规律，特别是具有临床指导意义的药证。《经方方证》则根据《伤寒论》《金匮要略》原文的诠释，并结合后世医家的用方经验，总结归纳常用经方的方证，特别提示每方使用人群以及适用疾病，有利于临床用方的安全有效，有利于精准用方。此外，不过多地纠缠于病机概念和配方机理的推测，重在讲解临床应用的抓手，是为两本教材的特色。

经方是古老的，但能治今天的疾病。经方只有和现代临床结合，才能显现经方的独特魅力和不朽的临床价值。《各科经方》是结合现代临床的常见病、多发病而推荐适用的一些经方。在对病的同时，考虑病程不同和个体差异，使得临床上常常出现同一种疾病用不同的经方，而同一首经方又会出现在不同的疾病中。这正是经方医学"同病异治"与"异病同治"的特色所在。

经方是规范的，但使用经方的医家往往有各自的独特经验和思维的个性。历史上许多著名的经方家，他们大多以《伤寒论》《金匮要略》为宗，擅长使用经方大剂，但各自有经验心法，各自有独到视角，可以说一家有一家的仲景、各家有各家的经方。了解这些临床大家的医学思想与临床经验，是学员开阔临床视野、增加知识储备的重要教学环节。《各家经方》

将展示一个荟萃古今、魅力独具、风格各异的经方医家大观园。

医案的撰写与阅读是《伤寒论》《金匮要略》学习的补充与继续，虽然所读的内容不一，但学习的宗旨和方式是一致的，无非是通过医案的揣摩或条文的研究，来训练辨证论治的技能，培养知常达变的本领，荟萃各家的经验特长。所以，欲为中医，《伤寒论》不可不读，医案亦不可不读。《经方医案》中所选的经方医案，或为大症、奇症，或方证识别视角独特，或处方用药别致，或按语议论精辟者，可供学员讨论或课外阅读之用。

经方是临床的医学，其中护理的内容很多。例如方药煎煮及服用法、药后的护理调摄、服药同时的外治法，这些都是安全有效使用经方的重要环节。经方也是具有中华厨房香气的医学，其中有不少药食两用的配方，稍加减并经恰当烹调，部分经方可化为可口的食物，或为粥，或为羹，或为茶，或为糕点，或为饮料……《经方护理》着力开辟一个具有医护温情和人间烟火味的经方临床区域。

经方的内容非常丰富，初学者入门不必要讲太多的经方，也不必讲太深的内容，由浅入深，先简后难，是对广大基层医生以及西医学习中医人员进行经方教学的基本原则。《基层医生经方读本》以实用、简易、便读、便查为编写特点，可以供无法系统学习经方的临床医生日常查阅之用。

需要说明，这套教材主要是为培训中医临床医生所用，在编写内容上力图突出经方的临床实用性，以及教学上的快捷性，贯穿方证相应的基本原则，因此，与现代高等中医药院校的教学体系是相辅相成的。本教材可以作为经方国际培训教材、经方特色班教材、高等中医药院校本科选修课教材、中医继续教育培训教材、西医学习中医培训教材使用，也可供临床进修生、中医药院校大学生以及经方爱好者阅读。

经方的历史虽然久远，但要融入现代高等中医教育体系中，还是有难度的。岳美中先生说:"仲景的书,最大的优点是列条文而不谈病理,出方剂而不言药理,让人自己去体会,其精义也往往在于无字之中。"(岳美中经方研究文集. 北京:中国中医药出版社,2012)这种医学特征是非常明显的,也是经方医学的魅力所在。经方教育更重视经典方证的诠释和方证的形象描述,重视吸取历代各家经验的借鉴和自我临床经验的总结,重视古今中外经方临床案例的收集与利用,重视调动学员的形象思维和直觉思维,这些都是本套教材所努力践行的基本思想。不过,由于经方教育体系的建立和现代化是一项庞大的系统工程,我们的学识和经验的储备都是明显不足的,但这一步也是必定要迈出去的。作为阶段性的教学探索成果,本套教材存在的问题是肯定不少的,恳请国内外高等中医药院校广大师生以及中医界同道提出宝贵意见。

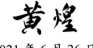

2021 年 6 月 26 日

编写说明

　　方证，是方的主治，是安全有效地使用本方的临床证据。方证相应是经方医学的核心思想。这是本教材的基本思想和主要内容。

　　方证相应的思想可见于《伤寒论》。宋本第 317 条："病皆与方相应者，乃服之。"并有"桂枝证"（166）、"柴胡证"（101）等提法，其中"桂枝不中与之"（16）、"柴胡汤不中与之"（98）的说法，映射出方证相应的思维方式。隋唐名医孙思邈也认识到方证相应的重要性，《千金翼方》对《伤寒论》的整理采取了"方证同条，比类相附"的方法。他说："旧法方证，意义幽隐，乃令近智所迷，览之者造次难悟……今以方证同条，比类相对，须有检讨，仓卒易知。"宋代伤寒家朱肱对方证相应思想做了更明确的阐述，他将方证简称为"药证"，他说："所谓药证者，药方前有证也，如某方治某病是也。"并指出："须是将病对药，将药合病，乃可服之。"

　　清代以后，方证相应思想越来越受到医家的重视。如喻嘉言将方证相应思想通俗地解释为"有是病即有是药，病千变药亦千变"，并针对明代医学的偏弊，提出"治病必先识病，识病然后议药"的口号，在当时医学界产生了很大的影响。喻氏之后，伤寒家柯韵伯在《伤寒来苏集》中高度评价方证相应的思想，认为"仲景之方，因病而设，非因经而设，见此证便与此方，是仲景活法"（《伤寒论翼·阳明病解第二》），其《伤寒来苏集》的编集以方类证，以方名证，方不拘经，揭示了《伤寒论》方证相应的思维方式，这种编辑方式是开创性的。

　　清代名医徐灵胎对方证相应说的阐述则更为深刻。他说："方之治病有定，而病之变迁无定，知其一定之治，随其病之千变万化而应用不爽。"这里的"方之治病有定"，就是方证相应。徐灵胎还说《伤寒论》"非仲景依经立方之书，乃救误之书……盖误治之后，变症错杂，必无循经现症之理"。根据这个认识，《伤寒论类方》的编辑忽略六经分类，"不类经而类方"，将《伤寒论》方分为桂枝汤类、麻黄汤类、葛根汤类、柴胡汤类等十二类，"每类先定主方，即以同类诸方附焉。其方之精思妙用，又复一一注明，条分而缕析之。随以论中用此方之证列于方后，而更加发明其所以然之故，使读者于病情、药性一目显然，不论从何经来，从何经去而见证施治，与仲景意无不吻合，岂非至便之法乎？"在《伤寒论》的聚讼纷纭之中，类方法确是"芟除藤蔓之一术"(《四库全书提要》)。清人俞东扶亦评曰："简洁明净，以少许胜人多许。"然而，这些评价尚不足以说明《伤寒论类方》的真正价值。方证相应是经方应用的重要方式，方证稳定、客观、具体，有其他辨证方法所没有的优点，可以说是经方医学的核心思想。其对《伤寒论》方的分类，与其说是 113 方组方特点的归类，倒不如说是"方证"演变规律的示范。以《伤寒论类方》为代表的研究思路，是经方方证研究的典范。徐氏以后，有王旭高（1789—1862）的《退思集类方歌诀》、左季云的《伤寒论类方汇参》(1927)、江苏省中医研究所的《伤寒论方解》(1959)，以及近几十年出版的《伤寒论汤证新解》(1983)、《伤寒论方运用法》(1983)、《伤寒论方证研究》(1984)、《伤寒方证识》(1987)、《伤寒论汤证论治》(1989)、《中医十大类方》(1995)等，均采用了类方的研究方式。类方法比起从六经、八纲、脏腑、治则、治法等角度来讲解经方，更能精准地熟悉方证，利于读者更快地理解方证相应的思维方式。因此，类方法更为实用，更便于初学。本教材也是沿袭这种思路的成果。

　　提倡方证相应思想的不仅在中国，与徐灵胎同时代的日本古方派代表吉益东洞，对仲景方证相应的思想更为推崇，认为："医之学也，方焉耳。""《伤寒论》唯方与证耳。""医之方也，随证而变。其于证同也，万病一方；其于证变也，一病万方。"其著作《类聚方》只述方证，不及方义药理，识证更重视实证，临证擅长运用腹诊，强调方证相应近乎过激，但学术个性鲜明。日本近现代的汤本求真、大塚敬节、矢数道明、龙野一雄、藤平健等，都在方证相应的思想下做了进一步的探索，特别是在经方与现代医学的融合上有值得借鉴的经验。

　　近现代的中国，方证相应说仍成为许多医家的临床指导思想。曹颖甫、祝味菊、恽铁樵、陆渊雷、包识生等医家，在中医处在危急存亡之际，开展方证研究和教学，为保存和传承经方医学做出贡献。现代名医叶橘泉、胡希恕、岳美中、刘渡舟等，不仅临床擅用经方，更坚持为方证相应思想的传承和推广助力。叶橘泉说："方证学是仲景学说的核心。""仲景之所以以方名证，是便于后人学习辨证论治的捷径。""方证结合，既便于青年人学习，又便于推广，普及群众，对振兴中医不无裨益。"胡希恕说："方证是六经八纲辨证的继续，亦即辨证的尖端。中医治病有无疗效，其主要关键就在于方证是否辨得正确。"（冯世纶，胡希恕.北京：中国中医药出版社，2001）刘渡舟先生在晚年撰写《方证相对论》时说："要想穿入《伤寒论》这堵墙，必须从方证的大门而入！"（朱章志，李赛美.经方临床应用与研究.广州：广东经济出版社，1998）岳美中说："仲景《伤寒论》言证候不言病理。证候是客观存在的，至今已1500多年，证候不变；出方剂而不言药性，由实践而来，有是证，用是药，具体问题具体分析、具体解决，万古常新。"（《岳美中论医集·钻研〈内经〉〈伤寒论〉〈金匮要略〉做到古为今用》）

综上所述，方证相应的思维方式始于张仲景，其后经众多医家的发挥和实践，已经成为中医临床医生应用方药的又一种思维方式。本教材将通过70余首经方方证的描述，去展示经方相应的思维方式，也希望学员学习和掌握这种思维方式。

本教材的编写特色如下：

（1）关于类方法：本书处方编排归类沿袭了传统的类方法。其归类的原则有三种模式：一是以方中主药归类，如白虎汤归石膏类方；二是以方名中有某药，将该方归于某类方，如黄连汤；三是效用类似或一致者划归一类。如果暂时无法归类的，列入其他类。经方的数量很多，从便于教学的角度出发，本教材只是挑选了其中比较常用的77首，因此归类也是不全的。有兴趣和有能力的读者，还可以继续阅读《伤寒论》《金匮要略》的原文以及相关资料，以充实完善自己的经方诊疗体系。

（2）关于经典原文：本书对经典原文的解读，没有逐字逐句地加以解释，也没有沿用常用的六经、脏腑、经络理论，而采用直白的描述法，将经典原文立体化、场景化，将方证所含的病理机制形象化、拟人化，力图建立形象。

（3）关于经方的现代应用：鉴于现代医学的诊断已经普及，现代医学病名的国际认同度高，确认经方的现代主治疾病谱，是现代经方应用研究的重点。经方与某些现代疾病的对应关系得到确认，将大大利于经方与现代临床的衔接，可以推进经方与现代医学的融合。本教材做了初步的工作，每首方推荐了一些适用的现代医学病名。

（4）关于方证的病机：与现行通用的脏腑辨证不同，方证相应更偏于直觉思维，重视中华民族几千年使用天然药物的经验，方证就是这种经验的结晶。经验性强的这一特性，使得经方方证说理不多，正如岳美中所说："仲景的书，最大的优点是列条文而不谈病理，出方剂而不言药理，让人自己去体会，其精义也往往在于无字之中。"（《岳美中经方研究文集》）所以，本教材忽略了方义和病机的分析，而重在描述每张经方的主治，特别是那些客观性比较强的体征和症状。爱因斯坦办公室里的一个牌子上这样写道："并非所有重要的东西都说得清，也并非所有说得清的东西都重要。"（《迈尔斯直觉心理学》）对临床医生而言，临床疗效是必须追寻的第一目标。

《伤寒论》《金匮要略》有方260余首，后世方证比较明确的名方更多，本教材所选仅仅是其中的一部分，但应该是常用的经方。也就是说，本教材不是经方的大全，但是可以通过本教材了解经方方证的大略，特别是掌握了经方方证相应的思维方式，可以开展对后世方、时方、经验方的方证研究，这也是本教材的目的所在。

经方方证的识别是一种能力，其中需要有相对丰富的临床经验，当然也需要临床反复的观察与总结，给予充分有效的训练也是十分重要的。作为经方方证识别能力训练的第一步，本教材是经验的总结，是形象的描绘，需要学员多加记忆，只有贮备充分，才能在临床实践时随时提取，才能达到"众里寻他千百度，蓦然回首，那人却在灯火阑珊处"的境界。

在本书编写过程中，姚一中、杨大华两位老师提出了宝贵意见，在此表示感谢！

黄煌

2021 年 11 月

目录

绪论

一、经方

经方之名，始于《汉书·艺文志》；经方之实，存于《伤寒杂病论》。经方与《黄帝内经》等医经并列为经典中医学的两大流派。

经方是经典之方。所谓经典，通常是指东汉医学著作《伤寒杂病论》中所记载的处方，但后世一些临床确有实效并被医界沿用千百年的古代经验方，也属于经方的范畴。经方是经纬之方，是临床的规范，是用方的标准。经方还是经久不衰之方，是中医学的核心内容。

经方疗效确凿，古方能治今病。经方方证明确，是中医临床的规范。经方语言质朴，是中医思维的象征和符号，经方蕴含了中医治病的经验和事实。经方很小，没有贵重药，少用动物药，价格低廉。

经方不仅仅是方，经方是经方医学的略称，是一种思维方式。经方是中医临床的基础，是登堂入室的门径。欲为大医，必擅经方。

经方流传几千年，是中华民族的原创，是中医学的核心技术。经方蕴含着前人认识人体治疗疾病的思维方法，记录着中华民族使用天然药物的经验结晶，是中华民族的宝贵遗产，是人类文明的重要组成部分。传承经方学术，是我们这一代中医人应尽的职责。

经方一词是中华民族的原创名，翻译应该采用音译。

二、经方方证与方证相应

方证，是方的主治，是安全有效地使用本方的临床证据。

经方重视方证，有证才能成方，是方必定有证。

方证具有如下特性：一是真实。按经典方证用方，疗效可靠而且安全。二是客观。可以看得见，摸得着。三是整体。立足于"病的人"，是鲜活的。四是歧义性小。一个方一个证，定义严格，没有含糊。

方证相应是经方使用的原则。方是矢，证是的，有的才能放矢，对证用方才能取效。

方是应对人体某种特定应激状态的药物调控手段，方证是临床医生把握这种特定应激状态的经验结晶。抓住方证，方证相应，就能最大限度地激发机体的自愈力和自和力。方证，是扭转病势的关键，方证是撬动机体自愈能力的支点。

方证相应是经方的核心思想，也是临床医生始终追寻的目标和境界，更是学习经方的最佳门径。柯韵伯："仲景之方，因证而设……见此证便与此方，是仲景活法。"胡希恕："辨方证是辨证的尖端。"刘渡舟："要想穿入《伤寒论》这堵墙，必须从方证的大门而入。"

方证识别，是一种基于现象的直觉思维。古人称"辨方证"为"识证"。识，认识的识；识别的识。"有是证用是方"，没有逻辑推理，只看眼前。是不应用抽象概念的思维，也是不讲究因果关系、矛盾关系的思维方式。

三、经典阅读

经典方证主要在《伤寒论》《金匮要略》中，这些方证同条的原文是学习经方的重点，称之为"经典方证"。

经典方证是前人使用经方的经验结晶，是经方应用的密码，是代代传授的口诀，表述比较简单粗略，可以说是一种不完全性表述，如桂枝汤"自汗出"、泻心汤"吐血、衄血"、芍药甘草汤"脚挛急"、半夏厚朴汤"咽中如有炙脔"、半夏泻心汤"呕而肠鸣，心下痞者"、真武汤"身瞤动，振振欲擗地"、大柴胡汤"按之心下满痛"、柴胡加龙骨牡蛎汤"胸满烦惊"、桃核承气汤"其人如狂"等。这些《伤寒论》条文，有的是某种症状或体征，也有的仅仅是某种疾病的某个症状，或是某类疾病的共同表现，或是某种疾病的某个阶段的某种表现，还有的是某种体质状态的大致描述。许多的客观指征，犹如冰山一角。

正是由于这种不完全性的表述，再加上用辞多为古代的自然语辞，从而导致后人的理解分歧。因此，仅仅停留在原文的层次是远远不够的，还必须重视后世医家应用经验的收集整理，开展以古方今用为主要内容的临床观察研究，以寻找经方与现代疾病之间的对应关系，比较清晰地描述相应体质的特征，从而建立和完善现代方证体系。

经典方证的解读通常采用如下方法：

关键词法：将原文中一些出现频率较高、特指性较强的语词列出，对其定义及其外延进行解释，力图破解该关键词所指的内容和应用密码。

以药测证法：通过药物的主治和后世应用经验，推测该方的主治，补充完善经方方证。

绘人法：通过原文的局部描述以及后世应用经验，将经典原文做适当延伸，并且立体化，还原出一个活生生的患者形象。

场景法：通过联想，虚拟古代医生看病用方的场景，力图全面地理解古人用于经方的实际。

文献调查法：通过对后世方书以及医案医著整理，通过现代临床报道和实验研究，寻找后世医家应用经方的经验，以完善经典方证。

四、"方—病—人"思维模式

方证的现代表述是不断需要完善的一种探索和解读，是对经典方证的诠释。历代医家均有探索。编者主张把方证理解为体质加上疾病的结合体。也就是说，"方病相应"加上"方人相应"，就是方证相应。（图1）

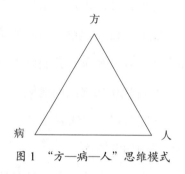

图1 "方—病—人"思维模式

"方—病—人"思维模式是编者倡导的一种经方临床思路。方，指中药的特定组合，主要是指经方，如桂枝汤、大柴胡汤等，此方固定，如更一药，便另名一方。病，就是疾病，是一种在一定原因作用下的机体免疫自稳功能失调所导致的异常生命活动过程，如糖尿病、乙型肝炎、干燥综合征、血痹、虚劳等。人，指相对稳定的病理状态或体质特征，具有遗传性或家族聚集现象，更具有可见性。如叶天士"凡论病先究体质、形色、脉象，以病乃外加于身也"（《临证指南医案·呕吐门叶案》），研究方与病、方与人、病与人之间的对应关系，是经方医学的重要课题。每个经方，有特定对应的疾病谱，我们称之为"方病"。每个经方，也有特定对应的使用人群，我们称之为"方人"。

1. 关于"方病"

所谓"方病"，是一种诊断单元。疾病有临床表现特征，即特有的症状、体征和行为的异常。有初、中、末的发病过程，有或康复，或致残，或致畸，甚至死亡的病情转归，有机构、功能、代谢上的一系列病理改变。疾病的命名，有现代医学命名，如流行性乙型脑炎、高血压病、冠心病、肠易激综合征、干燥综合征等；也有中医传统的命名，如狐惑、脏躁、消渴、胸痹、痰饮、风水、淋、痿、痹、痞、咳喘、烦悸是病，五苓散证的"蓄水"、桃核承气汤的"蓄血"等是病，后世的风温、湿温、大头瘟、夹阴伤寒、乳癌、阴疽是病，都可以作为诊断单元。中国古代有不少对病专方，是指对某些病证有特异性疗效的方药。这些方药大多来源于长期的临床实践，是经验的总结，如青蒿治疗疟疾、黄连治疗痢疾、苇茎汤治疗肺痈、大黄牡丹皮汤治疗肠痈、甘草泻心汤治疗狐惑等。

方病相应，是经方取效的原则之一，就如《伤寒论》所说："病皆与方相应者，乃服之。"对病用方，着眼于特异性病因的清除和特异性病理状态的调整，可以最快地控制病情的发展。所以，方病相应，有利于用药的有效与快捷。

每张经方，均有其主治的疾病，但经方主治病种不仅仅是一种，可能是几种，或者是一大类疾病。寻找完善经方主治疾病谱，是经方应用研究的重点。鉴于现代医学的诊断已经普及，现代医学病名的国际认同度高，确认经方的现代主治疾病谱，是一项刻不容缓的大工程。如真武汤治成人甲状腺功能低下、肝硬化腹水、心功能不全等；葛根芩连汤治糖尿病、快速性心律失常、痤疮等；大柴胡汤治疗胆囊炎、胆石症、胰腺炎、胃及食管反流、支气管哮喘、高血压、代谢综合征、肺部感染等；黄连阿胶汤治先兆流产、卵巢早衰、焦虑症等。如果这些对应关系得到确认，将大大利于经方与现代临床的衔接，可以推进经方与现代医学的融合。

现行的中医病机是应用现代中医理论对疾病过程所做的一种解释，由于理论概念的不确定性，临床容易产生歧义，一般不作为诊断的基本单元。个别有明显临床表现特征的病机可以看作是一个综合征或证候群，或视为一种疾病，如脾虚、湿热、腑实证、气血两燔等。

2. 关于"方人"

所谓"方人"，是一种诊断单元，由患者的体型体貌（肌肉、皮肤、骨骼、五官、四肢、腹、舌、脉等）、精神状态、行为心理、既往病与家族病、发病趋向等构成。如黄芪桂枝五物汤的"尊荣人"，桂枝加龙骨牡蛎汤的"失精家"，麻黄方的"湿家"，半夏方的"呕家"，"小柴胡汤人""大柴胡汤人""黄连阿胶汤人""桃核承气汤人"等。

方人，指相对稳定的病理状态或体质特征，具有遗传性或家族聚集现象，更具有可见性。方人的形成与遗传、年龄、环境、饮食、疾病等因素有关。在上述因素的作用下，方人是可变的，但是过程缓慢。

方人相应能最大限度地激发人体的自愈力，注意到了个体特异性。疗效与个体差异相关，同样的疾病，同样的药方，在不同的个体身上，疗效是不一样的，有的不仅无效，甚至还有严重的不良反应。这一现象，徐灵胎称之为"病同人异"。强调用药的因人而异，注重顾及患者的个体差异性，是经方临床的重点。方人相应有利于用药的安全和精准。

这里的方人，是一个临床诊疗单元。有病才有体质，病越重，体质倾向越明显；病越多，越要抓体质识别。

"方—病—人"思维模式是一种教学方法。从我们的教学实践看，这种思维模式，可以让学生从纷繁的理论中摆脱出来，转向朴实无华的临床技术；让他们从"对病用药"以及"对症状用药"的思路中解放出来，转向整体的用药思路。"方—病—人"思维模式的提出，与其说是经验的传授，倒不如说是思维方式的强调。

五、其他

1.但见一证便是，不必悉具

在时间的长河里，方证的各个构成元素会出现先后、交叉、多少、轻重、隐显的不同表现。有时候，方证的识别经常出现一证见分晓的情况，这就是张仲景在使用小柴胡汤的时候会提出"但见一证便是"的识证原则，这也是张景岳所说的"独处藏奸"的识证经验。

2.急症以病为主，兼顾人；慢病以人为主，兼顾病

当前中医的服务对象主要是慢性病和心身疾病患者，治疗原则以调整体质状态为主，服药周期长，针对体质差异用药，既能保证有效，更能保证安全。

3.合方法

这是两方或数方联合使用的治疗方法。犹如军队的联合作战，也如交响乐团的联合演奏，其目的是适合病情错综复杂多变的需要，是经方临床的常用方法。合方的服用，可以同煎共服，也可以分煎分服。

第一章

桂枝类方

桂枝类方是以桂枝为主要药物的一组处方。桂枝主治气上冲而脉弱者，兼治自汗、惊恐、腹痛、关节痛。桂枝类方是《伤寒论》中的第一大类方，其中具代表性的除桂枝汤外，还有众多的桂枝汤加味方，以及小建中汤、桂枝茯苓丸、温经汤等。

第一节 桂枝汤

桂枝汤是经典的太阳病方，传统的调和营卫方，具有平冲气、止自汗、除虚热的功效。桂枝汤证以脉弱、自汗、发热、气上冲为临床表现特征，多见于循环系统疾病、消化道疾病。营养不良、先天禀赋不足、年高体衰、平素多病者比较容易出现。

一、经典配方

桂枝三两，芍药三两，甘草二两，生姜三两，大枣十二枚。上五味，以水七升，微火煮取三升，去滓，适寒温，服一升。服已须臾，啜热稀粥一升余，以助药力。温覆令一时许，遍身漐漐微似有汗者益佳，不可令如水流离，病必不除。若一服汗出病差，停后服，不必尽剂；若不汗，更服，依前法；又不汗，后服小促其间。半日许令三服尽。若病重者，一日一夜服，周时观之，服一剂尽，病证犹在者，更作服；若汗不出，乃服至二三剂。禁生冷、黏滑、肉面、五辛、酒酪、臭恶等物。（《伤寒论》）

二、经典方证

太阳病，头痛发热，汗出恶风，桂枝汤主之。（13）

太阳病，下之后，其气上冲者，可与桂枝汤。（15）

太阳中风……热自发……汗自出，啬啬恶寒，淅淅恶风，翕翕发热，鼻鸣干呕者，桂枝汤主之。（12）

病人脏无他病，时发热，自汗出而不愈者……宜桂枝汤。（54）

阳明病，脉迟，汗出多，微恶寒者……宜桂枝汤。（234）

太阴病，脉浮者……宜桂枝汤。（276）

病人烦热……脉虚浮者……宜桂枝汤。（240）

注：经典方证中的阿拉伯数字是《伤寒论》原文的序号，中文数字是《金匮要略》原文所属篇的序号。全书同。

1. 气上冲

①猛烈的心脏搏动，如心悸动、气促；②明显的腹主动脉搏动，如"脐下悸者""气从少腹上冲心者"；③发作性的晕厥，如"时复冒者""奔豚病，从少腹起，上冲咽喉，发作欲死，复还止""气上冲胸，起则头眩"；④烦躁不安，属于精神神经症状，如易于激动、烦躁、不安、头昏、耳鸣、失眠、烘热、脸红、震颤，甚至狂乱、谵妄等。临床上多种原因导致的以上症状可以用桂枝汤。"气上冲"不是一个症状，而是一种体质状态，是一种涉及循环、植物神经、消化等系统的证候群。多在极度疲劳、体质虚弱时，再加上精神高度紧张时发生。有些瘦弱年轻人的胸壁和腹壁相对较薄，在剧烈运动后会感受到心跳和大血管的搏动，造成一种气上冲的感觉。此外，误用发汗攻下的药物，也容易出现这些症状，称之为

"QSC 证候群（气上冲证候群）"，提示桂枝汤及其加味方用于心脏、血管疾病的治疗，其临床表现为心悸、气短、心律不齐、脉弱等症状。"气上冲"多来自心血管系统，需要和来自消化道的"气上冲"相鉴别。

2. 自汗

①汗多湿衣；②动辄汗出，饥饿时严重；③汗后乏力头昏，伴畏风感；④经常化自汗。出汗不是一种即时状态，曾经大汗或过汗，或皮肤湿润或白皙者，可以视为出汗体质，提示桂枝汤用于大汗后或容易出汗的患者。

3. 发热

一种自觉的热感，或皮肤发热，或手掌发热，或心烦躁热，往往伴有自汗、心率缓慢。严重的，可以见到面部浮红。

4. 脉浮弱

脉浮多见于瘦人。脉弱多见于血压偏低者或心功能不全者。脉迟或缓提示心率偏慢。

以上脉象，是桂枝汤证的重要客观指征。往往成为桂枝汤证识别的关键体征，就如柯韵伯所说："但见一证便是，不必悉具，惟以脉弱自汗为主耳。"（《伤寒来苏集》）

脉弱、自汗、发热、气上冲，不是几个单一症状或体征，而是一种病理状态，也称之为"桂枝汤证"，或为"GZT 综合征"。其病理基础与循环功能下降、血管舒缩功能障碍、消化道供血不足、植物神经功能紊乱、免疫功能下降、营养不良等环节有关。中医传统的解释有"阳浮而阴弱"（《伤寒论》）、"荣弱卫强"（成无己）、"风邪伤卫"（钱璜）、"营卫不和或脾胃不和"（《伤寒论译释》）等。

桂枝汤证与现代许多疾病相关互见，但在疾病面前，桂枝汤证在指导用方上有决定性作用。清代柯韵伯说："此为仲景群方之魁，乃滋阴和阳、调和营卫、解肌发汗之总方也。凡头痛发热，恶风恶寒，其脉浮而弱、汗自出者，不拘何经，不论中风、伤寒、杂病，咸得用此，惟以脉弱自汗为主耳。愚常以此汤治自汗、盗汗、虚疟、虚痢，随手而愈。"（《伤寒来苏集》）虽然病有千百，方仍取一，其原则是方证相应。

桂枝汤证的自汗、脉弱，更多地反映了患者的个性，这就是本课程所说的"方人"，一种适用于使用经方的参照系。

三、适用人群

先天禀赋不足、年高体衰、平素多病者比较容易出现本方证，其发病诱因多为有大病、手术、化疗、过度用药、月经期、产后、大出血、创伤、剧烈运动、极度惊恐、寒冷、饥饿等。体型体貌有特异性，容易出汗、脉弱缓、唇舌黯淡为其客观指征。

1. 体白瘦

体型消瘦，胸廓扁平；皮肤白皙而细腻，比较湿润；面色苍白，也有浮红者；腹壁薄，腹直肌紧张。

2. 唇舌黯

舌质淡红或黯淡，舌体较柔软，舌面湿润或干腻；嘴唇发黯发紫。

3. 脉浮弱

轻取即得，重按无力中空，状如葱管。一般心率不快，也有数者，但必定无力。多见于血压低，或心功能不全者。

4. 易出汗倾向等

容易出汗，汗后不舒服；易悸动感，易头昏晕厥；易疲劳，持久力差；易腹痛，呈阵发性；易失眠、多梦；对寒冷、疼痛敏感。

酒客、肥胖、高热、高血压、高脂血症、高尿酸血症患者慎用，出血倾向者慎用或忌用。

四、适用病症

桂枝汤以整体调节为着眼点，临床应用不拘于一病一症，几乎涉及临床各科，但以循环系统疾病、消化系统疾病、过敏性疾病、难治性发热性疾病以及皮肤病、骨关节病为多。根据不同的个体和疾病，适当加减或合方。桂枝汤虽变化多端，但有规矩章法。其原则是方证相应，方随证变，证变方必须变。

1. 病后劳伤

本方适用于大病后、手术后、产后、剧烈运动后，往往出现自汗、食欲不振、心悸、失眠、虚弱等。食欲不振、呕吐加人参；心率快、心悸不安、失眠，加龙骨、牡蛎。

2. 虚人感冒

高龄老人的感冒，大多没有明显的发热，唯怕冷、乏力、鼻流清涕、舌淡黯，可用桂枝汤，服后喝热粥。经常感冒咳嗽的儿童，屡用抗生素而无效者，如见消瘦、肤白无光泽、易汗、舌嫩红，可用桂枝汤。

3. 心脏病

本方适用于如先天性心脏病、风湿性心脏病、心脏瓣膜病、病毒性心肌炎、冠心病心绞痛、心脏手术后等见心律不齐或血压偏低者，或心悸、自汗者，或脉空大无力者，通常加龙骨、牡蛎。

4. 缺血性头晕

本方适用于主诉头昏、头胀、头重脚轻、脑内摇晃、眼花等感觉性症状患者，通常加葛根、川芎、黄芪等。服药后，可有燥热、牙痛、面红等反应。

5. 难治性发热

本方适用于原因不明之持续发热，使用抗生素无效者；汗出热不退，烦躁怕冷者；高热而脉缓或无力者。

6. 糖尿病

本方适用于极度疲劳、身体疼痛麻木、消瘦明显、面色苍白、舌黯淡者，常见于糖尿病并发症，通常加人参（新加汤）。溃疡不愈，加黄芪（桂枝加黄芪汤）；关节疼痛，加附子。

7. 小儿咳喘

本方适用于小儿支气管炎、支气管哮喘、病毒性肺炎等病程迁延或反复发作、咳喘吐白痰，或患者体质柔弱、怕风多汗、多鼻炎、面色白消瘦者，通常加杏仁、厚朴等。

8. 鼻炎

本方适用于过敏性鼻炎、花粉症、慢性鼻炎、萎缩性鼻炎、鼻前庭炎等对寒冷过敏、分泌物清稀者，常合小柴胡汤、玉屏风散、小青龙汤等。

9. 慢性腰腿痛

本方适用于如腰椎退变增生、腰肌劳损、腰椎间盘突出症、更年期综合征等见腰腿疼痛，活动受限，局部发冷，多汗，病情遇冷加重者，加附子、白术、茯苓。

10. 皮肤溃疡

本方适用于局部不红、色淡或黯、久不收口为特征的皮肤溃疡者。老人应用较多。局部麻木，加当归；久不收口，加黄芪。

11. 荨麻疹

本方适用于荨麻疹遇风冷即发，风团色淡红者。其人多瘦弱、肤白、唇黯舌淡，或有易饥自汗等。皮肤干燥者，合麻黄汤。

五、参考用量

桂枝 15g，白芍 15g，炙甘草 10g，生姜 15g，红枣 20g。以水 700mL，煮取汤液 300mL，分 2～3 次温服。药后喝一碗热稀粥，并注意避风保暖。

第二节　桂枝加附子汤

桂枝加附子汤是经典的太阳病方，传统的温经回阳方，具有强壮、止汗、镇痛的功效。桂枝加附子汤证以脉弱、自汗、骨关节疼痛为临床表现特征，多见于发汗过多导致的亡阳证以及慢性虚弱性疾病。

一、经典配方

桂枝三两（去皮），芍药三两，甘草三两（炙），生姜三两（切），大枣十二枚（擘），附子一枚（炮去皮、破八片）。上六味，以水七升，煮取三升，去滓，温服一升。（《伤寒论》）

二、经典方证

太阳病，发汗，遂漏不止，其人恶风，小便难，四肢微急，难以屈伸者，桂枝加附子汤主之。（20）

若脉微弱，汗出恶风者，不可服之。服之则厥逆，筋惕肉瞤，此为逆也。（38）

寒疝腹中痛，逆冷，手足不仁，若身疼痛，灸刺诸药不能治，乌头桂枝汤主之。（十）

1. 发汗遂漏不止

发汗遂漏不止指汗出淋漓不止，也可见皮肤湿冷，低血压、低血糖、植物神经功能紊乱等病可见。此原文记录了一位过汗虚脱患者的临床表现。后世称本方为救汗汤，治阳虚自汗（宋《叶氏录验方》）。清代徐灵胎说"桂枝同附子服，则能止汗回阳"，提示本方可用于以汗出不止、怕冷为表现的疾病，如感冒、变态反应性鼻炎、哮喘、更年期综合征等，也可以用于过汗虚脱、心动过缓、心肌梗死、心肌炎等。关于汗漏不止，可以延伸为其他体液分泌过多清稀如水，如带下如水、鼻涕清稀量多不止等，也可以考虑本方证的可能。

2. 四肢微急，难以屈伸

四肢微急，难以屈伸指关节活动不灵活，其原因可能是疼痛，可能是肌肉痉挛。提示本方可用于以关节疼痛为表现的疾病，如慢性腰腿痛、腰椎退变增生、腰肌劳损、腰椎间盘突出症、关节炎、颈椎病等。

3. 小便难

小便难指小便量少甚至无尿，这都与血压过低、肾功能不全有关。

4. 脉微弱

此脉象是《伤寒论》对汗出恶风、不可再用大青龙汤发汗患者客观指征的强调，可以视作桂枝加附子汤方证的一部分。后世也强调了类似的脉象，如莫枚士认为此方"治四肢拘急及脉浮大、两胫拘挛"（《经方例释》），樊天徒认为此方治"头痛微发热，汗出不止，恶寒殊甚，指尖冷，四肢拘挛疼痛，小便难，脉浮而虚"（《伤寒论方解》）。脉浮大，提示脉轻按即得，但重按无力，也就是脉浮虚。这种脉象提示体内阳气不足。

5. 寒疝

寒疝是一种急性腹痛的病证，见《金匮要略》。"治寒疝腹痛，手足冷，身疼不仁"（《退思集类方歌注》），提示本方可以用于腹痛类疾病，如消化道疾病、疝气痛、手术后胸痛、心血管疾病如心肌梗死等。

《伤寒论》20 条可以看作是对一位误用麻黄发汗后虚脱患者的情景描述：汗还在出，全身几乎湿透，黄豆大的汗珠，冰冷蜷缩的四肢，苍白灰黯的面色，小便点滴全无……张仲景如何处置？他的常规方法，就是在桂枝汤的基础上加上附子。对于过用麻黄的不良反应，《伤寒论》有详细提示："一服汗者，停后服；若复服汗多亡阳，遂虚，恶风烦躁不得眠也。"（38）"若脉微弱，汗出恶风者，不可服之。服之则厥逆，筋惕肉𥆧，此为逆也。"（38）其表现有汗出不止，心律紊乱，血压下降者；有怕风畏寒，肢体震颤，肌肉𥆧动，四肢厥冷者；有烦躁不安，极度焦虑，睡眠障碍者。

这种状态，传统解释有"亡阳而脱液"（成无己）、"阳气与阴液两亡，复加外风袭入"（程知）、"外阳亡而内液脱"（王晋三）、"阳虚漏汗并表证不解"（李培生主编《伤寒论讲义》）等。其病理基础与循环功能障碍、植物神经功能紊乱有关。

三、适用人群

此与桂枝汤的适用人群相似，但其精神状态更差、出汗更多、脉象更弱。

1. 肤色苍白易出汗

精神萎靡，面色苍白或土灰色，缺乏光泽，皮肤湿润。或平时容易出汗者，或自汗经常化者，或曾经大汗或过汗者。或带下清稀如水，小便清长，鼻涕量多清稀。

2. 怕冷蜷缩貌

恶风厚衣，遇冷则剧；四肢发冷，面色苍白，手指不温，指尖冷；缩手缩脚，四肢蜷缩。

3. 脉弱

此脉象为脉或微弱，或浮弱。一般心率不快，但也有数者，必定无力，多见于血压低或心功能不全者。

四、适用病症

本方多用于以骨关节疼痛为临床表现特征的疾病，如循环系统疾病、骨关节病、内分泌疾病等。

1. 虚脱

本方适用于汗出不止，心律紊乱，血压下降；怕风畏寒，肢体震颤，肌肉眴动，四肢厥冷；烦躁不安，极度焦虑，睡眠障碍者。特别是误用发汗剂之后出现的过汗虚脱、晕针等，可加红参、肉桂。这也是一种休克或早期休克的状态。根据药理研究，附子具有强心及抗心律失常作用。

2. 更年期综合征

本方适用于更年期妇女的关节痛、怕冷、多汗者。关节肿痛，加白术。面黄、便溏、身困重乏力者，合真武汤。产后出汗不止，本方也可以用。"治产后风虚，汗出不止，小便难，四肢微急，难以屈伸者，桂枝加附子汤方。"（《备急千金要方》卷三）

3. 骨关节病

本方适用于骨关节病见出汗多、怕风明显、身体疼痛者。本方多用于颈椎病、关节炎、腰椎间盘突出症、腰肌劳损、腰椎退变增生、更年期骨关节冷痛、骨关节炎、痛风性关节炎等。加白术，名桂枝加术附汤；再加茯苓，名桂枝加苓术附汤。汤本求真说："本方应用极广，为个人一日不可或缺要方之一，当专心努力以自得之。"（《日医应用汉方释义》）

4. 糖尿病神经痛

本方适用于糖尿病神经病变，肢体麻木疼痛剧烈者，可加人参。

5. 阳虚感冒

本方适用于年老体弱者的感冒发热，因服药不当而出现多汗热不退、疲倦甚至虚脱等症。

6. 变态反应性鼻炎、哮喘

本方适用于鼻涕或痰液清如水，量多，全身怕冷者。

五、方证鉴别

1. 本方与桂枝汤

两方均能治疗自汗身体痛。但本方的自汗量更多，身体疼痛程度更重，其精神状态更差，脉象空大无力或微弱。

2. 本方与桂枝加龙骨牡蛎汤

两方都能用于多汗。鉴别点：一看脉象，前者沉弱，后者浮大；二看夹杂症，前者多骨关节疼痛，后者多失眠、焦虑、心悸。

3. 本方与四逆汤

两方均可用于脉弱之虚脱。但四逆汤主呕泻脱之于内者，本方主汗出脱之于外者。

六、参考用量

桂枝 15g 或肉桂 10g，白芍 15g，炙甘草 15g，生姜 15g 或干姜 10g，红枣 20g，制附子 10g。以水 1000mL，煮取汤液 300mL，分 2～3 次温服。

第三节　桂枝加龙骨牡蛎汤 ——————

桂枝加龙骨牡蛎汤为经典的虚劳病方，传统的调和营卫、固精敛阳方，具有治梦精、除惊狂、定悸、止汗的功效。桂枝加龙骨牡蛎汤证，以胸腹动悸、易惊、失眠多梦、失精梦交、脉大而无力为特征。消瘦肤白、焦虑、性功能低下者多见，发育不良的儿童多见。

一、经典配方

桂枝、芍药、生姜各三两，甘草二两，大枣十二枚，龙骨、牡蛎各三两。上七味，以水七升，煮取三升，分温三服。《小品》云：虚弱浮热汗出者，除桂，加白薇、附子各三分，故曰二加龙骨汤。(《金匮要略》)

二、经典方证

夫失精家，少腹弦急，阴头寒，目眩发落，脉极虚芤迟，为清谷、亡血、失精。脉得诸芤动微紧。男子失精，女子梦交。(六)

火逆下之，因烧针烦躁者，桂枝甘草龙骨牡蛎汤主之。(118)

伤寒脉浮，医以火迫劫之。亡阳必惊狂，卧起不安者，桂枝去芍药加蜀漆牡蛎龙骨救逆汤主之。(112)

治梦失精，诸脉浮动，心悸少急，隐处寒，目眶疼，头发脱者。(龙骨汤《小品方》)

1. 失精家

"失精家"是以性神经衰弱为突出表现的体质类型。其特征为：消瘦、性功能低下（阴头寒）；男人容易遗精，女子多性梦或带下多；少腹部肌肉拘紧不适；容易头昏眼花，头发稀疏，易于脱落（目眩发落）。提示本方治疗多梦多性梦及其相关疾病，如男子梦精滑精、纵欲过度、女子梦交，性功能低下的阳痿早泄，以及精子异常等；甚至精子异常等也可以使用。

2. 惊狂、烦躁、起卧不安

推测可能是误用大量麻黄剂或屡用火热熏蒸出汗后出现的精神症状，如虚弱感、烦躁、不安感、失眠、多梦等。提示本方可以治疗惊恐、狂躁、焦虑、失眠、多梦等精神症状。癫痫、抽搐等神经性疾病也可应用。

3. 脉芤动

寸口脉浮大而无力，尺脉浮露易得，动感明显。这是桂枝加龙骨牡蛎汤的客观指征。

4. 诸脉动，心悸

脉动，不仅是寸口脉动，也包括人迎脉（颈总动脉）搏动和腹主动脉搏动。腹主动脉搏动，可用手按压脐腹部，可扪及跳动。动势和缓，其动深藏者，此乃正常现象。如动势浅露不藏，势冲及脘，并有烦躁惊狂、胸闷咽塞、脉浮大不实者，为本方证。提示本方可用于心悸类疾病，如心律不齐、心脏瓣膜病、神经症等的治疗。

5. 自汗出

"病人脏无他病，时发热，自汗出而不愈者……宜桂枝汤"（54）、"病常自汗出者……宜桂枝汤"（53），提示本方也可用于自汗盗汗类疾病，特别是伴有失眠多梦、心悸惊恐等症状者。对儿童缺钙、更年期盗汗等有效。

经典依然强调了本方证的整体特征，即失精家。原文突出了患者少腹部肌肉拘急、诸脉动空大、脱发等客观指征，以及烦躁、惊恐、焦虑不安的精神症状和失精梦交等与性相关的症状。传统解释有"劳伤心气，火浮不敛，则为心肾不交。阳浮于上，精孤于下，火不摄水"（尤怡），"肾虚冲逆阳浮"（朱莘农），"阴虚及阳，阴阳两虚"（《金匮要略译释》），"心阳虚损，神志不安"（《方剂学》新世纪第四版），推测其病理基础与营养不良—焦虑—睡眠障碍等相关。

三、适用人群

本方适用人群中，发育不良的儿童多见，消瘦肤白、性功能以及生殖障碍的成年人多见，焦虑者多见。其体型体貌有特征，脉象有特异性，腹证明显。发病诱因与先天不足及后天的过劳、营养不良、缺钙缺锌、光照不足、运动少、过汗、睡眠不足、腹泻、大量出血、性生活过度、过度惊恐等有关。

1. 白瘦毛软

体型偏瘦，皮肤白皙湿润；毛发细软，发黄稀少，容易脱落；腹直肌紧张，小腹部尤其明显。

2. 脉空大、脐动悸

寸口脉浮大而中空，轻按即得，重按则无。脐腹部的搏动感明显，其势上冲中脘，甚至可见心尖区搏动。

3. 容易焦虑

易惊恐、烦躁、不安定、精神错乱；易失眠、乱梦纷纭；儿童夜惊夜啼，夹腿综合征，成年人梦交或梦遗。

4. 容易疲劳出汗

不耐体力劳动，易出汗，特别是盗汗及性生活后大汗淋漓。

四、适用病症

桂枝加龙骨牡蛎汤证多见于循环系统疾病、生殖系统疾病，儿童的大脑发育不良也多见。特别是伴有消瘦、睡眠障碍、焦虑、多汗以及胸腹动悸、脉空大等体征者，应用安全有效。

1. 性功能障碍或生殖障碍

如阳痿、遗精、性梦、慢性前列腺炎、精子质量低下者，可以用本方。患者有腰膝酸软、头晕眼花、耳鸣、自汗、心悸、脐跳、少腹拘急感等。

2. 小儿发育不良

本方适用于消瘦、肤色苍白、头发黄软稀疏、多汗、易哭闹、睡眠不良、目无神的患儿。儿童缺钙、癫痫、脑瘫、大脑发育不良等多用。江育仁治疗儿童的迁延型肺炎、长期低热、哮喘、遗尿等，常使用本方加减。

3. 心脏病

本方适用于如先天性心脏病、风湿性心脏病、心脏瓣膜病、病毒性心肌炎、冠心病心绞痛、心脏手术后等多见心律不齐或血压偏低者；或心悸、自汗者；或脉空大无力者。曹永康经验：本方合生脉散、《小品》二加龙牡汤（龙骨、甘草、牡蛎、芍药、大枣、生姜、白薇、附子）治心脏病心律不齐。

4. 更年期综合征

本方适用于女性更年期的潮热多汗、失眠多梦、怕冷、关节痛者，通常加附子。浮肿，合真武汤。下肢无力疼痛，加当归、淫羊藿、巴戟天。

5. 焦虑症

本方适用于精力不济、容易疲劳、心慌心悸、胸闷多汗、失眠多梦者，大多伴有焦虑以及较长的手淫史，与中医学所说的"肾虚"相似。用本方原方，或合甘麦大枣汤。

6. 虚喘

如支气管哮喘、肺气肿、心源性哮喘、贫血等而见气喘动辄更甚、大汗淋漓、头昏眼花、失眠多梦者适用，可加五味子、麦冬、人参、山萸肉等。

7. 遗尿

本方适用于瘦弱孩子的尿床，也能用于老人的尿失禁。浅田宗伯说："桂枝加龙骨牡蛎汤，本治失精之方，一老医用之治宫女年老小便频数者，和田东郭用之治愈高槻老臣之小便闭，诸药无效者。余用之治遗尿，屡得效验。"（浅田宗伯.浅田宗伯方论医案集.北京：人民卫生出版社，2019.）

五、方证鉴别

本方与桂枝汤证

两者的药物区别就在龙骨、牡蛎两味药上。龙骨"治梦寐泄精"（《名医别录》）、"止梦泄精，夜梦鬼交""虚而多梦纷纭者加而用之"（《药性论》）。牡蛎主治"惊恚怒气"（《神农本草经》）、"胁下痞硬"（《伤寒论》）。两者合用，多用于惊狂、起卧不安、烦躁。桂枝加龙骨牡蛎汤的这种定惊安神功效是其独有的。

六、参考用量

桂枝 10g，肉桂 5g，白芍 15g，炙甘草 10g，生姜 15g 或干姜 5g，红枣 30g，龙骨 15g，牡蛎 15g。以水 900mL，煮取汤液 300mL，分 2 ～ 3 次温服。

第四节　桂枝加葛根汤

桂枝加葛根汤是经典的太阳病方，传统的调和营卫、解肌升清方，具有止汗、松项背、利头目的功效。桂枝加葛根汤证以头项强痛、自汗为临床特征，多用于发热性疾病、循环系统疾病、骨关节疾病以及五官科疾病。

一、经典配方

桂枝五两，生姜八两，甘草二两（炙），葛根八两，芍药三两，大枣十二枚。上六味切，以水七升，煮取二升半，服八合，日三，温覆取汗。（《外台秘要》）

注：桂枝加葛根汤有三个版本。①《伤寒论》桂枝加葛根汤组成与葛根汤相同；②宋代林亿等认为有误，应该是桂枝汤加葛根；③上方录自《外台秘要》卷第十四。

《外台秘要》桂枝加葛根汤用药特点：①桂姜量大：桂枝五两，生姜八两；与桂枝汤中桂枝三两，生姜三两相比，桂姜量大。②葛根量大：葛根八两，与葛根汤中葛根四两相比，葛根量多一倍。

二、经典方证

太阳病，项背强几几，反汗出恶风者，桂枝加葛根汤主之。（14）
疗中风身体烦疼，恶寒而自汗出，头项痛急。（《外台秘要》）

1. 反汗出恶风

许宏说:"葛根汤中有麻黄,乃治项背强几几、无汗恶风者,此发散之方;桂枝加葛根汤中无麻黄,乃治项背强几几,反汗出恶风者,此乃解肌之方也。是此无汗与反汗出二者,差之毫厘,谬以千里。"(《金镜内台方议》)这里提示反汗出恶风在识别方证中的重要地位。自汗恶风是一个证候群,即容易出汗,动辄汗出,并有畏风怕冷等。这与桂枝汤证相符,而与葛根汤证的"无汗恶风"相反。"汗出恶风"不是一个即时性的症状,也是一种体质状态,其人易出汗,出汗过多可见疲劳、心悸、头晕;其人皮肤白皙湿润;其人怕风,对寒冷敏感,容易感冒,遇风打喷嚏等,均是桂枝加葛根汤的适用人群。

2. 项背强

项背强提示桂枝加葛根汤证有肌肉的拘急感,尤其是头面部、肩颈部的疼痛不适感。项背乃至腰腿的拘急感,头痛、头晕以及五官功能的迟钝失灵。

3. 脉浮弱

此为桂枝汤证的重要指征。"太阳病,外证未解,脉浮弱者,当以汗解,宜桂枝汤。"(42)"太阳病……今脉浮,故知在外,当须解外则愈,宜桂枝汤主之。"(45)"太阴病,脉浮者……宜桂枝汤。"(276)"病人烦热……脉虚浮者……宜桂枝汤。"(240)本方证有桂枝汤证的汗出恶风,理应有脉浮弱,并有心悸、脐跳等。

经典原文通过矛盾症状的提示,强调了桂枝加葛根汤证的识别要点在于"汗出恶风",可以理解桂枝加葛根汤证是桂枝汤证和葛根证"项背强"的组合。中医传统解释有"风盛于表"(许宏)、"太阳中风兼太阳经气不舒"(李培生主编《伤寒论讲义》)。

三、适用人群

本方适用人群以脉浮弱、汗出怕冷者多见，面黄黯、憔悴、消瘦的中老年人更多。

1. 面黄黯、憔悴、消瘦

体型中等或消瘦，面色苍白或黄黯，憔悴，缺乏光泽。容易出汗，怕风。中老年人居多，瘦弱的年轻人及儿童也有。

2. 舌黯紫

舌淡红或黯紫，或黯红而不鲜活。

3. 脉浮弱

脉浮弱，轻取即得，但按之无力。常有心悸，腹主动脉搏动感明显。

4. 经常头晕痛、肢体震颤

常有头晕头痛，或头项腰背拘急无力，或手足抽搐或震颤；或思维迟钝、言语艰涩，或失眠多梦，或健忘，或烦躁；或口眼㖞斜，或视物模糊，或耳鸣耳聋等。易患心脑血管疾病，如高血压、脑梗死、糖尿病等。

四、适用病症

以头痛头晕、五官失灵、项背部拘急为表现的疾病，可以考虑使用本方。

1. 风寒感冒

本方适用于或发热汗出不解，且持续日久，并有头项腰背疼痛者；或小儿发热抽风、麻疹、水痘等体质柔弱者；或胃肠病兼见桂枝汤证者。

2. 柔痉

此为古病名。痉病见有汗者，为柔痉。《金匮要略·痉湿暍病脉证治》云："太阳病，发热汗出而不恶寒，名曰柔痉。"主治方有瓜蒌桂枝汤、桂枝加葛根汤等。多见于面肌痉挛、面神经麻痹、痉挛性斜颈、落枕、肢体震颤、小儿抽风等。丹波元简说："仲景用葛根者，取之于其解表生津。痉病亦用葛根，其意可见也。"（《伤寒论辑义》）

3. 缺血性头晕

本病大多因心脏功能下降或脑动脉硬化，使脑血管供血供氧不足引起。患者多以头昏头胀、头重脚轻、脑内摇晃、眼花等感觉性症状加以诉说。血黏度高，加川芎，合桂枝茯苓丸；脑动脉硬化病，加川芎、丹参；心脏病、冠心病早期，加黄芪、川芎、丹参。

4. 脑梗死

本方适用于轻度脑梗死者。轻者可以完全没有症状，或仅仅是头晕头痛，或记忆力下降，或有反复发作的肢体瘫痪或眩晕，即短暂性脑缺血发作。通常加川芎、丹参、黄芪等。

5. 缺血性耳鸣

本方适用于心脑血管疾病引起的缺血性耳鸣者。其人肤色黄黯，皮肤粗黑，加麻黄；胸闷头痛，加川芎。

6. 缺血性眼病

本方适用于以视野缺失、视力下降为临床特征的缺血性眼病，如缺血性视神经病变、视网膜动脉静脉阻塞、视网膜黄斑变性等患者。颈椎病、糖尿病、高血压患者伴有的视疲劳、视力下降、眼肌痉挛等也适用。

7. 颈椎病

本方适用于消瘦体弱患者的颈椎病，大多有头晕头痛等。文献研究表明，在颈椎病治疗中，使用最多的方剂为桂枝加葛根汤、黄芪桂枝五物汤、补阳还五汤等。

五、方证鉴别

1. 本方与葛根汤

两方均能治疗耳鸣耳聋。但本方证慢性病多，来势较缓；彼方证急性病多，来势较急。本方证有汗出，彼方证无汗。体格上，本方证人柔弱，彼方证人强壮。

2. 本方与黄芪桂枝五物汤

两方均能治疗颈椎病麻木。但本方证人多瘦弱，而彼方证人多肥胖。本方多无浮肿，而彼方多有面浮足肿。

六、参考用量

葛根 40 ~ 80g，桂枝 15 ~ 30g，赤芍 15g，炙甘草 10g，生姜 40g 或干姜 10g，红枣 20g。以水 700mL，取汤液 300mL，分 2 ~ 3 次温服。

第五节　小建中汤 ——————————————————

小建中汤是经典的虚劳方，传统的温中补虚方，具有增体重、止腹痛、治心悸、除烦热等功效。小建中汤证以消瘦、易饥、腹痛、便秘、脉弱等为临床表现特征，多见于营养不良的儿童、老人和慢性消化道疾病患者。

一、经典配方

桂枝三两，芍药六两，甘草二两，生姜三两，大枣十二枚，饴糖一升。上六味，以水七升，煮取三升，去滓，内饴，更上微火，消解，温服一升，日三服。(《伤寒论》《金匮要略》)

注：《金匮要略》本方中甘草为三两。

二、经典方证

伤寒，阳脉涩，阴脉弦，法当腹中急痛。先与小建中汤；不差者，与小柴胡汤主之。(100)

伤寒二三日，心中悸而烦者，小建中汤主之。(102)

虚劳里急，悸，衄，腹中痛，梦失精，四肢酸痛，手足烦热，咽干口燥，小建中汤主之。(六)

妇人腹中痛，小建中汤主之。(二十二)

男子黄，小便自利，当与虚劳小建中汤。(十五)

1. 虚劳

虚为消瘦，劳为乏力，患者往往缺乏耐力或四肢酸痛等，病程慢性化，是本方证重要的客观指征。提示本方治疗瘦弱、体重下降过快者。

2. 腹中痛

腹中，多指脐腹，病变多在肠道。急痛，阵发性的疼痛，为痉挛性腹痛；也指按压腹壁薄而硬，腹直肌痉挛状态。提示本方解痉止痛，多用于腹痛类疾病。

3. 心中悸

心腹有悸动感或上冲感，甚至脐腹部动悸感；或伴有烦躁、失眠等。提示本方能治疗心律不齐、心慌心悸、烦躁失眠者。

4. 手足烦热

自觉的热感，特别是手足心热，伴有抑郁、焦虑、睡眠障碍、性功能不良等。儿童多表现为好动、烦躁、脾气大等，饥饿时表现更明显。提示本方有镇静安神功效，特别对体质虚弱者的焦虑失眠等有效。

5. 男子黄

脸色黄，或手足皮肤发黄，为"脾虚证"的表现。并不限于男子。小便自利，提示没有浮肿或停水。

6. 或然证

①衄：即衄血，如鼻衄、肌衄等。②梦交失精：女子多性梦，男子多遗精；③咽干口燥：指缺乏唾液，在饥饿或疲劳时更为明显。

本方证是桂枝汤证的虚化，即患者的营养状况下降，体型消瘦，肤色萎黄，缺乏耐力，容易出现腹痛、心悸、手足烦热、口干舌燥等症状。其病理基础与消化吸收功能低下 - 营养不良 - 贫血 - 免疫功能紊乱等有关。传统解释有"荣卫失所有，津液失所行"（成无己）、"中气虽虚，表尚未和"（吴谦）、"脾胃阴阳两虚"（《金匮要略》新世纪第四版）等。

三、适用人群

本方适用人群以儿童多见。消化道症状突出，体型体貌特征明显，腹证有特异性。形成的原因与营养不良、饥饿、疲劳有关。

1. 面黄肌瘦

体型消瘦，胸廓扁平，肌肉不发达或萎缩。皮肤发黄或白色无光泽，手掌发黄，头发黄细软、稀少，但性格开朗，神情淡定。

2. 腹直肌紧张

腹部扁平，腹壁薄而紧张，腹直肌痉挛，皮下脂肪菲薄而使腹直肌浮于浅表。也有腹部软，无底力者。

3. 容易饥饿

一吃就饱，食量小，进食慢，好甜食。

4. 容易腹痛

受凉、饥饿、紧张均可引发。其痛为阵发性，或隐痛。大便干结，甚至如栗状。

5. 舌无厚腻苔

舌质柔嫩，舌苔薄白，无厚腻苔。

肥胖者，或发热恶寒无汗者，或发热、烦躁、口渴引饮、舌红、苔干或黄腻者，当忌用或慎用。

四、适用病症

本方适用病症以消化道疾病居多，特别是以消瘦、食欲不振、腹痛、便秘为特征的儿童多种疾病均有应用本方的机会。

1. 小儿发育迟缓

本方适用于瘦弱儿童的多种疾病，如体格发育迟缓、营养不良、贫血、哮喘、过敏性皮炎、抽动症、大脑发育不良、尿频等。本方能恢复食欲、增加进食、促进发育等。

2. 小儿咳喘

本方适用于遇风冷即咳嗽，痰少或白；消瘦、肤色黄、食欲不振、便秘者。有痰，加杏仁、厚朴。

3. 小儿腹痛

本方适用于以腹痛为临床表现的疾病，如儿童胃及十二指肠溃疡、肠易激综合征、肠痉挛、腹型癫痫、过敏性紫癜等。多为脐腹部慢性疼痛，多为阵发性。伴有大便干燥、坚硬，排便困难，也可有腹泻的。面色黄、贫血、浮肿貌，加黄芪；消瘦、食欲不振，加党参。

4. 小儿皮炎湿疹

本方适用于忌口过严，皮肤干燥，渗出少者。其人瘦弱，面色发黄，营养不良。

5. 慢性胃病

本方适用于各种慢性胃炎、胃及十二指肠溃疡、功能性胃病、胃癌等见慢性腹痛者。患者多有消瘦、面色黄、喜甜食、大便干结的特征。如浮肿，加黄芪。

6. 慢性肝病

本方适用于如病毒性肝炎、自身免疫性肝病、肝硬化、酒精肝、药物性肝损、营养不良性肝硬化等慢性肝病者。患者大多消瘦，肤色黄，食欲不振，喜欢甜食，并有大便干、小腿抽筋等症状。

7. 过敏性紫癜

过敏性紫癜是一种较常见的微血管变态反应性出血性疾病。儿童及青少年较多见。表现为皮肤瘀点，多出现于下肢关节周围及臀部，可反复发作；患者可有胃肠道症状，如腹部阵发性绞痛或持续性钝痛等；可有关节疼痛，以及肾脏症状，如蛋白尿、血尿等。《金匮要略》有用小建中汤治衄血、腹中痛的记载。

8. 低血压、低体重、低血糖

临床多见易于疲劳、易于饥饿但食量小，脉弱无力。本方有增加食欲，升高血压、体重的效果。

五、方证鉴别

1. 本方与桂枝汤

两方的组成基本一致，只是有无饴糖以及芍药多少的不同。鉴别点：一看夹杂症：前者消化道症状突出，如食欲不振、腹痛、便秘等；后者夹杂症多，关节痛、皮肤病、心悸、多汗等。二看体型：前者比后者体型更加瘦弱，营养状况更差。三看病程：前者病程趋于慢性化，后者常用于急性病的迁延期。

2. 本方与大建中汤

两方均有饴糖，均用于治疗瘦人腹痛。大建中汤证腹部有鼓包现象，而小建中汤没有。大建中汤证多呕吐不能进食，小建中汤证进食不受影响。大建中汤证疼痛剧烈且四肢发冷，故谓之"大寒痛"；而小建中汤证疼痛程度较轻且呈慢性化，故谓之"虚劳里急"。

六、参考用量

桂枝 10g，肉桂 5g，白芍 30g，炙甘草 10g，生姜 25g 或干姜 5g，红枣 30g，麦芽糖 50g。以水 700mL，煮取汤液 300mL，将麦芽糖溶入药液，分 2 ～ 3 次温服。儿童减半。

附录：大建中汤

组成：蜀椒二合（去汗），干姜四两，人参二两。上三味，以水四升，煮取二升，去滓，纳胶饴一升，微火煎取一升半，分温再服；如一炊顷，可饮粥二升，后更服。当一日食糜粥，温覆之。

原文："心胸中大寒痛，呕不能饮食，腹中寒，上冲皮起，出见有头足，上下痛而不可触近，大建中汤主之。"（《金匮要略》）

应用：消瘦之人的肠粘连、肠扭转、肠易激综合征等，临床见腹痛剧烈有鼓包者。

第六节　温经汤

温经汤是经典的妇人病方，传统的养血调经方，具有助孕、调月经、止腹痛、止泻、嫩肤等功效。温经汤证以女性月经量少为临床表现特征，多见于月经稀发或闭经，以及与月经相关的消化道疾病、失眠、皮肤病等。适用人群强调憔悴干枯貌。

一、经典配方

吴茱萸三两，当归、川芎、芍药各二两，人参、桂枝、阿胶、牡丹皮（去心）、生姜、甘草各二两，半夏半升，麦门冬一升（去心）。上十二味，以水一斗，煮取三升，分温三服。（《金匮要略》）

二、经典方证

问曰：妇人年五十所，病下利数十日不止，暮即发热，少腹里急，腹满，手掌烦热，唇口干燥，何也？师曰：此病属带下。何以故？曾经半产，瘀血在少腹不去。何以知之？其证唇口干燥，故知之。当以温经汤主之。（九）

亦主妇人少腹寒，久不受胎；兼取崩中去血，或月水来过多，及至期不来。（二十二）

1. 温经汤女人

本条文描绘了一个有流产史的更年期女性，她腹泻持续了数十日，下腹部拘急胀满，或尿频或肛门坠胀，入暮有自觉的热感和明显的疲劳感，手掌也有热感。从外表上看，其人唇口干燥苍白，皮肤枯黄，十分憔悴。提示本方多用于女性，特别是憔悴的更年期女性的调理。

2. 久不受胎及崩中去血，或月水来过多，及至期不来

此提示本方可以用于女性不孕、崩漏、月经过少或过多，月经稀发或闭经。《备急千金要方》以本方治"崩中下血，出血一斛，服之即断"。

经典原文描述了温经汤适用人群的特征，也记载了历代使用温经汤的功效，提示温经汤是妇科病的常用方。对其方证病机，传统解释有"冲任虚寒兼瘀血内阻"（《金匮要略译释》）、"冲任虚损"（《太平惠民和剂局方》）、"血虚津液虚"（胡希恕）等。其病理基础应该与下丘脑－垂体－卵巢性腺轴相关，内分泌异常、末梢血液循环障碍及子宫与周围组织的病理改变是其特征。

三、适用人群

本方适用人群以消瘦、憔悴、干枯的女性多见，更年期女性、素食者多见。大多有产后大出血、过度生育或流产，或过早子宫切除，或长期腹泻，或久病，或营养不良，或绝经年老等既往史。口唇、手掌脚掌有特异性。

1. 憔悴的女性多见

憔悴的女性多见，特别是瘦弱的更年期女性更常见。体型中等或消瘦，无浮肿；皮肤松弛、苍白变薄如透明，缺乏光泽；皱纹多，鱼尾纹明显，特别是过早出现皱纹；毛发细软发黄、干枯脱落，小腿几乎无毛；腹壁菲薄无力。但也有体型中等者。

2. 口唇干燥黯淡

口唇干燥，色黯淡，不红润，不饱满，开裂、脱皮。

3. 手掌干燥开裂

手掌、脚掌色黄干燥粗糙，易开裂或有毛刺，或有发热感。

4. 腹部扁平无弹性

下腹部扁平微凹陷，弹性差；下腹部拘急坠胀感，或有尿频尿无力，或肛门下坠等。

5. 闭经或稀发

月经量少居多，色淡或黑色；月经稀发或闭经，或不规则阴道出血；大多有流产史。

体型肥满壮实，面色红润者慎用；子宫肌瘤或乳腺小叶增生者慎用；月经量多，色鲜红者慎用。

四、适用病症

本方适用于以月经量少、色淡或闭经为特征的卵巢功能紊乱或低下性疾病，多见于不孕症以及与月经不调相关的失眠症、慢性胃肠道疾病、皮肤病等。临床应用通常以原方为主。

1. 不孕症

本方适用于无排卵、经量少、月经周期紊乱者的不孕症。大塚敬节与矢数道明经验：适用温经汤的不孕妇女，大多伴有手掌皮肤干燥角化等。体偏胖者，加麻黄、葛根。

2. 卵巢早衰

本方适用于40岁之前即闭经；血促性腺激素水平升高和雌激素水平降低；潮热多汗、面部潮红、性欲低下者。

3. 更年期失眠

本方适用于病程较长、渐进；与情绪关系不密切，无精神刺激诱因；消瘦、皮肤干枯者。

4. 更年期胃肠病

本方适用于无明显诱因的腹泻、胃痛，且经久不愈；年龄在50～60岁最多；体重下降，常有失眠；常规治疗无效（如腹泻用抗生素无效，胃痛胃炎用常规胃药无效）者。检查排除肿瘤，多为慢性肠炎、褐肠病、萎缩性胃炎等。

5. 更年期消瘦

本方适用于突然出现明显的消瘦，食欲减退；胃肠道症状的腹泻、腹胀等；长期使用泻药或减肥药者。其原因与绝经后肾上腺皮质功能减退、垂体前叶功能减退有关，也与用药不当或精神因素有关。

6. 皮肤病

女性的痤疮、湿疹、皮炎等多用，大多与月经相关，如月经量少色淡，或月经稀发，皮肤多干燥等。如痤疮疮体平塌、细小、色黯，服清热药加剧者；皮炎干燥，皮损色黯淡。

五、方证鉴别

本方与桂枝汤

两方均能用于憔悴人群，但本方以月经不调为主，桂枝汤以自汗心悸等为主。本方是慢性病方，桂枝汤则可用于急性发热性疾病。

六、参考用量

吴茱萸 5 ～ 15g，人参 10g 或党参 15g，麦冬 20g，制半夏 10g，炙甘草 10g，桂枝 10g 或肉桂 5g，白芍 10g，当归 10g，川芎 10g，牡丹皮 10g，阿胶 10g，生姜 15g 或干姜 5g，或加入红枣 30g。以水 1000mL，煮取汤液 300mL，化入阿胶，分 2 ～ 3 次温服；或加入红枣、桂圆肉、麦芽糖等熬成膏滋长期服用。

第七节　桂枝茯苓丸

桂枝茯苓丸是经典的妇人病方，传统的活血化瘀方，具有消癥、平冲逆、止腹痛、止漏下的功效。桂枝茯苓丸证以气上冲、少腹急结、肌肤甲错为临床表现特征，是一种综合征或体质状态，常出现在各科疾病中，中老年人多见。

一、经典配方

桂枝、茯苓、牡丹、芍药、桃仁各等份。上五味，末之，炼蜜和丸，如兔屎大。每日食前服一丸。不知，加至三丸。（《金匮要略》）

二、经典方证

妇人素有癥病，经断未及三月，而得漏下不止，胎动在脐上者。（二十）

1.经断未及三月，而得漏下不止

应该是稽留流产（死胎）。宋代陈自明《妇人大全良方》有"夺命丹"，即本方："治妇人小产，下血过多，子死腹中……或食毒物，或误服草药，伤胎动气，下血不止。若胎未损，服之可安；已死，服之可下。"明代龚廷贤《万病回春·产育门》有"催生汤"，组成也与本方相同，主"候产母腹痛腰痛，见胞浆水下方服"。提示本方能下死胎，能催生助产，并治胎膜残留、恶露不尽等。孕妇慎用或忌用。

2.当下其癥

原文明确桂枝茯苓丸是下癥方。方中桃仁"破癥瘕"（《千金翼方》）。含有桃仁、芍药的鳖甲煎丸治"癥瘕""疟母"，大黄䗪虫丸治"五劳虚极，羸瘦腹满，不能饮食……内有干血，肌肤甲错，两目黯黑"（含桃仁、芍药），提示本方能活血消癥，特别是腹部的包块以及月经不畅。

3. 漏下不止

含有丹皮、赤芍的方，可以止血。如温经汤"崩中去血"，犀角地黄汤治"鼻衄、吐血不尽"（《外台秘要》），提示桂枝茯苓丸活血止血，能治瘀血而出血者。

4. 气上冲

含有桂枝、茯苓的经方，能治疗气上冲、咳嗽、眩悸、面如醉状等。如茯苓桂枝白术甘草汤"心下逆满，气上冲胸，起则头眩"（67）、"胸胁支满，目眩"（十二），桂苓五味甘草汤"气从小腹上冲胸咽，手足痹，其面翕然如醉状……时复冒者"（十二），提示桂枝茯苓丸平冲降逆，解除头面部充血的状态，面部充血、头痛头晕、咳喘类疾病可以选用。

5. 腹痛

含有桂枝、芍药、丹皮的经方能治疗腹痛，尤其是脐腹部的疼痛。如小建中汤"腹中急痛"（100）、桂枝加芍药汤"腹满时痛"（276）、大黄牡丹汤"肠痈者，少腹肿痞"（十八）、桃核承气汤治"少腹急结"（106），提示本方擅长治少腹痛。盆腔下腹部的疼痛、炎症类疾病可以选用。日本医家也有类似经验："孕妇颠仆，子死腹中，下血不止，少腹挛痛者，用之胎即下。以上诸证，加大黄煎服为佳。"（《类聚方广义》）

本方证的经典原文记录不全，但已经提示了桂枝茯苓丸的功能主治的大略。传统解释有"妊娠宿有癥病"（陈修园）、"治瘀之小剂"（程云来）、"有胎而兼积聚之邪"（魏荔彤）、"瘀阻兼湿滞"（《金匮要略》新世纪第四版）等，但是仅仅将桂枝茯苓丸视为妇科方是不够的。桂枝茯苓丸是全科方，其作用点是"瘀血"，可以将桂枝茯苓丸证视为一种综合征——瘀血综合征。本方的病理基础与血液黏度增高及盆腔、腹腔的血液循环障碍等有关。

三、适用人群

以面色黯红、皮肤粗糙干燥、少腹部充实疼痛、如狂善忘为本方的客观指征，但面证、腹证、腿证、精神证等四大证中不必悉具，但见一二证即可。本方适用人群中成年人多，中老年人尤多。

1. 面部黯红粗糙

脸色黯红或潮红，皮肤粗糙发硬，或鼻翼口唇周围黯红；或眼圈发黑；唇舌黯紫，或舌底静脉充盈迂曲。

2. 腿部挛急冷痛、静脉曲张

小腿抽筋疼痛，不能久行；下肢发冷麻木，下肢皮肤干燥起鳞屑；下肢静脉曲张，下肢浮肿或独脚肿；皮肤溃疡，或冻疮，或足底龟裂。

3. 下腹充实疼痛

按压下腹部充实或疼痛，左少腹压痛明显；盆腔的肿块、慢性炎症，以及子宫卵巢、前列腺、直肠肛门的病变会出现桂枝茯苓丸证。

4. 如狂善忘

易头昏头痛、失眠，易烦躁，情绪易激动，所谓"其人如狂"；记忆力下降，思维迟钝，语言謇涩，所谓"其人善忘"。

四、适用病症

本方证与现代许多疾病交叉互见，应用范围非常广，不拘于妇科病，循环系统疾病、呼吸系统疾病、代谢病、皮肤病、糖尿病等也常见本方证。本方证的合并症非常多，临床常与大柴胡汤、泻心汤、黄芪桂枝五物汤、葛根汤等合方同用。

1. 妇科病

本方适用于妇科病如葡萄胎、稽留流产、产后恶露不尽、胎盘残留、子宫内膜增殖症、子宫内膜异位症、异位妊娠、慢性盆腔炎、慢性附件炎、痛经、子宫腺肌病、卵巢囊肿、子宫肌瘤、多囊卵巢综合征、卵巢早衰等。适用于少腹充实疼痛、月经量少色黑者。其人壮实，通常加大黄、怀牛膝；面黄目黯、皮肤干燥、经来不畅色紫黑或舌紫者，加大黄、怀牛膝、当归、川芎、土鳖虫、水蛭。体格壮实肥胖、面黄黯、皮肤粗糙、痤疮、月经数月不行者，合葛根汤，或加麻黄、附子。

2. 呼吸道疾病

本方适用于呼吸道疾病如支气管哮喘、慢性阻塞性肺病（COPD）、肺动脉高压、胸膜炎、胸腔积液、间质性肺炎、肺纤维化、反复肺部感染等。适用于面黯红、胸闷痛、唇紫舌黯者。咳逆上气、舌黯紫者，加当归、川芎，多用于间质性肺炎、肺纤维化、支气管哮喘、慢阻肺等；也可合四物汤。气短、咳痰、苔厚、腹痛者，合橘枳姜汤，多用于伴有慢阻肺、冠心病、心功能不全、胃下垂者。咳喘伴有腹胀满、反流者，合大柴胡汤。

3. 心脑血管疾病

本方适用于心脑血管疾病如冠心病心绞痛、风心病、肺心病、高血压性心脏病、房颤、早搏、脑梗死、高血压、高黏血症、阿尔茨海默病等。适用于面黯红、唇紫舌黯、胸闷头晕、如狂善忘、肌肤甲错、下肢浮肿者。高血压高脂血症反流，合大柴胡汤；心绞痛，合橘枳姜汤；房颤，加川芎、丹参；心衰水肿，加大剂量枳实、白术。

4. 下肢血管病

本方适用于下肢血管病如下肢静脉曲张、深静脉血栓、糖尿病足、血栓闭塞性脉管炎、下肢溃疡等。适用于下肢疼痛麻木、下肢静脉曲张、局部肿胀发黑或溃疡者。糖尿病足，合四味健步汤（赤芍30g，怀牛膝30g，丹参20g，石斛30g），或加黄芪；下肢深静脉血栓、下肢静脉曲张严重，加水蛭、土鳖虫。

5. 肾病

本方适用于肾病如急慢性肾功能不全、慢性肾炎、肾病综合征、糖尿病肾病、痛风等。适用于面色黯红、少腹部充实压痛、便秘者。编者经验：加怀牛膝、大黄有利于降低血肌酐。慢性肾病，可与真武汤、黄芪桂枝五物汤等交替长期服用；糖尿病肾病，合四味健步汤、济生肾气丸等。

6. 痤疮

本方适用于肌肤甲错（红斑、丘疹、鳞屑、结节、粗糙、溃疡、瘢痕形成等），皮损黯红者。如银屑病、下肢溃疡、冻疮等常用。月经不调或痛经、口腔溃疡、牙龈出血、面油痤疮者，合三黄泻心汤；疮头深陷者，或背部较多者，或出汗后减轻者，合葛根汤；疮有脓头，加制大黄、川芎。

7. 腰腿痛

本方适用于腰腿痛，如腰椎间盘突出症、坐骨神经痛、骨关节炎等。本方适用于腰腿冷痛麻木、便秘、舌黯者，通常加怀牛膝。疼痛剧烈，加大黄、附子、细辛。

8. 肛肠病

本方适用于肛肠病如痔疮、肛裂、习惯性便秘等。本方有通便效果，尤其是老年人的便秘，可加怀牛膝、大黄。

9. 男性病

本方适用于男性病如前列腺肥大、前列腺炎、睾丸炎、精索静脉曲张、阳痿等。本方适用于面黯红、小腹部充实压痛、便秘者。小便黄混,加黄柏、知母;便秘、睾丸痛,合桃核承气汤;小便频、下肢无力、糖尿病晚期,合济生肾气丸;阳痿,加葛根、怀牛膝。

五、方证鉴别

本方与温经汤

两方均是妇科病常用方。鉴别点:①体型体貌:温经汤证瘦弱清癯,本方证黯红壮实。②腹证:温经汤证腹部平软、少脂肪,本方证腹部充实、按压疼痛。③舌证:温经汤证舌淡苔白,本方证舌质紫黯、舌底静脉充盈。④大便:温经汤证不成形多,本方证便秘干结多。⑤月经:温经汤证月经量少、色淡、稀薄,本方证月经量少、色深发黑。总的来说,桂枝茯苓丸证重在"瘀",温经汤证重在"虚"。

六、参考用量

桂枝 15g,茯苓 15g,赤芍 15g,牡丹皮 15g,桃仁 15g。以水 800mL,煮取汤液 300mL,分 2～3 次温服。也可按照传统做成丸,或装胶囊服用。

第二章

麻黄类方

麻黄类方是以麻黄为主要药物的一组处方。麻黄主治黄肿，兼治咳喘及恶寒无汗而身痛者。麻黄类方中代表性的方有麻黄汤、葛根汤、麻黄附子细辛汤、《古今录验》续命汤、麻杏石甘汤、越婢加术汤等。

第一节　麻黄汤

麻黄汤是经典的太阳病方，传统的辛温解表方具有发汗、镇痛、平喘、还魂等功效。麻黄汤证以无汗而喘或无汗身痛、脉浮有力为特征。多见于发热性疾病、神经系统疾病、皮肤病、骨关节病等。本方对适用人群的要求相对严格，无汗者、体格壮实者比较适合。

一、经典配方

麻黄三两（去节），桂枝二两（去皮），甘草一两（炙），杏仁七十个（去皮尖）。上四味，以水九升，先煮麻黄，减二升，去上沫，内诸药，煮取二升半，去滓。温服八合，覆取微似汗，不须啜粥，余如桂枝法将息。

二、经典方证

太阳病，头痛发热，身疼腰痛，骨节疼痛，恶风，无汗而喘者，麻黄汤主之。（35）

太阳与阳明合病，喘而胸满者，不可下，宜麻黄汤。（36）

脉但浮，无余证者，与麻黄汤。（234）

太阳病，脉浮紧，无汗，发热，身疼痛，八九日不解，表证仍在，此当发其汗。……麻黄汤主之。(46)

湿家，身烦疼，可与麻黄加术汤，发其汗为宜，慎不可以火攻之。(二)

面色反有热色者，未欲解也，以其不能得小汗出，身必痒，宜桂枝麻黄各半汤。(23)

救卒死，客忤死，还魂汤主之。麻黄三两（去节），杏仁（去皮尖）七十个，甘草一两（炙）（《千金》用桂心二两）。上三味，以水八升，煮取三升，去滓，分令咽之。通治诸感忤。(二十三)

1. 无汗

无汗是麻黄汤证的特征性症状和体征。

无汗发热：是指皮肤干燥滚烫，大多是体温高而无汗的现象，这是体温上升期的表现。麻黄汤可促进机体产热，使体温尽快进入平台期。提示麻黄汤发汗退热。

无汗而喘：喘是指呼吸频率增快，并非后世的哮喘。因为无汗体温不得发散，体温升高而导致呼吸增快。并有胸部满闷感，大多伴有咳嗽。无汗是使用麻黄汤的基本条件，提示麻黄汤对无汗状态下的咳喘才有效。柯韵伯说："余治冷风哮与风寒湿三气成痹等证，用此辄效，非伤寒一证可拘也。"(《伤寒来苏集》)

无汗而身疼："身疼腰痛，骨节疼痛""湿家身烦疼，可与麻黄加术汤，发其汗为宜"。身体疼痛，也包括头痛在内，提示麻黄汤发汗止痛。

此外，"以其不能得小汗出，身必痒，宜桂枝麻黄各半汤"提示麻黄汤能治疗皮肤病。

无汗，也是一种体征。如皮肤干燥，扪之粗糙；平时体格强壮，不容易出汗。

2. 身疼痛

如"身疼腰痛，骨节疼痛""身疼痛，八九日不解""湿家身烦疼"。身疼痛，包括关节疼痛、肌肉痛、头痛以及身体沉重困倦等。发热时，体内产生过多的酸性代谢产物，刺激神经末梢而引起身体疼痛，提示麻黄汤可用于身体疼痛的疾病。徐灵胎说："此痛处比桂枝汤尤多而重，因营卫俱伤也。"（《伤寒论类方》）

3. 脉浮紧

脉浮紧为脉象明显，浮脉是轻按即得，为代谢亢进，外周血管扩张，心搏有力致体液趋于体表使然；紧脉为按之有力，是外周小动脉紧张所致。此脉提示全身状态比较好，患者的体力佳，心功能好，可以发汗，可以服用麻黄汤。脉沉弱无力者、心律失常者、血压过低者慎用。

4. 感忤

还魂汤的主治，为突发昏迷，不省人事。还魂汤与麻黄汤基本相似，提示麻黄汤有醒脑、兴奋等功效，可治疗昏迷、嗜睡、疲劳、思维迟钝、精神失常等。

5. 湿家

"湿家之为病，一身尽疼，发热，身色如熏黄也。"（二）"湿家病身疼发热，面黄而喘，头痛鼻塞而烦，其脉大，自能饮食，腹中和无病。"（二）湿家是一种适用麻黄汤及其类方的人群。其特征是面黄、容易身体疼痛、气喘、头痛鼻塞等，特别是其人"脉大，自能饮食，腹中和无病"。也就是说，其人食欲正常，腹部没有不适感，脉象也是正常有力。

"湿家"是麻黄汤适用人群的经典描述，在慢性杂病中具有指导意义。

"无汗""身疼痛"是麻黄汤证的特征，"脉浮紧"是安全使用麻黄汤的必要条件。"感忤"是麻黄汤用于急救的一种提示。传统解释有"营卫俱强而表实"（吴坤安）、"发散肺经火郁之药"（李时珍）、"太阳伤寒"（李培生主编《伤寒论讲义》）等。麻黄汤证也是一种综合征，与现代许多疾病交叉互见。其病理基础与中枢抑制、迷走神经兴奋等有关。

三、适用人群

本方适用于以无汗、身痛为表现特征的实性体质。肌腠致密，体气充实。适用人群为体格强健，肌肉发达，皮肤征明显，脉象有特异性。

1. 敦厚壮实

体格壮实，面色黄黯或黄黑，有浮肿貌，性格敦厚沉稳，毛发浓密，多见于体格壮实的中青年和体力劳动者。

2. 皮肤粗糙干燥

其人皮肤多干燥而粗糙，或如粟粒，或如鱼鳞，肤色多黄黯，缺乏光泽，有浮肿貌。平时无汗或少汗，容易受凉，汗出以后舒适。

3. 能食善饮

食欲好，食量大，肠胃功能强健。无腹胀、腹痛等。

4. 脉浮紧

脉浮紧，轻按即得，有力。提示：①病势向外，正气充足，可以发汗。②患者体力佳，心功能好，服用麻黄汤安全。脉沉弱无力者、心律失常者、血压过低者慎用。

5. 所患疾病多在肌表

如呼吸道疾病、皮肤病、骨关节痛类疾病等；容易皮肤痒，容易鼻塞喘促，容易腰腿痛等。

　　麻黄汤是传统的辛温发汗峻剂，故《伤寒论》对"疮家""淋家""衄家""亡血家"以及外感表虚自汗、血虚而脉兼"尺中迟"等，虽有表寒证，但亦皆禁用发汗。因此，肌肤白皙疏松者、极度消瘦者、心脏功能不全及心律失常者、甲状腺功能亢进者、严重贫血者、脉弱无力者、焦虑失眠者、腹胀腹痛者，均应慎用或忌用本方。

四、适用病症

　　麻黄汤的主治疾病较多，涉及呼吸系统、神经系统、内分泌生殖系统、循环系统、运动系统、皮肤等多个系统器官，无法与西医学的某个疾病匹配。以发热、皮肤干燥无汗、鼻塞气喘、浮肿、身体疼痛、运动不遂，以及盆腔器官无力脱垂为表现的疾病，均可以考虑本方证存在的可能。

1. 伤风感冒

　　古代多用本方治疗伤寒，以发热无汗、头痛、身体疼痛、鼻塞为特征。全身症状重，局部症状轻。临床多用于感冒、流行性感冒、急性鼻炎等，大多有受凉诱因。此方一汗而愈。流行性感冒、肺炎等发热性疾病见高热恶寒，身疼痛，无汗而烦躁，脉有力，体格壮实者，加生石膏，方如大青龙汤。

2. 关节痛

　　本方适用于如腰椎退变增生、腰肌劳损、腰椎间盘突出、更年期综合征等见腰腿疼痛，活动受限，局部发冷，多汗。病情遇冷加重者，加附子、白术、茯苓。

3. 皮肤病

本方适用于局部干燥粗糙、出汗后症状减轻的皮肤病，如荨麻疹、银屑病、鱼鳞病等患者，合用桂枝汤、桂枝茯苓丸、生石膏、大黄等。

4. 脑病

麻黄汤能兴奋大脑中枢，可治卒中昏厥、脑梗偏瘫、煤气中毒、安眠药过量等。

5. 肥胖

麻黄"令人虚"（陶弘景《名医别录》），麻黄甘草治"一身面目黄肿"的"里水"（《金匮要略》），麻黄汤有减肥功效，大多伴有发汗与利尿。

6. 难产、子宫脱垂

临床有用于难产、子宫脱垂、痛经等妇产科病的个案报道。

五、方证鉴别

本方与桂枝汤证

两方都可用于发热，但体质有明显的不同。桂枝汤适用人群为瘦弱肤白易于出汗，脉象浮弱或缓；而本方适用人群为强健粗壮，不容易出汗，脉象浮紧而有力。桂枝汤证是"表虚"，麻黄汤证是"表实"。

六、参考用量

麻黄 15g，桂枝 15g 或肉桂 10g，生甘草 5g，杏仁 15g。以水 900mL，煮取汤液 250mL，分 2～3 次温服。

服麻黄汤者，未必都能发汗；体格强健者、发热不高者、已经出过汗者，汗不一定多。有些人服药后，热退，但无明显出汗，称之"潜汗"
（《经方实验录》）。

第二节　葛根汤 —————————————————————

葛根汤是经典的太阳病方，传统的解肌散寒升清方，具有发汗、松项
背、利头目、治腹泻、促月经的功效。葛根汤证以恶寒无汗、腰背强为特
征，多见于发热性疾病、循环系统疾病、内分泌疾病、骨关节病、皮肤
病等。

一、经典配方

葛根四两，麻黄三两，桂枝二两，生姜三两，甘草二两，芍药二两，
大枣十二枚。上七味，以水一斗，先煮麻黄、葛根，减二升，去白沫；
内诸药，煮取三升，去滓。温服一升，覆取微似汗。（《伤寒论》《金匮
要略》）

二、经典方证

太阳病，项背强几几，无汗恶风，葛根汤主之。（31）
太阳与阳明合病者，必自下利，葛根汤主之。（32）
太阳病，无汗而小便反少，气上冲胸，口噤不得语，欲作刚痉，葛根
汤主之。（二）

1. 项背强

项背强，一种从后头部至后背的僵硬感、凝重感、酸痛感、无力感以及冷感，有时范围可达到腰骶部，同时多伴有肩背部或腰腿活动受限。患者多以"腰酸""乏力""背痛""肩膀冷"等为主诉。项背强也是一种他觉症状，如太阳膀胱经肌肉群强直性痉挛，项背部肌肉厚实或隆起、拘急僵硬，或按压疼痛。项背部皮肤粗糙厚实，易生痤疮、毛囊炎等。头部、腰部的拘挛疼痛、酸痛无力，大多要考虑本方证的可能。

2. 无汗恶风

皮肤干燥、粗糙，不容易出汗；或者微怕风，降温或受冷后容易生病；或者容易关节肌肉酸痛。无汗是安全使用葛根汤的保证，也是一种体质状态。也就是本方适用于肌肉厚实，营养状况良好，心肺功能良好，平时不容易出汗的人。

3. 自下利

此指没有使用泻下药而大便次数多，不成形，或腹泻。提示葛根汤是止泻方，适用于腹泻者。大便干结者慎用。

4. 刚痉

此为古病名。痉病见无汗者。"太阳病，发热无汗，反恶寒者，名曰刚痉。"（《金匮要略》）除以上症状外，患者又见项背强、口噤不开、说话困难，甚至角弓反张。一些发热性疾病可见此证，颞颌关节紊乱症、咀嚼肌痉挛、落枕等也可见此证，主方为葛根汤。

项背强、无汗、自下利，不是单一的、孤立的症状，而是一组证候群。中医学传统解释有"太阳与阳明合病"（《伤寒论》）、"此开表逐邪之轻剂"（柯韵伯）、"太阳病未入阳明者"（王晋三）、"太阳经脉不利，表邪内迫下利"（《伤寒论译释》）等。从临床效果推测，葛根汤能解除骨骼肌的痉挛，特别是解除颈项腰背乃至头部肌肉的痉挛状态，并能改善头面部、肩颈部的血液循环。

三、适用人群

本方适用人群以肌肉厚实、项背部头部症状多为表现特征。多见于体力劳动者或青壮年。项背部的表现有特异性。

1.肌肉发达

体格强健，肌肉厚实，特别是项背部肌肉厚实或隆起，甚至熊腰虎背状。但也有体格中等者，脉象有力。

2.皮肤粗糙干燥

面色黄黯或黝黑，皮肤粗糙干燥，背部或面部多有痤疮；平时不易出汗，有得汗病减、夏轻冬重的趋向。

3.易困倦、大便不成形

困倦，反应较迟钝，如醉酒状。容易有头昏头晕、耳鸣耳聋等。容易腹泻，大便不成形。

4.男性化的女人

皮肤粗糙，肌肉发达，体毛多，月经紊乱，表现为月经量少、月经周期较长或闭经、痛经等。

四、适用病症

本方适用于以项背腰腿强痛为主要表现的综合征，与现代许多疾病交叉互见，如发热性疾病、脑病、皮肤病、五官科病、月经病等都有见到本方证的机会。

1. 感冒

本方适用于普通感冒、流行性感冒、肺炎、腮腺炎、扁桃体炎等病的初期，发热无汗伴有项背强及腹泻者，或见发热无汗、头痛鼻塞症状明显者，或发热皮疹者，或感冒发热导致抽搐惊厥者。服药后得微汗为佳。 咽痛，或痰难咳出，或扁桃体化脓者，加桔梗；身热、头痛、咽喉痛、烦渴者，加生石膏；鼻塞流涕者，加川芎、辛夷花；眼睛红肿，合麻杏石甘汤；牙龈肿痛，加大黄。

2. 病毒性腹泻

本方适用于健壮儿童的病毒性腹泻、胃肠型感冒等，也用于带状疱疹、单纯性疱疹。大多有无汗、鼻塞流涕、大便带有泡沫等表现。

3. 痤疮

本方适用于寒性痤疮。疮色黯，疮头深陷者；面部、背部均有，但以背部较多者；痤疮夏轻冬重，出汗后减轻者。便秘，或痛经，下肢皮肤粗糙者，合桂枝茯苓丸；疮有脓头，加制大黄 10g，川芎 15g（芎黄散），或合泻心汤。

4. 突发性耳聋

本方适用于发病突然，耳鸣低沉，耳聋闭气，或有感冒受凉诱因，面色黄黯者，或有脑梗、高黏血症者。以体格壮实的中老年人居多，通常加川芎；疲惫脉沉，加附子、细辛。

5. 多囊卵巢综合征（PCOS）

本方能催月经。适用于体格壮实、多毛、面红、面部痤疮紫黑、小腹部充实隆起的 PCOS 患者，合桂枝茯苓丸、大黄、牛膝。面色黄、干燥，体毛不多，腰臀腹部松软，容易腹泻，有浮肿倾向的 PCOS 患者，或不孕症患者，合当归芍药散。体格中等，月经量少色淡，月经稀发或闭经，子宫内膜薄的患者，合温经汤。体格壮实、皮肤粗黑而疲倦者，合麻黄附子细辛汤。

6. 疲劳

本方适用于嗜睡、困倦、意欲低下等患者，也可用于醉酒。

7. 肌痛类疾病

本方适用于如急性腰扭伤、腰椎间盘突出症、颈椎病、痉挛性斜颈、肩周炎、落枕等患者，或合用麻黄附子细辛汤。

8. 肛肠病

本方适用于如脱肛、痔疮、不明原因便血等，以及体格壮实、肤色黝黑、大便不成形者。

五、方证鉴别

1. 本方与麻黄汤

两方均用于无汗身痛者。但麻黄汤主无汗而喘，葛根汤主无汗而项背强。二者都见于发热、脉浮紧的状态。

2. 本方与大柴胡汤

两方适用人群多壮实。但葛根汤证是项背痛而下利，大柴胡汤证是按之心下满痛、呕吐而下利。二者有表里之别。

六、参考用量

葛根 30 ～ 60，或 60 ～ 120g，生麻黄 10 ～ 15g，桂枝 15g，白芍 15g，生甘草 5g，生姜 15g，红枣 20g。以水 900mL，煮取汤液 300mL，分 2 ～ 3 次温服。如葛根用量超过 60mL，应先煎取水，再煎他药。

第三节　麻黄附子细辛汤 ————————————————

麻黄附子细辛汤是经典的少阴病方，传统的温经散寒方，具有治暴病、治欲寐、止痛的功效。麻黄附子细辛汤证以精神萎靡、恶寒无汗、身体疼痛、脉沉为特征，多见于身体极度疲劳而感受风寒者。

一、经典配方

麻黄二两（去节），细辛二两，附子一枚（炮去皮、破八片）。上三味，以水一斗，先煮麻黄，减二升，去上沫，内诸药，煮取三升，去滓。温服一升，日三服。（《伤寒论》）

二、经典方证

少阴病，始得之，反发热，脉沉者，麻黄附子细辛汤主之。（301）
少阴之为病，脉微细，但欲寐也。（281）

1. 少阴病，始得之

本病提示疾病的突发性和严重性。少阴病，病位在里，本有一个传变的时间过程，但麻黄附子细辛汤证却在疾病初期就出现了。"少阴之为病，脉微细，但欲寐也。"（281）但欲寐，指精神萎靡困顿，白天昏昏欲睡，或夜晚睡不着、睡不解乏是少阴病的特点。少阴病本应在疾病后期出现，但"少阴病，始得之"，提示"脉微细，但欲寐"等本来属于里证的表现在疾病的初期突发，这种状态，中医学用"寒邪直中少阴"来解释，发病大多有暴感风寒或饮食生冷等诱因，特别是经期、房事后、大汗以后。其发病呈突发性，如突发腰腹痛、暴哑、暴聋、暴盲、暴痿等。此时，可以考虑使用本方。

2. 脉沉

脉重取方得，但沉而不弱，或沉紧，或沉细。此脉提示其人里阳虚，精神萎靡、嗜睡等；或其人浮肿，一身面目黄肿。

3. 反发热

此症是与脉沉比较而言。发热者，本应脉浮，但患者不见浮脉反见沉脉，提示其人里阳已虚。脉沉者，其人本应恶寒、皮肤湿冷，但患者不恶寒反见发热，不见湿冷反见皮肤干燥无汗，提示其人表有寒。

4. 身体痛

"少阴病，始得之，反发热，脉沉者，麻黄细辛附子汤主之。"（301）原文虽然没有明确说止痛，但从张仲景用药规律以及从后世文献看，本方有止痛功效。如附子粳米汤（附子、半夏、甘草、大枣）之"腹中寒气，雷鸣切痛"（十）、甘草附子汤（甘草、附子、白术、桂枝）之"骨节疼烦，掣痛不得屈伸，近之则痛剧"（175）、大黄附子汤（大黄、附子、细辛）之"胁下偏痛"（十）、赤丸（乌头、细辛、半夏、茯苓）之"寒气厥逆"的胸腹痛（十）。张璐说："暴哑声不出，咽痛异常，卒然而起……麻黄附子细辛汤温之。"（《张氏医通》）《十便良方》有附子细辛汤（即本方加川芎、生姜）治头痛者，谓痛连脑户，或但头阁与眉相引，如风所吹，如水所湿，遇风寒则极，常欲得热物熨。提示麻黄附子细辛汤可用于疼痛性疾病。

经典原文通过描述临床的反常现象，突出麻黄附子细辛汤证的方证识别要点。从发病特点上看，是本应在疾病后期出现的"少阴病"在疾病初期突发。从临床表现上看，脉象与症状不符。按照方证相应的原则，麻黄附子细辛汤既用麻黄发汗，又用附子托脉，还用细辛止痛化饮。

麻黄附子细辛汤证可以看作是一种疲劳状态。素体并不虚弱，但突受暴寒或极度疲劳而陷于一过性阳气沉衰之际，借麻黄、附子、细辛三味温热药的散寒助阳功效而促使机体快速康复。传统解释有"温经散寒之神剂"（钱璜）、"其人肾经素寒，虽中阳邪，而里阳不能协应"（程应旄）、"寒中少阴之经"（尤怡）、"太阳之邪由络直入肾脏"（陈尧道）、"太阳少阴两感"（李培生主编《伤寒论讲义》）等。我们依然可以认为，麻黄附子细辛汤证是一种综合征，称之"MFXT综合征"。其病理基础可能与大脑—垂体—肾上腺—性腺—汗腺相关的神经内分泌系统功能失调有关。

三、适用人群

本方证是一种身体反应迟钝的疲劳状态，其人精神萎靡必见，脉象有特异性。发病大多有暴感风寒或饮食生冷等诱因，特别是经期、房事后、大汗以后。

1. 体壮面黯黑

体格健壮，但面色黄黯或发黑，无光泽，皮肤干燥无汗。但也有瘦弱而面色苍白者。

2. 极度疲倦

如精神萎靡，无精打采，表情淡漠，声音低弱；或昏昏欲睡，呼之能应；或反应迟钝，包括听觉、嗅觉、味觉、触觉失灵。

3. 严重恶寒

怕冷厚衣，特别是头部、背部冷感更为显著，常常包以头巾或戴棉帽，或体温高而无热感。

4. 口不渴、清水多

口不渴，或口水多、发热而不喜喝水；或鼻流清涕而不觉；或痰液清稀，小便清长等。舌苔白滑或白腻。

5. 身体疼痛

一般有疼痛的主诉，如头痛，或咽痛，或腰痛，或牙痛，遇冷加剧。

6. 脉沉

脉重取方得，但沉而不弱，或脉沉紧，或沉细。在发热性疾病中出现此脉象，更有诊断价值。

四、适用病症

本方证与西医学许多疾病交叉互见，涉及循环、运动、精神神经、内分泌、生殖等系统，五官、皮肤疾病也多有应用的机会。临床上以发热、疼痛、心动过缓、睡眠障碍、反应迟钝为表现的疾病，可以考虑本方证的可能。

1. 阳虚感寒发热

本方适用于如发病初期全身症状重，极度疲倦或恶寒明显者；年老体弱多病者的流感、肺炎、老年肺炎等；清热解毒药、抗生素等常规退热药无效者；受凉后突发头痛、身痛、腹痛、咽痛、暴哑、暴聋、暴盲者。吴佩衡说："无论男女老幼体较弱者，如遇感冒风寒，或已发热或未发热，必恶寒、头重或昏疼、体酸困，脉沉细，舌苔薄白而滑，不渴饮或喜热饮而不多，神倦欲寐，甚则头体并痛，脉沉而紧，此为太阳少阴两感于寒之证。用此方酌情加减分量，以温经解表，扶正祛邪。其体痛者，加桂枝；舌白而呕，酌加生姜、甘草；咳嗽者，加陈皮、半夏。服1剂得微汗则愈。"（《吴附子——吴佩衡》）门纯德擅用麻黄附子细辛汤救治多例小儿腺病毒性肺炎危症。他说："阴证阳脉者，逆；阳证阴脉者，大逆！""此方此证正是'阳证阴脉'之范例。"（《名方广用》）

2. 突发性五官病

本方适用于如突发性失明、突发性耳聋、突发性失音咽痛、突发性鼻塞流涕等大多发病突然，有极度疲劳、大汗受凉等诱因，面色黄黯、精神萎靡、体格壮实的中老年人居多。

3. 神经肌肉疼痛

本方适用于痛势剧烈、突发，并且遇冷加剧为特征的各种痛症，如剧烈头痛，或关节痛，或咽痛，或腰腿痛，或胸痛，或牙痛舌痛，或生殖器痛等患者，可合用芍药甘草汤。

4. 阴寒失眠

阴寒失眠表现为日夜颠倒，白天人极困倦，入夜难以入睡，或昏昏欲睡，呼之能应，睡眠很浅，清热安神药无效。适用于抑郁症、更年期失眠、时差性失眠、安眠药服用后次日残余效应等患者。用本方中病即止，但不能长期服用。

5.缓慢型心律失常

本方适用于如病态窦房结综合征、扩张性心肌病、重度房室传导阻滞、心肌炎等，见脉缓、精神萎靡者。可加桂枝、肉桂、干姜、人参、甘草、大枣等。

6.闭经

本方适用于如多囊卵巢综合征，月经稀发或闭经，体型肥胖，皮肤粗糙者，合葛根汤、当归芍药散、桂枝茯苓丸等方。

五、方证鉴别

本方与麻黄汤

两者均能发汗，都有麻黄。本方证精神萎靡、极度疲惫貌，彼方证精神较饱满。本方证脉沉弱，彼方证脉浮紧。

六、参考用量

麻黄10g，细辛10g，制附子10～20g。以水1000mL，先煎附子30～60分钟，再入他药，开盖煮取汤液300mL，分2～3次温服。本方只能用汤剂，不可用粉末。麻黄、附子、细辛均有毒性，但经过煎煮以后，其毒性可减。煎煮应多放水，开盖，久煎更安全。本方不可长期大量使用，一般得效以后停服或减少用量，剂量不必过大。

第四节 《古今录验》续命汤

续命汤是古代风痱病方，传统的祛风散寒方，具有振痿、转舌、松肌肉、治麻木、止咳喘的功效。续命汤证以四肢瘫痪、麻木以及失语为临床表现特征，多见于突发性疾病。

一、经典配方

麻黄、桂枝、当归、人参、石膏、干姜、甘草各三两，川芎一两五钱，杏仁四十枚。上九味，以水一斗，煮取四升，温服一升，当小汗。薄覆脊，凭几坐，汗出则愈。不汗更服，无所禁，勿当风。（《金匮要略》附录）

二、经典方证

治中风痱，身体不能自收，口不能言，冒昧不知痛处，或拘急不得转侧。并治但伏不得卧，咳逆上气，面目浮肿。（《金匮要略》）

1. 身体不能自收

此症多为四肢瘫或偏瘫，多见于中风后遗症、脑梗死、格林－巴利综合征、急性脊髓炎、低钾综合征、神经根炎等。

2. 口不能言

失语，是患者不能回答问话，应该是中枢性失语，为语言中枢受损所致。多见于脑卒中、脑肿瘤等。

3. 冒昧不知痛处

冒昧：冒，上为帽子，下为目，即帽子蒙盖了眼睛；昧，昏暗不明之意。冒昧是指头脑不清，《外台秘要》冒昧下有"不识人"三字。因此，冒昧是脑功能障碍，为意识障碍之轻症。不知痛处，是知觉神经功能障碍，用锐器刺激而不能明确刺激部位，更不能躲避，即麻木不仁，多见于神经根炎、格林－巴利综合征等。

4. 拘急不得转侧

此症指肌张力增高及伴发神经性疼痛的症状，多见于帕金森综合征、中风后遗症等。肌张力增高为上位神经元受损的表现，即常说的"硬瘫"。若为弛缓性瘫痪，通常是脊髓等下位神经元病变。

5. 但伏不得卧，咳逆上气，面目浮肿

此症指咳嗽气喘，不能平卧，端坐呼吸，面目浮肿等，多见于阻塞性肺气肿、肺心病心衰、支气管哮喘等。方中有麻杏石甘汤、麻黄汤等平喘方。木防己汤与本方都用了桂枝、人参、石膏，都是治疗肺心病的常用药物。

经典原文的几个关键词几乎提及了脑病的主要临床表现，可以看作是麻黄汤、麻杏石甘汤、大青龙汤等方的结合体。但因为当归、川芎、人参等药的加入，使得本方证具有针对脑病的特异性。传统解释有"非特邪气之扰，亦真气之衰也"（尤怡）、"治中风之专方"（莫枚士）、"风入闭塞其毛窍，阻滞营卫不行也。盖风多夹寒，初中时由皮肤而入，以渐而深入于内，郁久则化热，热则伤阴，阴伤内无以养其脏腑，外不能充于形骸，此即身体不能自收持，口不能言，冒昧不知痛处所由来也。"（陈修园）其病理基础与中枢－运动系统障碍有关。此外，本方证关于呼吸困难的表述也值得重视，提示本方可以用于肺病重症。

三、适用人群

此方为救急方，体质上没有严格要求。但在慢性病中较长时间服用，可以考虑患者人群特征。其人体格壮实者多，或有浮肿貌，舌苔有特异性。

1. 黄黯壮实

本方适用于敦厚壮实，脸色黄黯不红，皮肤粗糙干燥，疲惫浮肿貌；不易出汗者。有疲劳受凉暴感风寒的诱因。

2. 水滑苔

本方适用于舌苔白腻或水滑，痰涎口水多，小便清长者。

3. 神经症状多见

本方适用于或头痛、项背酸痛，或身体拘急、关节疼痛、反应迟钝，或失语，或语言謇涩，或步履维艰，或吞咽困难，或咳喘痰鸣者。

怕热多汗者，心律失常、血压过高、前列腺肥大小便不畅者，慎用或忌用本方。

四、适用病症

本方适用病症中，脑病及外周神经系统疾病多见。以急性弛缓性麻痹或瘫痪、肌张力增高及伴发神经性疼痛，或突发语言及吞咽功能障碍，以及咳喘、面目浮肿、口水多为表现的疾病，可以考虑使用本方。

1. 风痱

此为古病名，是一种以四肢瘫痪、麻木以及失语为临床特征的突发性疾病，与现代临床的脊髓炎、急性感染性多发性神经根炎（格林－巴利综合征）、脑干脑炎部分相似。"夫风痱者，卒不能语，口噤，手足不遂而僵直者是也。"（《备急千金要方》卷八）根据原方后提示"汗出则愈，不汗更服"，说明本方的取效标志是出汗。如果不出汗，可以加大麻黄用量。黄仕沛经验，麻黄的耐受量是因人而异的，需要从小剂量开始，逐步递增。（《黄仕沛经方亦步亦趋录》）

2. 脑卒中

其突发性的口眼㖞斜，半身不遂，或神志迷茫，说话或理解困难，单眼或双眼视物困难，行路困难，眩晕，失去平衡或协调能力等，均与本方证相符。但血压过高者或脑溢血者慎用。胡希恕曾说："临床中风用此方当慎。"

3. 帕金森病

"身体不能自收持""拘急不得转侧"与帕金森病的肌张力高、小碎步等十分相似。适用者以身体壮实、舌苔水滑、食欲正常者为宜。口水多者，合吴茱萸汤。

五、方证鉴别

1. 本方与麻黄汤

两方均可以用于中风、偏瘫、失语等，但本方证的神经症状更加严重。

2. 本方与柴胡加龙骨牡蛎汤

两方均能治疗运动障碍，本方治"身体不能自收持""拘急不得转侧"，柴胡加龙骨牡蛎汤治疗"一身尽重不可转侧"。但柴胡加龙骨牡蛎汤多用于抑郁失眠者，胸满烦惊是其特征；而本方证多无以上症状，疾病突发是其特征。

六、参考用量

麻黄 15g，桂枝 15g，当归 15g，人参 15g，石膏 20g，干姜 15g，甘草 15g，川芎 10g，杏仁 15g。以水 1000mL，煮取 400mL，日分 2 ～ 3 次服用，得微汗为佳。如需服用 7 天以上者，可以用量减半。

第五节　麻杏石甘汤

麻杏石甘汤是经典的咳喘病方，传统的清热宣肺平喘方，具有平热喘、通鼻窍、止肤痒、利肛肠的功效。麻杏石甘汤证以汗出而喘、口渴烦躁为临床表现特征，多见于呼吸系统疾病、皮肤病等。

一、经典配方

麻黄四两（去节），杏仁五十个（去皮尖），甘草二两（炙），石膏半斤（碎、绵裹）。上四味，以水七升，煮麻黄，减二升，去上沫；纳诸药，煮取二升，去滓。温服一升。（《伤寒论》）

二、经典方证

发汗后，不可更行桂枝汤。汗出而喘，无大热者，可与麻黄杏仁甘草

石膏汤。（63）

"汗出而喘"是本方证的关键词。《说文解字》云喘"疾息也"，呼吸增快之意。呼吸增快除了见于肺炎肺部换气功能障碍之外，还见于发热。体温每升高 1 度，呼吸增加 4 次。可知，喘还应该提示患者存在体温升高。虽然出汗了，但体温并没有因此下降，导致呼吸仍快。"喘"，还可以理解为呼吸系统疾病，或咳喘，或鼻塞。此外，按中医传统的认识，肺主皮毛，本方证也包括皮肤病在内，如身痒丘疹等。

"汗出"是点睛之笔，次序排在喘之前，提示喘的性质属热。"无大热"一词，是指医生按之皮肤湿润，无灼热感。因为出汗以后的皮肤，不可能出现如麻黄汤证的无汗身热、体若燔炭。但是，从病情的性质而言，热是存在的。

本方证多在外感病过程中出现，但也有慢性化者。传统解释有"肺热之症"（张令韶）、"邪气外闭之时，肺中已自蕴热"（尤怡）、"解肺家之邪热"（钱璜）、"此温病发汗逐邪之主剂"（柯韵伯）。从此方证出发，麻杏石甘汤不仅仅用于发热性疾病，在慢性病中应用也多。

三、适用人群

本方适用于体型偏胖或营养状况良好的儿童。呼吸道及皮肤症状较突出，黏膜（呼吸道、口唇、肛肠、眼睛）充血为特征。发病因素与遗传、饮食不调、缺乏运动、感染、过敏等有关。但急性发热性疾病对体质的要求不严格。

1. 毛发黑亮、皮肤粗糙

营养状况好，皮肤大多比较粗糙，发黄，比较黯。毛发黑亮，虎头虎脑的儿童多见。

2. 眼睑充血、浮肿貌

眼睑充血，面部或眼皮可见轻度浮肿貌。

3. 咽红、鼻塞

咽喉红，扁桃体肿大，易打鼾；易鼻塞、鼻痒，打喷嚏，流黏涕。

4. 好动怕热

性格活泼开朗，好动，食欲好；怕热，易出汗，汗黏臭。

5. 皮肤病多

皮肤易起红疹瘙痒、风团。

佝偻病、营养不良、食欲不振及有抑郁情绪者慎用。

四、适用病症

以咳嗽气喘为表现的呼吸系统疾病、局部红肿瘙痒的皮肤病，以及红肿痛、羞明流泪的眼科疾病等多见本方证。根据中医学"肺与大肠相表里"的理论，体格壮实者的肛肠盆腔疾病也可见到本方证。

1. 肺炎

本方为多种肺炎的首选方，如病毒性肺炎、支气管肺炎、大叶性肺炎、支原体肺炎、麻疹性肺炎等。特别适用于年轻人、儿童等。痰黄黏，合小陷胸汤；胸闷烦躁，加黄芩、栀子、连翘；大便不通，加大黄、瓜蒌。有汗不避麻黄，本方平喘起效快。

2. 支气管炎

本方适用于以咳喘、出汗为主要症状的急性支气管炎、喘息性支气管炎、支气管哮喘等呼吸道疾病。胸痛痰黏便秘者，合小陷胸汤。痰稠量多，合苇茎汤。治疗儿童的咳喘，可用生梨子1枚，连皮切片，与麻杏石甘汤一起煎煮，服用时加少许冰糖。

3.扁桃体、腺样体肥大

本方适用于睡时打鼾，口唇外翻，咽喉红肿，多汗者。儿童多用。

4.皮肤病

本方适用于如特应性皮炎、接触性皮炎、荨麻疹、玫瑰糠疹等出现局部皮肤充血、瘙痒者。皮肤苔藓化、干燥脱屑、无汗者，仍然可用石膏。

5.眼病

本方适用于眼部红、肿、痛、羞明、流泪等的眼病患者，如霰粒肿、结膜炎、角膜炎、角膜溃疡、泪囊炎等。可加连翘、黄芩。青光眼患者，不宜使用本方。

6.肛肠病

本方对肛瘘、痔疮、内痔脱垂嵌顿、肛裂、脱肛、肛门神经症等可能有效。其局部症状为便意迫切、肛门下垂、大便无力、疼痛等。患者大多壮实，或伴有胸闷、咳嗽、皮肤瘙痒等症。本方可用于青少年遗尿。

五、方证鉴别

本方与麻黄汤

两方均能用于咳喘，但出汗的有无是鉴别点。麻黄汤证是无汗而喘，本方证是汗出而喘。

六、参考用量

生麻黄 10 ～ 20g，杏仁 15g，生甘草 10g，生石膏 40 ～ 80g。以水 700mL，煮取汤液 200mL，分 2 ～ 3 次温服。症状减轻后，停服或改方。

麻黄与石膏的比例不必拘于 1 : 2，石膏可以据证加量。如多汗、口渴、烦躁、脉滑数时，麻黄石膏之比可达 1 : 5 以上。

第六节 越婢加术汤

越婢加术汤是经典的水气病方，传统的清热利水方，具有治脚弱、退水肿、止自汗、止肤痒、减肥等功效。越婢加术汤证以浮肿、多汗的关节痛及皮肤病为临床表现特征，多见于肥胖患者。

一、经典配方

麻黄六两，石膏半斤，生姜二两，甘草二两，白术四两，大枣十五枚。上六味，以水六升，先煮麻黄，去上沫；内诸药，煮取三升，分温三服。恶风，加附子一枚，炮。(《金匮要略》)

二、经典方证

里水者，一身面目黄肿，其脉沉，小便不利，故令病水。假如小便自利，此亡津液，故令渴也，越婢加术汤主之。(十四)

治肉极，热则身体津脱，腠理开，汗大泄，厉风气，下焦脚弱。（五）
风水，恶风，一身悉肿，脉浮，不渴，续自汗出，无大热，越婢汤主
之。（十四）

1. 一身悉肿

此症提示本方用于全身性浮肿，其人或肥胖，有浮肿貌；多伴多汗、口渴、关节痛等。服药后，大多伴有较大量的发汗，随即退肿。

2. 下焦脚弱

"此病发初得先从脚起，因即胫肿，时人号为脚气。深师云：脚弱者即其义也。"（《备急千金要方·卷七·风毒脚气》）提示关节肿胀疼痛，尤其是膝关节、踝关节等肿胀疼痛，步行困难者，可考虑用本方。此外，脚弱也是中风痱症的一种表现，提示以下肢痿软为表现的神经系统疾病也有应用本方的机会。

3. 汗大泄

此症提示适用本方者为怕热，或易出汗，或出汗量大等。多汗是石膏主治。

经典原文对本方证适用人群的体型体貌、发病特征做了提示，水肿或肥胖、汗多、下肢活动不利是方证识别的要点。传统解释有"此肉极变热之方"（徐彬）、"治皮水"（莫枚士）、"皮水夹热"（《金匮要略》新世纪第四版）等。其病理基础与新陈代谢障碍 – 骨关节炎症 – 过敏等有关。

三、适用人群

本方适用人群中，肥胖、多汗、浮肿、关节痛、皮肤瘙痒的患者多见，中老年人多见。其下肢疼痛肿胀具有特异性。除遗传因素外，也与居住环境潮湿、长期饮酒、过食肥甘、营养过剩等相关。

1. 体胖壮、浮肿貌

体胖壮或浮肿貌，肤色黄白或红白；唇红，咽红，眼睛充血，或生翼翳状胬肉。

2. 下肢关节肿痛

下肢关节肿痛多发，或尿酸高，痛风，或膝踝关节肿大有积液等；行走困难，上下楼梯不便。

3. 多汗怕热身困

多汗，怕热，困倦；闷热潮湿季节易于发病。平时饮食肥美者多。

4. 易患皮肤病

遇热皮肤发红瘙痒，或湿疹糜烂渗出，或皮肤发红苔藓化。多有足癣、皮炎、荨麻疹、疣等。

高龄老人、体弱多病者，营养不良、前列腺肥大者，应慎用或忌用。

四、适用病症

以浮肿、多汗、关节痛为表现的病症，以及以皮肤糜烂、溃疡、赘肉、瘢痕疙瘩、息肉、水疱为特征的皮肤病，可以考虑使用本方。

1. 骨关节病

本方适用于体格壮实、关节疼痛，特别是膝踝关节肿大、疼痛，关节腔积液，无法站立行走者。痛剧，加附子。"此方加附子，名越婢加术附汤。治水肿身热，恶寒，骨节疼重，或麻痹，渴而小便不利者。"（《类聚方广义》）关节红肿，加黄柏、黄芩。膝关节肿痛，加怀牛膝。

2. 多囊卵巢综合征

肥胖而肤白唇红，面部有痤疮或皮肤湿疹者适用。舌苔厚腻者，重用苍术 30g 以上。大便不成形者，加葛根。月经稀发或闭经者，加附子。

3. 皮肤病

本方适用于各种皮炎、湿疹、荨麻疹、日光性皮炎、银屑病等见浮肿、渗出多、皮肤增厚、局部灼热者。也可用于各种疣。可用原方，或合麻黄连翘赤小豆汤、麻杏苡甘汤等。

4. 肾炎浮肿

越婢汤是急性肾小球肾炎的高效方。"一身悉肿"为高度水肿，通常见于急性肾小球肾炎，是肾小球滤过率下降，导致水钠潴留的结果。

5. 肥胖

本方有减肥功效，合五苓散，多加泽泻、薏苡仁等。适用者大多有皮肤病等。

6. 眼病

本方适用于结膜充血、分泌物多、畏光的眼病，如结膜炎、结膜囊肿、翼状胬肉等。"越婢加术汤治眼珠膨胀热痛，睑胞肿胀，及烂睑风痒痛，羞明，眵泪多者。"(《类聚方广义》)常合用麻杏石甘汤。

五、方证鉴别

本方与麻杏石甘汤证

两方均能治疗皮肤病、眼病等，但麻杏石甘汤主治呼吸系统病，本方主治骨关节病。前者方证要点是"汗出而喘"；后者方证要点是汗出而肿和汗出脚弱，所谓"汗大泄""历节风，下焦脚弱""一身悉肿"。

六、参考用量

麻黄 10 ~ 20g，石膏 15 ~ 40g，生姜 15g，甘草 5 ~ 10g，苍术 30g，大枣 30g。以水 600mL，煮取汤液 300mL，分 2 ~ 3 次温服。

据传统用药习惯，浮肿者用白术，腹胀苔厚腻者用苍术。体弱者，可加黄芪，或合防己黄芪汤。

本方麻黄、石膏、甘草比例为 3 ∶ 4 ∶ 1，麻黄用量较大，适用于全身性浮肿且体格壮实者。浮肿不明显者，可以减少麻黄用量。

第三章

柴胡类方

柴胡类方是以柴胡为主要药物的一组处方。柴胡主治往来寒热、胸胁苦满者，其配伍不同，功效不一。柴胡类方较多，具代表性的有大柴胡汤、小柴胡汤、柴胡加龙骨牡蛎汤、四逆散、柴胡桂枝干姜汤、柴胡桂枝汤等。

第一节　大柴胡汤

大柴胡汤是经典的宿食腹满病方，传统的和解清热泻下方，具有除寒热、止呕吐、除腹胀、解郁除烦等功效。大柴胡汤证以上腹部充实或压痛等为临床特征，胰胆病、代谢病、胃肠功能紊乱等多见，多见于胃肠功能紊乱或营养过剩的中老年人。

一、经典配方

柴胡半斤，黄芩三两，半夏半升，枳实四枚，芍药三两，大黄二两，生姜五两，大枣十二枚。上八味，以水一斗二升，煮取六升，去滓，再煎。温服一升，日三服。(《伤寒论》《金匮要略》)

二、经典方证

呕不止，心下急，郁郁微烦者，为未解也，与大柴胡汤下之则愈。(103)

伤寒十余日，热结在里，复往来寒热者，与大柴胡汤。(136)

伤寒发热，汗出不解，心中痞硬，呕吐而下利者，大柴胡汤主之。(165)

按之心下满痛者，此为实也，当下之，宜大柴胡汤。(十)

1. 伤寒发热、往来寒热

此多为发热性疾病，或发冷发热持续反复较长的时间，或发热汗出不解。提示本方可用于发热持续反复、常规发汗退热药无效的疾病。

2. 呕吐、呕不止

呕吐比较剧烈持续，或伴有腹胀、腹痛、腹泻、发热等。也有表现为恶心、嗳气，进食后加重及反酸、流口水、夜半口干苦、晨起咽喉有黄黏痰、口臭等症。提示本方多用于反流性消化道疾病。

3. 郁郁微烦者

此为不愉快貌，是大柴胡汤证的精神心理症状。易怒是其特征。"常欲自恚（huì，怒），心腹满痛，内外有热，烦呕不安者，大柴胡汤主之"（《外台秘要》）。表现为烦躁易怒、心情压抑、紧张不安、失眠等症，提示本方可用于一些抑郁焦虑性疾病。

4. 按之心下满痛者

这是大柴胡汤证的客观指征。心下，指剑突下乃至上腹部。满，是内部充实感，腹肌紧张，按压充实有力，或有明显压痛及抵抗感，包括墨菲征阳性（急性胆囊炎体征）。临床多见于以上腹部胀痛为表现的疾病。

大柴胡汤方证有症状，有体征，是古人发现的一种综合征。传统解释有"热结在里"（《伤寒论》）、"少阳经邪渐入阳明之腑，或误下引邪内犯，而过经不解之证"（张璐）、"下阳明无形之热"（王晋三）、"半表半里气分之下药"（柯韵伯）、"少阳病兼里气壅实"（《伤寒论译释》）等。

三、适用人群

本方证以体格壮实肥胖、上腹部胀满为特征，胰胆病、代谢病、胃肠功能紊乱等多见。多见于胃肠功能紊乱或营养过剩的中老年人。体型特征明显，腹证有特异性。

1. 上半身饱满

体格肥胖壮实，面宽方圆，肩宽，颈短，胸背宽厚实。女性多丰乳肥臀，男性多大腹便便。中老年人多见，营养过剩者居多。

2. 表情严肃

面部肌肉僵硬，表情严肃，容易烦躁发怒，易抑郁焦虑，常有头痛、眩晕、睡眠障碍等症状。

3. 上腹部膨隆

按压充实有力，或有明显压痛及抵抗感，或叩之有鼓音。患者多有进食后腹胀、嗳气、反酸、恶心呕吐、便秘或腹泻等。

4. 口气重、舌苔厚

患者口干、口苦、口臭；伴有发热时，可见舌苔厚，或黄或焦黄。

消瘦明显，按压腹部松软无力，食欲全无，舌苔光，脉弱者慎用。

四、适用病症

本方证多见于胰腺炎、胆囊炎、胆石症、胃及食管反流症等消化道疾病，伴有消化道症状的高血压、高脂血症、支气管哮喘及发热性疾病、代谢性疾病、精神心理疾病等均有应用机会。

1. 胆石症、胆囊炎

胆道疾病通常表现为上腹部的胀痛、恶心呕吐，如感染还会出现恶寒发热，与大柴胡汤证相符。急性发作时，本方需大量服用，以泻为度。如伴有黄疸，合用茵陈蒿汤；胆绞痛、大便干结者，加芒硝或玄明粉。慢性胆囊炎、胆结石静止期，按压上腹部有抵抗感者，可用本方；大便不成形者，只要有上腹部满痛，依然可以用本方。

2. 胰腺炎

大柴胡汤是本病的专方和必效方，无论急性、慢性均可使用。不拘于便秘、腹痛有无，舌苔厚即可服用，可间断性服用较长时间。腹部充实疼痛，舌苔焦黄者，合大承气汤。

3. 胃食管反流病

以下症状可以考虑用大柴胡汤：①进食后症状加重；②夜半口干苦；③晨起咽喉有黄黏痰；④口苦口臭。伴有反流性胃病的其他疾病，如肥胖、高血压、房颤、咳嗽、哮喘等，就能使用大柴胡汤。大便黏滞、口臭明显者，加黄连；胸骨后烧灼感、舌红咽喉充血明显者，加栀子。

4. 反流性哮喘

咳喘见以下四种情况中两项者，多用大柴胡汤：①体格健壮肥胖者；②进食后腹胀或咳喘加重者；③上腹部按压硬满疼痛者；④凌晨或半夜发生居多者。腹胀多痰，咽喉有异物感，合半夏厚朴汤；吐黏黄痰者，合小陷胸汤；久喘，胸闷气短，面黯红，唇舌紫黯者，合桂枝茯苓丸。

5. 肛肠病

肛肠神经症、肛裂、痔疮等导致的便秘、排便无力感或窘迫感、肛门紧缩感及下坠感伴有腹胀反流者，可用本方。

6. 高血压

本方适用于上腹部充实膨隆、便秘的高血压及脑梗死等患者。面红、脉滑数、舌红苔黄者，加黄连；面黯红、唇舌黯紫者，合桂枝茯苓丸。

7. 精神心理疾病

本方适用于失眠症、抑郁症、焦虑症、强迫症、情感双相障碍、精神分裂症等体格健壮、烦躁易怒者。惊恐不安、胸闷心悸、脐跳明显者，合柴胡加龙骨牡蛎汤。

8. 男科病

本方适用于阳痿、早泄、精子畸形、精索静脉曲张等体格壮实、腹肌紧张、有抑郁倾向的年轻人。

9. 发热性疾病

本方适用于流行性感冒、肺炎等见反复发热、汗出热不解、腹胀、呕吐、大便不通、舌苔厚者。大多发病前有伤食诱因。高热者，重用柴胡。

五、方证鉴别

本方与大承气汤

两方均能治伤寒发热，但本方是郁郁微烦，彼方是谵语不识人。本方腹证是上腹部满痛；彼方腹证是全腹部胀满疼痛，尤其以脐部为中心的硬满充实隆起，且有拒按。本方是热气内郁，有下利；彼方是燥屎内结，不大便五六日甚至十余日。

六、参考用量

柴胡 20g，黄芩 15g，姜制半夏 15g，枳壳 20g，白芍 15g，制大黄10g，生姜 25g 或干姜 5g，红枣 20g。以水 1000mL，煮取汤液 300mL，分

2～3次温服。

重病急症，需用大剂量，可一日进2～3剂；慢性病调理体质，可用小剂量，每天或隔天半剂，以空腹服为宜。调理体质，宜临睡前服。

第二节　小柴胡汤

小柴胡汤是经典的少阳病方和传统的和解方，具有除寒热、透邪气、提意欲、止呕吐等功效。小柴胡汤证以往来寒热、胸胁苦满、默默不欲饮食、心烦喜呕为临床表现特征，多见于发热性疾病、病毒性疾病，以及呼吸系统、消化系统、免疫系统、精神神经系统疾病。

一、经典配方

柴胡半斤，黄芩三两，半夏半升，人参三两，甘草三两，生姜三两，大枣十二枚。上七味，以水一斗二升，煮取六升，去滓，再煎取三升。温服一升，日三服。(《伤寒论》《金匮要略》)

二、经典方证

往来寒热，胸胁苦满，默默不欲饮食，心烦喜呕，或胸中烦而不呕，或渴，或腹中痛，或胁下痞硬，或心下悸，小便不利，或不渴，身有微热，或咳者，小柴胡汤主之。(96)

往来寒热，休作有时，默默不欲饮食……小柴胡汤主之。(97)

胸满胁痛者，与小柴胡汤。（37）

阳明病，胁下硬满，不大便，而呕，舌上白胎者，可与小柴胡汤。（230）

伤寒差以后，更发热，小柴胡汤主之。（394）

妇人中风，七八日续得寒热，发作有时，经水适断者……小柴胡汤主之。（144）

呕而发热者，小柴胡汤主之。（379）

诸黄，腹满而呕者，小柴胡汤主之。（十五）

产妇郁冒，其脉微弱，呕不能食，大便反坚，但头汗出……小柴胡汤主之。（二十一）

妇人在草蓐，自发露得风，四肢苦烦热，头痛者，与小柴胡汤。（二十一）

1. 往来寒热

寒热，是"恶寒"与"恶热"的简称。恶寒，是患者怕冷的感觉，严重者可皮肤粟起，甚至寒战；恶热，是患者怕热的感觉，严重者可见烦躁。往来，是指反复交替发作的意思。往来寒热，作为《伤寒论》中的一种病名，出现在小柴胡汤、大柴胡汤、柴胡桂枝干姜汤等柴胡方的方证中。宋代朱肱认为："往来寒热有三证：小柴胡汤、大柴胡汤、柴胡桂枝干姜汤。有表证而往来寒热者，用小柴胡汤也；有里证而往来寒热者，大柴胡汤也；已表或已下而往来寒热者，皆可用柴胡桂枝干姜汤也。"（《类证活人书》）可见涉及表里证，主治的范围比较广。所以说，往来寒热不是一个症状，是一种综合征。

往来寒热的临床表现复杂，大致有三：第一，指患者发热持续。古人所说的寒热，通常是指发热。往来寒热，即比较长时间的发热。第二，是一种过敏状态。如对温度变化的自我感觉过敏，特别畏风、怕吹空调等。对湿度、气压、光照、气候、居住环境、音响、气味过敏乃至心理过敏等，都可以认为是往来寒热的延伸。第三，指疾病反复发作。如定时发病，所谓"休作有时"，或时发时止，没有明显的节律。提示小柴胡汤可用于发热性疾病及感染性疾病、过敏性疾病及精神心理疾病，以及许多反复发作的慢性病。这些病，往往或表或里，有寒有热，没有明确的发病规律，而且变化无常。

往来寒热的形成，与邪正分争有关。陈尧道说："伤寒往来寒热，邪正分争也。""表里之不拘，内外之无定，由是而寒热往来而无常也。故以小柴胡汤立诸加减法，以和解之。"（《伤寒辨证》）

2. 胸胁苦满

此证一指患者胸膈间和胁肋下的胀满感、窒息感、疼痛感。这可能是胸腔内器官病变，如肺炎、支气管炎、哮喘、胸膜炎、胸腔积液等病的自觉症状，也可以理解为一种抑郁状态。二指他觉证，即沿肋弓的下端向胸腔内按压，医生指端有抵抗感或腹肌僵硬紧张感，患者或有胀痛不适感。这是很多胸腔疾病的外在表现之一。"胸胁苦满"的胸胁需要做部位的延伸，入乳房、腋下、腹股沟、肩颈部、睾丸等处出现的肿块、疼痛、麻木、皮疹等，可以理解为小柴胡汤证。此外，胸胁部、身体的侧面、腹股沟等部位与淋巴系统走向一致，许多淋巴结肿大性疾病通常表现为"胸胁苦满"，提示小柴胡汤证是淋巴系统疾病，可用于许多免疫性疾病；甲状腺、腮腺、扁桃体等腺体的病变，也可以考虑使用小柴胡汤及其类方。

3. 默默不欲饮食

这是一个神情漠然患者的传神描绘。他沉默寡言，食欲不振，性欲低下，处在抑郁状态。提示小柴胡汤能提高人的意欲，可改善抑郁状态。病情波及情志系统，轻者表现为默默不欲饮食，重者表现为郁郁微烦。

4.心烦喜呕

心烦，提示患有抑郁、焦虑、睡眠障碍等病。喜呕，指容易出现上消化道症状，如恶心呕吐、口干口苦、咽喉有异物感等。

5.或然证

"或胸中烦而不呕，或渴，或腹中痛，或胁下痞硬，或心下悸、小便不利，或不渴、身有微热，或咳者"，提示小柴胡汤证的覆盖面很大。其所主治的，不仅仅是一个症状，也不是一种疾病，而是一大类疾病。

小柴胡汤方证类型很多，"但见一证便是，不必悉具"（101）是选方原则之一。"往来寒热、胸胁苦满、默默不欲饮食、心烦喜呕"这四大证，在不同的疾病中所出现的可能性是不一致的。临床有一二证即可，不必要求四证全部具备。

小柴胡汤证病情复杂，疾病进入迁延期和慢性化，邪正相争处在胶着状态，中医传统解释有"血弱气尽……正邪分争"（《伤寒论》）、"其邪在半表半里，而界于躯壳之内界……邪正在两界之间，各无进退而相持，故立和解一法"（成无己）、"此为少阳枢机之剂，和解表里之总方"（柯韵伯）、"少阳病主证"（李培生主编《伤寒论讲义》）、"少阳一经，惟此一方，无他法也。虽有多证，亦不过因此出入变化而已。"（钱璜）

三、适用人群

本方适用人群营养状态一般，神态特征明显，胸胁苦满明显。

1. 瘦黄肤干

体型中等或偏瘦，营养状况一般或较差，面色黄或发青，皮肤干，缺乏光泽，有虚弱貌。女性多见。

2. 默默不欲

表情淡漠，沉默寡言，眼裂小、脸长（柴胡脸）；意欲低下，特别是食欲不振；自我评价差，性格偏内向。

3. 胸胁部症状多

患者胸膈间和胁肋下有胀满感、窒息感、疼痛感。腹诊时，两肋下多有抵抗感或压痛。此外，淋巴结肿大及甲状腺、腮腺、扁桃体等腺体肿大，也可以视为胸胁苦满的体征。

4. 怕风肤痒

怕风，易感冒，发热，咳嗽；易皮肤过敏，或痒或起风团，皮疹；易肌肉关节疼痛。

5. 舌上有苔

患者舌面上有白苔或微黄苔，大多黏腻，以及口干苦、口黏咽干等症。如果舌苔变黄或焦黄，通常用大柴胡汤。如光红无苔，慎用本方。

四、适用病症

小柴胡汤证多见于感染性疾病和一些慢性炎性疾病，尤其与病毒性感染、免疫功能失调有关。其病变涉及面广，可与淋巴系统、精神神经系统、消化系统、呼吸系统等相关。主治疾病不仅种类繁多，而且大多病程长，反复发作，缠绵难愈，需要根据疾病以及具体个体的特点进行加减或合方。

1. 发热性疾病

本方适用于以往来寒热为特征、寒热虚实不明显的发热性疾病，患者大多伴有胸胁苦满、食欲不振、情绪低落、恶心呕吐等。退热时，应重用柴胡至 30g 以上。

2. 呼吸道炎性疾病

本方适用于如肺炎、胸膜炎、支气管哮喘、变异性哮喘、支气管炎、结核病、肺癌等患者。以发热咳嗽持续、恶心呕吐或食欲不振者最为适合。江尔逊说："余因反复验证唐氏经验，屡用不爽，遂将小柴胡汤作为治疗久咳不愈之通剂。"咽喉痛、干咳者，加桔梗；扁桃体肿大、多汗者，加生石膏；淋巴结肿大者，加连翘；咽喉奇痒，过敏性鼻炎者，加荆芥、防风；遇风即咳、痰白者，合半夏厚朴汤；胸痛、咳黄白黏痰、便秘者，合小陷胸汤；肺癌发热、有胸水者，合五苓散。

3. 甲状腺炎

亚急性甲状腺炎，加连翘；甲亢多汗、心率快、大便干结者，合白虎汤；桥本甲状腺炎、月经不调或不孕者，合当归芍药散。

4. 干燥综合征

其人口苦、咽干、目眩、怕冷、关节痛，表证存在者，是小柴胡汤证。其人多口干不能多饮水，或饮水即吐，或有振水音，是五苓散证。舌红无苔者不少，但养阴方基本无效，通常合用五苓散。

5. 关节炎

本方适用于类风湿关节炎、强直性脊柱炎等。此病缠绵难愈，并且对环境变化敏感，许多患者怕冷、关节疼痛。晨僵、关节肿痛、血沉快者，加黄柏、白芍；舌胖大便溏者，合五苓散。

6. 风湿性多肌痛

这是一种以四肢及躯干近端肌肉疼痛为特点的临床综合征，常见于老年人。一般多合用当归芍药散，再加荆芥、防风。

7. 系统性红斑狼疮（SLE）

发热是 SLE 常见的全身症状，占 92% 以上，以长期低热较为多见，而且 90% 以上患者有关节肿胀、疼痛等症状，或肌肉疼痛，有显著的乏力感。此外，40% 左右的患者常见食欲减退、恶心呕吐、腹痛腹泻等症；约半数的患者有局部或全身淋巴结肿大，以颈、腋下浅表淋巴结肿大多见。其症状与小柴胡汤方证的经典表述高度符合。本病年轻的女性多见，多加生地黄、白芍、黄柏等。

8. 皮肤病

本方适用于如日光性皮炎、丘疹性湿疹、玫瑰糠疹、色素紫癜性皮肤病、荨麻疹、神经性皮炎、病毒疹、皮肌炎、脂膜炎、狼疮等患者，女性多见。皮肤痒，加荆芥、防风；皮损发红，合黄芩汤。

9. 慢性肾病

本方适用于病情反复，缠绵难愈的狼疮性肾炎、IgA 肾病、紫癜性肾炎、风湿病相关肾病等患者。患者多有风热证，如皮肤发痒、怕风怕冷、容易过敏、容易咽喉疼痛等。生姜辛热，唇红者不宜，尿血者不宜。内热重，合黄芩汤；唇红，食欲旺盛，加生地黄；血虚月经少，合当归芍药散；有水，合五苓散；皮肤过敏者，加荆芥、防风。

10. 抑郁症

本方适用于如产后抑郁症、抑郁性便秘、神经性厌食、小儿夜惊、心因性阳痿等，以食欲不振、怕风怕冷为特征的患者。咽喉有异物感者，合半夏厚朴汤；胸闷烦躁、腹胀满者，合栀子厚朴汤；睡眠障碍、多梦惊恐者，加龙骨、牡蛎。

11. 肿瘤

本方适用于肿瘤伴有发烧、淋巴结肿大、恶心呕吐者，其发热反复持续，伴有怕冷怕风等。胃癌、肝癌、肺癌、胰腺癌、胆囊癌、血液系统肿瘤应用较多。本方有退热、止痛、增进食欲等功效。淋巴结肿大者，加连翘；出汗多者，加生石膏；咳嗽痰黄黏、便秘者，加黄连、全瓜蒌（即合小陷胸汤）；患肿瘤并见口渴、多汗、腹泻、浮肿、皮疹者，合五苓散。

12. 五官科疾病

"少阳之为病，口苦、咽干、目眩也。""少阳中风，两耳无所闻，目赤。"《伤寒论》原文提示小柴胡汤在五官科疾病中应用的机会多。特别是发热性疾病或感冒后的耳聋、鼻炎、眼睛不适等。"伤寒愈后，唯有耳中啾啾不安，或耳聋累月不复在，可长服此方。"（《类聚方广义》）

五、方证鉴别

本方与大柴胡汤

两方证均可出现往来寒热、呕吐等。其鉴别点：一看体型。大柴胡汤人体格壮实，营养过剩；小柴胡汤人体格瘦弱，营养不良。二问疾病。大柴胡汤证多见于胰、胆、胃病；小柴胡汤证多见于过敏性疾病、自身免疫性疾病等。

六、参考用量

柴胡 20 ～ 40g，黄芩 15g，姜半夏 15g，人参 15 或党参 20g，炙甘草

15g，生姜 15g，红枣 20g。以水 1000mL，煮取汤液 300mL，分 2～3 次温服。儿童用量酌减。

如非发热性疾病，柴胡用量可酌减。羸瘦用人参，食欲不振用党参。

第三节　柴胡加龙骨牡蛎汤

柴胡加龙骨牡蛎汤是经典的少阳病方及情志病方，传统的和解安神方，具有除胸满、定烦惊、除谵语、轻身的功效。柴胡加龙骨牡蛎汤证以胸满烦惊、一身尽重不可转侧为表现特征，神经精神心理疾病多见。

一、经典配方

柴胡四两，黄芩一两，人参一两半，桂枝一两半，茯苓一两半，半夏二合半，大黄二两，龙骨一两半，牡蛎一两半，生姜一两半，大枣六枚，铅丹一两半。上十二味，以水八升，煮取四升，内大黄，切如棋子；更煮一二沸，去滓，温服一升。（《伤寒论》）

二、经典方证

伤寒八九日，下之，胸满烦惊，小便不利，谵语，一身尽重，不可转侧者，柴胡加龙骨牡蛎汤主之。（107）

1. 胸满

胸满是一种感觉和心理体验，如胸闷、呼吸不畅感、情绪低落。提示此方有抗抑郁、抗焦虑的功效。

2. 烦

这是抑郁、焦虑、睡眠障碍的总称。提示本方有助眠的功效，可用于睡眠障碍、焦虑症、抑郁症、强迫症、创伤后应激障碍等。

3. 惊

这是一种突发的不安感、恐惧感，常与心悸、失眠多梦、抽动、晕厥等症状相伴，所谓惊恐、惊悸、惊梦、惊风、惊厥等。患者常自觉心悸心慌，或有气上冲咽喉感，伴有恐惧、焦虑不安等情绪。提示本方可用于以惊厥为表现的癫痫、脑瘫、高血压脑病等神经科疾病的治疗。

4. 谵语

这是脑病的特征性症状，表现为意识障碍、思维错乱、胡言乱语等。提示本方可用于脑功能障碍，如精神分裂症、脑病昏迷等。

5. 一身尽重，不可转侧

其表现为行动困难、肌肉僵硬、反应迟钝、身体不灵活、讲话艰涩、极度疲劳、兴趣缺失等。可以理解为一种抑郁状态，或大脑功能损害的表现，提示本方可用于以极度疲劳、运动障碍为表现的疾病，如抑郁症、帕金森病、中风后遗症、僵直型精神分裂症和紧张型忧郁症（僵直型忧郁障碍）等。

6. 小便不利

经典原文中"小便不利"的含义不一，在这里可以理解为躯体症状的一种，即小便频数或失禁，但检查可无异常发现。

柴胡加龙骨牡蛎汤证的症状复杂多样，涉及面广，但大多与精神神经相关。烦惊、谵语、一身尽重不可转侧成为该方证的特征性表述。传统的解释有"邪方在表里，其患已及神明"（喻嘉言）、"此乃正气虚耗，邪已入里，而复外扰三阳，故现症错杂，药亦随症施治"（徐灵胎）、"伤寒少阳兼痰热扰心"（《方剂学》新世纪第四版）等。

三、适用人群

本方适用人群以睡眠障碍、精神状态异常为临床表现特征，任何年龄阶段都可见到。适用人群的神态特征明显，痛苦主诉多。

1. 表情淡漠

长脸居多，眼裂狭长，表情淡漠，疲倦貌；性格内向，自我评价差；叙述病情话语不多，语速慢。

2. 腹硬脐跳

两胁下按之有抵抗感或僵硬感，缺乏弹性，腹主动脉搏动明显。心率多偏快，或心律不齐。

3. 惊恐不安

常自觉心悸心慌，或有气上冲咽喉感，伴有恐惧、焦虑不安等情绪。

4. 舌苔黄或厚

此症多伴有便秘、口臭等，但也有苔薄腻者。

5. 痛苦主诉多

主诉多为痛苦性的自觉症状，如睡眠障碍多噩梦、疲劳感、怕冷、思维障碍、胸闷、惊恐不安、心悸、头昏痛、耳鸣等。大多有精神压力过大或情感挫折等诱因。

四、适用病症

本方是传统的脑病方，凡以睡眠障碍、惊厥、抑郁焦虑、精神错乱等临床表现的各科疾病都有应用本方的机会。在疾病面前，应该考虑使用人群的特征，以保证用方的精准。

1. 抑郁症

本方是抑郁症的常用方。抑郁症的意欲低下和疲劳相当于"一身尽重不可转侧"；抑郁症的焦虑相当于"胸满烦惊"。本方能改善睡眠质量，减轻疲劳感，提高意欲，消除惊恐不安感。伴有抑郁倾向或睡眠障碍的创伤后应激障碍、性功能障碍、心律不齐、偏头痛、闭经、更年期综合征、肠易激综合征、脱发、痤疮等也可以用。

2. 双相情感障碍

这是指患者既有躁狂或轻躁狂发作，又有抑郁发作的一类情感障碍（心境障碍）。如月经前发作者，可合用桃核承气汤（大黄、桂枝、桃仁、芒硝、甘草）。

3. 惊恐发作

此亦称为急性焦虑发作。患者突然发生强烈不适，可有胸闷、气透不过来的感觉，心悸、出汗、胃不适、颤抖、手足发麻、濒死感、发疯感或失去控制感，每次发作一刻钟左右。发作可无明显原因或无特殊情境。可与温胆汤、半夏厚朴汤、柴胡桂枝干姜汤等合用。

4. 精神分裂症

这是一组病因未明的重症精神病，多在青壮年缓慢或亚急性起病。临床上往往表现为症状各异的综合征，涉及感知觉、思维、情感和行为等多方面的障碍以及精神活动的不协调。

5. 梦游症

这是一种睡眠障碍，可以理解为柴胡加龙骨牡蛎汤方证的"谵语"。

6. 癫痫

癫痫常常突发，发作前大多伴有惊恐，与本方证相似。徐灵胎说："此方能治肝胆之惊痰，以之治癫痫必效。"（《伤寒论类方》）本方可以控制发作，改善睡眠。抽搐频繁者，可以配合风引汤。

7. 脑损伤

无论疾病、毒品或者外伤手术导致的脑实质以及功能的损伤，如出现步履维艰、"一身尽重不可转侧"者，都可考虑本方。胸闷烦热，合栀子厚朴汤；面黯红、舌紫黯，合桂枝茯苓丸；躁狂便秘，合桃核承气汤。

五、方证鉴别

本方与小柴胡汤

两方均能治疗抑郁、食欲不振等。鉴别点：前者精神症状严重，胸闷烦惊；后者消化道症状严重，心烦喜呕，默默不欲饮食。前者脑病多见，后者发热性疾病、过敏性疾病多见。

六、参考用量

柴胡 15g，姜半夏 10g，党参 10g，黄芩 10g，茯苓 20g，桂枝 15g 或肉桂 5g，龙骨 15g，牡蛎 15g，大黄 5～15g，生姜 15g 或干姜 5g，红枣 15g。以水 800mL，煮取汤液 300mL，分 2～3 次温服。

便秘重者，用生大黄，后下。铅丹药房不备，现多不用。

第四节 四逆散

四逆散是经典的理气止痛方，具有暖四肢、止腹痛、止咳、利小便等功效。能缓解心理压力，消除躯体症状。四逆散证以四肢冷、胸胁苦满、腹痛为表现特征，多见于消化系统疾病、精神神经系统疾病、泌尿生殖系统疾病、呼吸系统疾病等，年轻女性尤为多见。

一、经典配方

柴胡，芍药，枳实，甘草。上四味，各十分，捣筛，白饮和，服方寸匕，日三服。（《伤寒论》）

二、经典方证

少阴病，四逆，其人或咳，或悸，或小便不利，或腹中痛，或泄利下重者，四逆散主之。（318）

1. 四逆

此指四肢发冷：①以末端为甚；②与情绪相关，紧张以及情绪低落时加重；③四肢冷但皮肤色泽正常。临床有四肢冰凉而汗出如水，或有四肢冷而胸中烦热，或出现冬天四肢如冰、夏天四肢如火。其原因一是热病过用寒凉，使阳气冰伏；二是情志所伤而致气郁。当今临床多用本方解除心理压力导致的躯体症状，而且是许多肌肉神经紧张性的症状，以四肢冷、肌肉紧张甚至痉挛为特征。

2. 腹中痛、泄利下重

此多为痛泻，伴有明显的里急后重感、下坠感、胀痛感，排气或便后舒适。提示本方可用于以腹痛为表现的消化道疾病，如肠胃炎、痢疾、肠功能紊乱等。四逆散中有芍药甘草汤，此方是治"脚挛急"（29、30）的专方。《伤寒论》认为，芍药甘草汤与之，"其脚即伸"。提示本方有解除肌肉挛急的功效。汤本求真强调本方："腹肌之挛急急迫，反较大柴胡汤证为甚。"（《皇汉医学》）

3. 小便不利

此指小便窘迫难出或尿频尿急，提示泌尿系统疾病和精神神经系统疾病，如尿路结石、膀胱炎、慢性尿路感染，以及焦虑症等。

4. 咳

本方适用于阵发性呛咳，见无痰或少痰、胸胁痛者。如气喘、咳嗽、胸闷痛，尤其以胸闷如窒疼痛、呛咳为特征的支气管炎、肺炎、哮喘、气胸等。

四逆散证不是一个单独的症状，也不是一种疾病，而是一种体质状态。中医传统的解释有"阳气内郁"（张锡驹）、"气不宣通"（李士材）、"肝胃气滞，阳郁致厥"（《伤寒论译释》）、"肝脾不和"（《方剂学》新世纪第四版）。不仅在发热性疾病中可以出现，而且在慢性病中出现的机会更多。除病原体的刺激外，持续的精神压力、紧张状态无法释放等因素也是常见诱因。

三、适用人群

本方适用人群以情绪易波动及肌肉紧张、疼痛、痉挛为表现特征，年轻女性尤为多见。其人多有四肢冷、腹肌紧张。

1. 面部肌肉紧张

体型中等偏瘦，面色黄或青白；脸部棱角分明，面部肌肉紧张；表情紧张或眉头紧皱，烦躁面容。

2. 腹肌紧张

上腹部及两胁下腹肌比较紧张，按之比较硬。不按不痛，一按即痛。和田东郭说："其腹形专结于心下及两胁下，其凝及于胸中，而两胁亦甚拘急。"（《皇汉医学》）

3. 四肢末端冰冷

此症以末端为甚；与情绪相关，紧张疼痛以及情绪低落时加重；四肢冷但皮肤色泽正常，并可伴有手心汗多。血压多偏低。

4. 主诉挛急疼痛

疼痛类症状，或有腹痛、头痛、胸痛、经前乳房胀痛等症；痉挛类症状，如肌肉痉挛的脚抽筋、呃逆、便秘、尿频、磨牙等症。以上症状与情绪或睡眠相关。

5. 脉弦

脉多弦滑或弦细，无沉微细弱之象。

四、适用病症

四逆散适用病症非常广泛，多见于消化系统疾病、精神神经系统疾病、泌尿生殖系统疾病、呼吸系统疾病等，与情绪相关。根据疾病的不同和个体差异，临床多合方。

1. 肠道易激综合征

腹痛或腹部不适是本病的主要症状，伴有大便次数或形状的异常，或便秘，或腹泻。腹痛可发生于腹部任何部位，局限性或弥漫性，疼痛性质多样。腹痛多于排便后缓解，不会进行性加重，夜间睡眠后极少有痛醒者。患者常有焦虑、紧张、抑郁等心理异常。背痛、头痛、心悸、尿频、尿急、性功能障碍等胃肠外表现较器质性肠病显著多见。通常用本方合半夏厚朴汤。

2. 抑郁症

抑郁症表现不一，或胸闷怕冷乏力，或四肢麻木不适，或食欲不振等，可用四逆散合半夏厚朴汤。本方能条畅心情，减轻冷感，改善饮食和睡眠。

3. 顽固性失眠

顽固性失眠睡眠表现为入睡困难，睡意不来，需要刻意追求睡意、营造特别的睡眠环境，比如看书、听音乐，或者胸压重物或裸体、降温等措施。患者多伴有顽固性头痛、胸痛、磨牙等，通常用王清任血府逐瘀汤，此方是四逆散加味方，多用于顽固性头痛、失眠、呃逆以及黄褐斑等。女性多见，无憔悴萎靡之态，面色发青或发暗、肌肉坚紧、皮肤干燥甚至脱屑，舌质黯紫或有紫点者。

4. 排尿窘迫

本方适用于小便不畅、窘迫难出者。焦虑症、膀胱炎、尿道炎、尿道神经症、泌尿道结石等多用。尿路刺激症状明显者，合猪苓汤。

5. 剧咳

本方适用于阵发性呛咳，见无痰或少痰、胸胁痛者。可用于支气管炎、胸膜炎、气胸、肺结核等引起的剧烈咳嗽。痰黏加桔梗。

五、方证鉴别

本方与大柴胡汤

两方均能治疗腹痛。其鉴别点在于：一看腹，前者腹肌紧张，后者上腹部充实胀满疼痛。二看舌，前者舌苔干净薄白、舌质淡红，后者舌苔黄厚、舌质红或黯红。

六、参考用量

柴胡 15g，白芍 15g，枳壳 15g，甘草 15g。以水 600mL，煮取汤液 300mL，分 2～3 次温服。

散剂：上药按等份研细末，米粥或酸奶或红酒等调服，每服 5g，日 2 次。

第五节　柴胡桂枝干姜汤 ————————

柴胡桂枝干姜汤是经典的治疟方和调和方，具有除烦、定悸、止渴、止汗、止利的功效。柴胡桂枝干姜汤证是一种身心疲劳的状态，以焦虑、多汗、口干、腹泻为临床表现特征，多见于焦虑证、更年期综合征、功能性胃肠道疾病、内分泌疾病等。平时体质比较健康的人群多见。

一、经典配方

柴胡半斤，桂枝三两（去皮），干姜二两，栝楼根四两，黄芩三两，牡蛎二两（熬），甘草二两（炙）。上七味，以水一斗二升，煮取六升，去滓，再煎，取三升，温服一升，日三服。初服微烦，复服汗出，便愈。（《伤寒论》《金匮要略》）

二、经典方证

治疟，寒多，微有热，或但寒不热。（四）

伤寒五六日，已发汗而复下之，胸胁满微结，小便不利，渴而不呕，但头汗出，往来寒热，心烦者。（147）

1. 疟

此提示古代以本方治疗发热性疾病，特别是疟疾。其发热为恶寒交替。

2. 反复汗下后的虚弱者

147条原文描绘了一个经过反复发汗和攻下的患者，并没有出现"冒""痞"等表里俱虚、阴阳气竭的病证，而出现了下列三组不适症状：①往来寒热、胸胁满，类似小柴胡汤证。如同疟疾寒热持续，病情时好时坏，但食欲正常，无呕吐，人并不瘦弱。②泻下药和发汗药的残存反应，如腹泻或大便不成形，自汗特别是头汗出，并有心悸脐跳、虚弱感等。③心烦失眠，口渴口苦，小便赤，类似百合病。发汗，可以理解为药物（麻黄）、火蒸、劳作、运动等作用；泻下，除药物的巴豆、大黄、芒硝外，还包括饥饿、营养不良等的作用。

柴胡桂枝干姜汤证可以理解为在以上刺激下，机体出现的一种应激状态，符合植物神经（自律神经）紊乱的临床表现特征。对其方证病理机制，传统的解释有"寒水之气闭其胸膈腠理，而火不得外发，则返于心包"（唐容川）、"病在太阳，稍涉厥阴，非但少阳不得转枢外出，而阳明亦窒而不降"（王晋三）、"少阳病兼水饮内结"（李培生主编《伤寒论讲义》）、"胆热脾寒"（刘渡舟）等。

三、适用人群

本方适用人群症状较明显，容易出现焦虑不安、腹泻、多汗、心悸等症状。但神志清楚，无器质性病变，自我的恢复机制尚可。一旦压力减轻，症状随之消失。适用人群的整体状况良好，焦虑神情、汗多、脐跳是其特征。

1. 焦虑神情

此多表现为如语速快，易口吃，眨眼频繁，眉头紧皱，易激惹，易脸红耳热等。

2. 胸闷出汗

此多表现为易胸闷，易出汗，易紧张不安，脐跳明显，往往上跃中脘，并有明显的心慌跳动感或上冲感，心率偏快，常有心动过速。

3. 紧张即泻

此多表现为食欲正常，进食无不适，但饮食无规律，容易腹泻或大便不成形，但也有便秘者。这些都与紧张情绪相关。无恶心呕吐，无黏液、血液。

4. 多口干

此症在紧张疲劳时更严重，口干舌燥，或口黏，口苦，口气，但喝水不解渴。

5. 易出汗

此症在头部、腋下、手脚心部位较多，紧张时严重。

6. 劳作之人多见

其人身体无大病，但每日劳作，劳心劳力，精神疲劳加上肉体疲劳。他们出汗多，睡眠少，饮食没有规律，精神高度紧张。工作时精神尚可，下班后极度疲劳。多见于年轻的职场人员、餐饮业人员、应考人员等。

四、适用病症

古代用本方治疗发热性疾病，现代临床多用于精神心理疾病，特别用于改善年轻人的疲劳状态。

1. 焦虑症

本方适用于焦虑症、恐惧症及口吃、眼肌痉挛等症，也适用于失眠、颈椎病、心律不齐、局限性多汗症、性功能不良等。本方能缓解焦虑和惊恐情绪，患者大多有明显的脐跳、心跳较快、多汗、便溏等。也可用于多汗、喜哭泣者，合甘麦大枣汤；心烦不安，合百合知母汤。

2. 皮肤病

本方适用于与精神压力相关的皮肤病，如神经性皮炎、慢性单纯性痒疹、脱发斑秃、荨麻疹、痤疮、白癜风、慢性湿疹等。瘙痒，可加荆芥、防风。

3. 乳房病

本方适用于乳腺小叶增生、经前紧张综合征、乳汁淤积等，常与精神因素、睡眠情况相关。

4. 糖尿病

本方适用于糖尿病患者伴有焦虑或胃肠功能紊乱者，患者大多有口渴、口苦、便溏等。

5. 感染性疾病

本方适用于如疟疾、感冒、肝炎、胆囊炎、肺结核等出现低热反复时。汤本求真经验：治肺结核吐血，合泻心汤。

五、方证鉴别

本方与柴胡加龙骨牡蛎汤

两方均能安神定悸。鉴别要点：一问大便，本方证大便溏者多，彼方证大便干者多。二问汗，本方证容易怕热、出汗，彼方证怕冷、少出汗。三辨病，本方证焦虑者多，彼方证抑郁者多。四看神情，本方证动作敏捷、身手灵活，彼方证动作缓慢、反应缓慢，以及表情、肌肉有僵直趋向。

六、参考用量

柴胡 20g，桂枝 15g 或肉桂 10g，干姜 10g，天花粉 20g，黄芩 15g，牡蛎 10g，炙甘草 10g。以水 1000mL，煮取汤液 300mL，分 2～3 次温服。

第六节 柴胡桂枝汤

柴胡桂枝汤是经典的太阳少阳并病方，传统的和解方，具有退热、止痛、调和营卫的功效。柴胡桂枝汤证以肌肉神经关节疼痛、恶心呕吐腹痛、肝脾肿大或淋巴结肿大、皮肤损害为临床表现特征，大多出现在感染性疾病的初期以及部分自身免疫性疾病患者中。

一、经典配方

桂枝一两半，黄芩一两半，人参一两半，甘草一两，半夏二合半，芍药一两半，大枣六枚，生姜一两半，柴胡四两。上九味，以水七升，煮取三升，去滓，温服一升。（《伤寒论》《金匮要略》）

二、经典方证

伤寒六七日，发热，微恶寒，支节烦疼，微呕，心下支结，外证未去者，柴胡桂枝汤主之。（146）

治心腹卒中痛者。

1. 伤寒六七日，发热，微恶寒，支节烦疼，微呕，心下支结，外证未去者

本条文可以看作是一个发热性疾病患者的整体描述。"伤寒六七日，发热微恶寒"，指发热性疾病初期，病期在一周内，体温增高。"支节烦疼"，指关节痛、肌肉痛、头痛、肢体麻木、抽痛等。"微呕"，是消化道

症状，如恶心呕吐、食欲不振、腹痛等。"心下支结"，指腹直肌紧张以及两肋下触及硬块，此肿块可能是肿大的肝脏或脾脏，或淋巴结肿大。"外证未去"，即皮肤红斑、丘疹等，是这种发热性疾病的体表表现。

推测本方适用于一种伴有关节痛、消化道症状以及皮肤损害的发热性疾病。或低热，或持续性发热，或不明原因性发热；伴有关节痛、肢体麻木、抽痛、肝脾肿大或淋巴结肿大等；或伴有消化道症状的恶心呕吐、食欲不振、上腹部疼痛等。流行性出血热、登革热、恙虫病、斑疹伤寒、流感以及带状疱疹等的临床表现符合以上描述。

2. 心腹卒中痛

心腹，包括上腹部、胸胁部等。《类聚方广义》曰："治疝家腰腹拘急，痛连胸胁。"卒痛，是指疼痛为突发性、阵发性刺痛或神经痛、痉挛性疼痛，提示本方能止神经痛、肌肉痛以及关节痛。本方也可用于感冒发热诱发的以腹痛为特征的消化道疾病，如消化道溃疡、胆石症、肠易激综合征、慢性肠炎等。

经典的描述仅仅是柴胡桂枝汤方证的一部分，由于是小柴胡汤与桂枝汤的组合方，本方证的范围很广，需要结合其他经典原方加以补充完善。对于本方证的病理机制，传统解释有"双解两阳之轻剂"（柯韵伯）、"桂枝汤重于解肌，柴胡汤重于和里，仲景用此二方最多，可谓表里之权衡，随机应用，无往不宜"（王晋三）、"太阳外证虽未去，而病机已见于少阳里也"（吴谦）等。

三、适用人群

柴胡桂枝汤在急性发热性疾病中使用，通常抓住疾病表现特征即可；

但在慢性调理性疾病中使用，需要抓个体差异。其适用人群大多有虚弱貌，脉象与腹证有特异性。

1. 面黄体瘦

经过疾病消耗，体质状况差，体重减轻，面色黄，没有光泽。

2. 腹直肌紧张

腹部扁平，腹直肌紧张如条索状，按压无弹性，或伴有腹痛。

3. 抑郁神情

疲倦貌，表情淡漠，情绪低落，食欲不振，意欲低下。怕风喜暖，往往厚衣，但又自汗。通常有神经、肌肉、关节的疼痛。

4. 脉浮缓弱

脉象或浮，多缓慢，重按无力，形如葱管。

四、适用病症

柴胡桂枝汤的适用病症非常多，外感发热疾病可用，内伤杂病也可用，病程长、反复发作、体表症状多是其特点。

1. 感染性疾病

如登革热、恙虫病、斑疹伤寒、莱姆病等大多具有发热反复持续，伴有淋巴结肿大、皮肤损害等，可以考虑本方。肺炎、肺结核、胸膜炎、疟疾、肝炎、产后感染发热等也有应用的机会，多表现为病程长，发热反复，并伴有消化道症状。

2. 不明原因发热

本方适用于不明原因的高热，或感冒后低热持续，体质比较差或有慢性病，自汗恶风者。常有感冒发热过用抗生素或清热药等诱因。通常用量较小，平时调理或配合薯蓣丸、玉屏风散、补中益气汤等。

3. 腹痛类疾病

此类疾病具有突发性、痉挛性的特征，如消化道溃疡、胆石症、肠易激综合征等。汉方有用柴胡桂枝汤加吴茱萸、小茴香治疗消化性溃疡的经验。

4. 过敏性疾病

本方适用于各种过敏性鼻炎、过敏性紫癜、支气管哮喘、荨麻疹、花粉症等过敏性疾病的治疗，可加荆芥、防风。

5. 癫痫

患者伴有胸胁苦满、腹直肌痉挛等特征。日本医家发现，本方可改善癫痫患者的脑电波。如惊恐不安、睡眠多梦者，加龙骨、牡蛎。

6. 神经痛

本方适用于周身窜痛或局部电击样疼痛者，如三叉神经痛、坐骨神经痛、肋间神经痛、带状疱疹后遗症等，当重用白芍。

五、方证鉴别

1. 本方与小柴胡汤

两方均能治疗发热性疾病，适用人群也多相似。其鉴别点：一看汗，有汗用前者，无汗用后者。二看脉，脉弱用前者，脉滑细弦用后者。

2. 本方与柴胡桂枝干姜汤

两方虽然都用于杂病调理，但本方多用于慢性化的发热性疾病、感染性疾病，重在透邪，彼方多用于紧张焦虑的疲劳状态，重在调神。

六、参考用量

柴胡 20g，桂枝 10g，黄芩 10g，人参 10g，甘草 5g，半夏 10g，芍药 10g，大枣 15g，生姜 10g。以水 700mL，煮取汤液 300mL，分 2～3 次温服。

第四章

栀子类方

　　栀子类方是以栀子为主要药物的一组处方。栀子主治烦热而胸中窒者，兼治黄疸、腹痛、咽喉疼痛、衄血、血淋、目赤。栀子的配伍不多，栀子类方大多是小方，但方证明确，其中具代表性的有栀子豉汤、栀子厚朴汤、栀子柏皮汤、茵陈蒿汤等。

第一节　栀子豉汤

　　栀子豉汤是古代的除烦方，具有除胸闷、助睡眠的功效。栀子豉汤证以心烦、胸中窒闷为临床表现特征，多见于发热性疾病、精神心理疾病、消化道疾病等。

一、经典配方

　　栀子十四个（擘），香豉四合（绵裹）。上二味，以水四升，先煮栀子，得二升半，内豉，煮取一升半，去滓，分为二服，温进一服。得吐者，止后服。（《伤寒论》）

　　徐灵胎："古方栀子皆生用，故入口即吐。今人作汤，以栀子炒黑，不复作吐，全失其意。然用之于虚烦症亦验，想其性故在也，终当从古法生用为妙。"（《伤寒论类方》）

二、经典方证

　　发汗后，水药不得入口为逆，若更发汗，必吐下不止。发汗吐下后，

虚烦不得眠；若剧者，必反复颠倒，心中懊憹，栀子豉汤主之。若少气者，栀子甘草豉汤主之。若呕者，栀子生姜豉汤主之。(76)

发汗若下之而烦热，胸中窒者，栀子豉汤主之。(77)

伤寒五六日，大下之后，身热不去，心中结痛者，未欲解也，栀子豉汤主之。(78)

阳明病，脉浮而紧，咽燥口苦，腹满而喘，发热汗出，不恶寒，反恶热，身重。……若下之，则胃中空虚，客气动膈，心中懊憹，舌上胎者，栀子豉汤主之。(221)

阳明病下之，其外有热，手足温，不结胸，心中懊憹，饥不能食，但头汗出者，栀子豉汤主之。(228)

下利后更烦，按之心下濡者，为虚烦也，宜栀子豉汤。(375)

1. 烦热、胸中窒

烦，是心里苦闷、急躁；热，是身体热。森立之认为："烦是内热，热是外热。烦是病人所觉知，热是医者所诊得也。"(《伤寒论考注》) 窒，阻塞，不通。胸中窒，即胸部有重压感、窒塞感、呼吸不畅感甚至疼痛感等，如短气，如气喘，如重压感，但按压心下濡软。胸中窒，是烦热的严重状态，也有可能是饮食吞咽时不畅。

2. 虚烦不得眠

此应是一种继发性表现，是胸中或心中不适导致的睡眠障碍，是胃不和则卧不安的表现。当原发症状缓解后，患者自然可以入睡。因此，如果没有食管或胃的疾病，单纯的失眠用之未必有效。

3. 心中懊憹

心中懊憹是胸骨后、剑突下的嘈杂感，虞抟说："夫嘈杂之为证也，似饥非饥，似痛非痛，而有懊憹不自宁之状是也。"(《医学正传》）多伴有舌苔厚及烦躁不安感。

4.饥不能食

能，通耐，音同"耐"。不能耐受进食的刺激。换言之，就是进食后症状加重，患者不敢再次进食。

5.心中结痛

胸骨后、剑突下有一种闷痛感、胀痛感，往往欲嗳不得，欲吐不得。结，有凝聚、聚合、收敛之义，如打结一样的疼痛，颇似痉挛性疼痛，为食管痉挛的表现。

6.按之心下濡

濡，通"软"，指按压上腹部柔软。以此推测，其人比较消瘦，而且上部腹直肌无力，与大柴胡汤的"按之心下满痛"不同，提示病情非"热结在里"，而是胸膈有热。同时，也与"正在心下，按之则痛"的小结胸病作鉴别。

栀子豉汤证是一种伴有焦虑、抑郁等精神障碍的热性状态。传统解释有"阳明火热之邪上炎，摇动心君"（沈芊绿）、"中焦热郁气滞"（《伤寒论译释》）、"阳明表证"（王旭高），以及"气火"（夏奕钧）、"有限之余邪陷入胸中"（钱天来）、"热郁胸膈"（《伤寒论译释》）。

三、适用人群

本方适用人群无性别、年龄特征，但睡眠障碍多见，胸部不适感明显，舌苔有特异性。

1. 不愉快貌

其人消瘦者多，但眉头紧锁，语速快，候诊不耐烦，声音响亮，烦躁不安。不定烦诉，常常诉说不适，但又不知哪里不舒服。

2. 睡眠障碍

大多有睡眠障碍，常常翻来覆去，入睡极其困难，烦躁而伴有身体的热感。

3. 胸中窒闷

胸部症状突出，或胸中窒闷有堵塞感，或胸口如有巨石，或常常欲捶打胸部，或有嘈杂、灼热、疼痛，或饥而不能食，或时常叹气，或咳嗽，常无食欲。按压心下部位柔软，或有按压紧张者，但亦无底力。

4. 咽红鼻衄

黏膜充血明显，如眼睑及咽喉充血，或鼻衄，或咽痛，或小便黄短、气味重，或尿频、尿急、尿痛、尿血。

5. 舌红苔腻

舌尖红或有红点，舌苔黏腻满布舌面，或黄或白。所谓"舌上胎"（221），或舌底静脉充盈，如《圣济总录》用本方治"舌上起青脉，昼夜不睡者"。

四、适用病症

发热性疾病、精神心理疾病、消化系统疾病、呼吸系统疾病、泌尿系统疾病等符合上述人群特征者，可以考虑使用本方。

1. 胃炎、食管炎

本方适用于如胃炎、食管炎、胆囊炎等发热或吐泻以后而见心下痞、胸闷、舌苔厚者，如《肘后备急方》治"霍乱吐下后，心腹胀满者"。或食道溃疡、食道黏膜损伤，如因饮热汤或饮烈酒过量，或食用辛辣过度，或因药物而胃酸等灼伤所致胸灼热疼痛者，都可以适用本方，加甘草更好。

2. 失眠症

本方适用于焦虑症、抑郁症、强迫症、躁狂症、更年期综合征、多动症等见烦躁不安，睡眠障碍者。多伴有胸闷烦躁，常常翻来覆去，入睡极其困难，舌红脉数。可加连翘、黄连。《备急千金要方》治少年房多，短气。《外台秘要》治吐下后，虚羸欲死。

3. 尿路感染

本方适用于如尿路感染、膀胱炎、尿路结石、肾盂肾炎、前列腺炎、膀胱癌等见有尿痛、尿短赤、烦躁不安者。多合用猪苓汤。

4. 温热病

栀子豉汤多用于伤寒热病表证未罢，上焦膈中有热，如感冒初期或上呼吸道感染、支气管哮喘、支气管炎、肺炎、咽炎等病后咳嗽气喘、胸闷痛、烦躁、舌咽充血者。作为温热病的常用方，栀子豉汤被后世医家所重视，常以此方加味。王旭高说"此治温邪之的方"，并认为"夫温则宜清宜泄，而叶天士《温热论》未出主方，但云夹风加入薄荷、牛蒡之属，夹湿加入芦根、滑石之流，试思加入何方之内，当知主治不出此方矣！"（《退思集类方歌括》）张骧云经验：治疗热病强调表与透，常用葱豉、栀豉、黑膏等方加减。（《近代中医流派经验选集》）栀子豉汤也用于感冒等发热性疾病后的抑郁现象，如胸闷不乐、胸闷窒塞感、疲乏感、食欲不振、睡眠障碍者。"用仲景栀子豉汤解其陈腐郁热"（《临证指南医案》）。

五、方证鉴别

本方与黄连阿胶汤

两方均能除烦助眠。但本方证烦在胸膈，局部症状明显；黄连阿胶汤证烦在心中，精神症状明显。

六、参考用量

生山栀 15g，豆豉 20g。以水 600mL，煎取汤液 300mL，分 2～3 次温服。

加甘草，名栀子甘草豉汤。主治心中懊恼而急迫者，如烦躁不安、腹肌紧张、哭泣不断者。加生姜，名栀子生姜豉汤。主治心中懊恼而呕，如恶心、呕吐、胃内有水声、舌苔白滑者。

第二节　栀子厚朴汤

栀子厚朴汤是经典的除烦方，传统的清热理气方，具有除烦热、消腹胀、通大便的功效。栀子厚朴汤证以烦热、胸闷、腹胀为特征，多用于精神心理疾病、消化道疾病。

一、经典配方

栀子十四枚，厚朴四两，积实四枚。上三味，以水三升半，煮取一升

半，去滓，分二服。温进一服，得吐者，止后服。（《伤寒论》）

二、经典方证

伤寒下后，心烦、腹满、卧起不安者，栀子厚朴汤主之。（79）

1. 心烦

这是栀子证。多见烦热，胸中窒闷有堵塞感，或有灼热疼痛。

2. 腹满

这是厚朴枳实证。表现为腹胀腹痛：腹胀多有气，腹部叩之有鼓声；腹痛，多为全腹部胀痛，按之腹部充实。大多伴有食欲不振、嗳气。此等腹满不同于大承气汤证。"下后"，按之腹满非燥屎及宿食，而是积气所致，因此用厚朴而不用硝黄。

3. 卧起不安

此处提示心烦腹满的程度，已经让患者无法安睡，起坐不安。腹满严重时导致膈肌上抬，影响呼吸，平卧时更是难以呼吸，因此需要起来走动。腹满并不因为起立走动而缓解，提示腹满较为顽固。

与栀子豉汤证相比，本方证的消化道症状比较突出，临床多见腹胀、食欲不振、便秘等。传统解释有"邪气壅于心腹之间"（尤怡）、"热与气结，壅于胸腹之间"（吴谦）、"表邪有内陷化热之机"（李培生主编《伤寒论讲义》）等。

三、适用人群

本方适用于腹胀便秘、食欲不振、舌苔厚腻者。樊天徒："凡用到厚朴的患者，其舌多呈厚腻苔。……假使心烦舌红而苔不厚腻，纵有胀满症，亦不得轻易用厚朴。"(《伤寒论方解》)

四、适用病症

本方适用于栀子豉汤主治疾病中见胸闷烦躁、腹胀满、舌苔厚腻者。如以咳喘、胸闷、痰黄为表现的支气管炎、支气管哮喘、支气管扩张等，可与大柴胡汤、小柴胡汤等同用。抑郁症、焦虑症、强迫症、精神分裂症、更年期综合征等情志病，可与柴胡加龙骨牡蛎汤、半夏厚朴汤等同用。

五、方证鉴别

1. 本方与小承气汤

两方均能治疗腹胀满。但本方证以心烦为主，小承气汤证以燥屎便秘为主。本方舌尖红，彼方舌苔焦黄。

2. 本方与半夏厚朴汤

两方均能治疗腹胀满。但本方证有明显的心烦失眠，多舌尖红；半夏厚朴汤证有明显的痰多，咽喉有异物感。

六、参考用量

　　山栀子 15g，厚朴 15g，枳壳 15g。以水 600mL，煮取汤液 300mL，分 2 次温服。

第三节　栀子柏皮汤 ————————————

　　栀子柏皮汤是经典的退黄方，传统的清热利湿方，具有退黄疸、除身热的功效。栀子柏皮汤证以身体发黄、发热为表现特征，临床多用于身热烦躁、目赤红肿或分泌物多而发黄为特征的疾病。

一、经典配方

　　肥栀子十五个（擘），甘草一两（炙），黄柏二两。上三味，以水四升，煮取一升半，去滓，分温再服。（《伤寒论》）

二、经典方证

　　伤寒身黄发热者，栀子柏皮汤主之（261）

1. 伤寒

此提示本方多用于发热性、传染性疾病。

2. 身黄

此即皮肤发黄。《寒温条辨》用本方加茵陈，治伤寒，湿热郁于肌表，身热发黄者。《云岐子保命集论类要》用本方加大黄，治燥热发黄。《玉机微义》用本方加黄连，去甘草，治身热不去、大便利而烦热身黄者。这些都与身黄有关。但本方的发黄，也包括身体的分泌物发黄，如皮肤脓疮流水、女性带下发黄、鼻涕浓稠、小便黄短等。

3. 发热

"发热"一词，在"身黄"之后，是提示发热是黄疸病中的发热，与麻黄汤证、桂枝汤证的发热有别。这种发热，没有无汗身体痛，也没有自汗恶风，而表现为烦躁、口干、怕热、头微汗出、小便黄、热疮、湿疹等。这就是后世所谓的"湿热"。

关于本方证的传统解释有"诸蕴热之专方"（莫枚士）、"肝胆胃肠肾脏膀胱等脏器蓄热"（樊天徒）、"外无可汗之表证，内无可下之里证"（吴谦）等。

三、适用人群

1. 面油光亮

体格壮实，面有油光，身热，多汗，烦躁。

2. 分泌物发黄量大

或黄疸，或黄汗，或尿黄，或分泌物发黄，女性多有黄带淋漓，男性脚气多汗；或皮肤瘙痒，发红，流黄水；或身体发热，或关节红肿热痛者。

3. 舌苔黄腻

舌红，苔黄或厚腻。

四、适用病症

推荐病症符合上述人群特征者使用本方。此外，本方多合方使用。

1. 皮肤病

本方适用于以皮肤渗液为表现的皮肤病，如湿疹、皮炎、脓疱疮、毛囊炎、各种真菌感染、性病、疖、丹毒等，多合麻黄连翘赤小豆汤。

2. 肝胆病

本方适用于以黄疸为表现的肝胆疾病，如急性肝炎、胆道感染等，多配合茵陈蒿汤、大柴胡汤等。

3. 五官科炎症

本方适用于以局部充血、分泌物黄黏为表现的五官科疾病，如结膜炎、角膜炎、麦粒肿、睑缘炎、虹膜炎、鼻窦炎、慢性鼻炎、中耳炎等。

4. 生殖道、泌尿道炎症

本方适用于以身体下部感染为表现的疾病，如宫颈糜烂、盆腔炎、阴道炎、膀胱炎、尿路感染等，多合猪苓汤。

5. 关节炎

本方适用于以关节肿痛为表现的疾病，如类风湿关节炎、痛风性关节炎等，多合小柴胡汤。

五、参考用量

栀子 15g，黄柏 10g，炙甘草 5g。以水 500mL，煮取汤液 200mL，分 2 次温服。

第四节　茵陈蒿汤 ──────────────────

茵陈蒿汤是经典的退黄方，传统的清热利湿方，具有退黄疸、通大便、止肤痒等功效。茵陈蒿汤证以身黄鲜明如橘子色、寒热不食、小便色黄短少、腹满、舌红苔黄腻为特征，多用于肝胆病、血液病、皮肤病等。

一、经典配方

茵陈蒿六两，栀子十四枚，大黄二两。上三味，以水一斗，先煮茵陈，减六升，内二味，煮取三升，去滓，分温三服。(《伤寒论》《金匮要略》)

二、经典方证

但头汗出，身无汗，剂颈而还，小便不利，渴引水浆者，此为瘀热在里，身必发黄，茵陈蒿汤主之。(236)

伤寒七八日，身黄如橘子色，小便不利，腹微满者，茵陈蒿汤主之。(260)

谷疸之为病，寒热不食，食即头眩，心胸不安，久久发黄，为谷疸，茵陈蒿汤主之。（十五）

从原文推测，茵陈蒿汤所主应该属于黄疸型肝炎。"伤寒七八日"出现发黄，这与急性肝炎的黄疸前期日期相仿。皮肤发黄，巩膜发黄，其色鲜明如橘子色：呈现金黄色或橘黄色者多为肝炎所致的黄疸。"寒热"：急性肝炎的黄疸前期有畏寒、发热、乏力、食欲不振、恶心、厌油、腹部不适、肝区痛、尿色逐渐加深，本期持续平均5～7天。"不食"：为肝炎常见症状，食欲不振，或厌食油腻，伴有腹胀，所谓的"腹微满"不是轻微的腹满，而是患者感到腹满，但没有胀满的表现，推测应该是轻度腹水的表现。《备急千金要方》录"茵陈丸"：茵陈、大黄、栀子、石膏、通草、桂心、半夏、天冬，捣碎和蜜为丸。除治疗身黄与酒疸之外，另可治"气淋胪胀腹大"，可能是肝病后期出现的腹水。

不过，后世应用也不必拘于病毒性肝炎一种疾病，其发黄也可理解为体液发黄，如汗黄、脓疱、皮肤渗出液发黄、尿液黄红等。其小便不利，即小便量少、尿色赤黄、下肢浮肿，甚至腹腔积液等。这不仅是肝病的表现之一，也表示一种体质状态。传统解释有"热甚于胃，津液内瘀结为黄"（许宏）、"阳明发黄"（钱璜）等。

三、适用人群

身目黄染色鲜明，黄红隐隐，色如橘皮。发热或身热烦躁，口干，头汗多，小便黄赤，睡眠障碍。腹胀便秘，不欲食，厌食油腻。舌红苔厚，脉滑数。

四、适用病症

1. 肝病

本方适用于急性病毒性肝炎、慢性乙型肝炎、肝硬化、非酒精性脂肪性肝病、药物性肝损伤、妊娠期肝内胆汁淤积症等见黄色鲜明、舌红苔黄者，多合用五苓散等。

2. 胆道疾病

本方适用于胰腺炎、胆道感染、胆石症、胆道蛔虫、慢性胆囊炎、结石性胆囊炎、梗阻性黄疸等患者，多合用大柴胡汤、大承气汤等。黯黄色或黄绿色者，常见于长期阻塞性黄疸。

3. 皮肤病

本方适用于以皮肤瘙痒为表现的疾病，如荨麻疹、湿疹、痤疮、带状疱疹、酒渣鼻等患者。皮肤瘙痒剧烈，伴有出黄汗、腹胀、小便黄赤者适用，通常合用麻黄连翘赤小豆汤。《太平圣惠方》"茵陈散"以茵陈、川大黄、栀子仁、玄参、生甘草捣散，用于治疗热病发斑。

4. 代谢病

本方适用于以便秘、多汗、肥胖为表现的疾病，如2型糖尿病、单纯性肥胖、高脂血症等，多合用五苓散等。

五、方证鉴别

本方与栀子柏皮汤

两方均能治疗发黄。本方治疗肝胆病的黄疸发热，栀子柏皮汤治疗皮肤渗液发黄；本方可用于腹胀便秘，栀子柏皮汤可用于关节肿痛。

六、参考用量

茵陈蒿 30g，栀子 15g，制大黄 10g。以水 800mL，煮取汤液 300mL，分 2～3 次温服。

茵陈所用，古今有别。如今用茵陈是早春二三月采收幼苗。而《名医别录》是"五月及立秋采，阴干"，《吴普本草》是"十一月采"，显然用的是老茎叶。日本如今仍然使用结了花实的茵陈老蒿。

第五章

大黄类方

大黄类方是以大黄为主要药物的一组处方。大黄主治痛而闭、烦而热、脉滑实者，兼治心下痞、吐血衄血、经水不利、黄疸、呕吐、痈疽疔疮等。无论是外感热病，还是内伤杂病，均有应用的机会。大黄类方中代表性的有大承气汤、桃核承气汤、泻心汤、大黄䗪虫丸、大黄附子汤、温脾汤等。

第一节　大承气汤

大承气汤是经典的阳明病方，传统的峻下热结方，具有通大便、除腹满、除谵语的功效。大承气汤证多见于急性传染病的极期或危重外伤后，也见于以脘痞、腹满、舌燥、便秘、神昏为特征的多种内伤杂病。

一、经典配方

大黄四两，厚朴半斤，枳实五枚，芒硝三合。上四味，以水一斗，先煮二物（厚朴、枳实），取五升，去滓；内大黄，更煮取二升，去滓；内芒硝，更上微火一二沸，分温再服。得下，余勿服。（《伤寒论》《金匮要略》）

二、经典方证

伤寒若吐若下后，不解，不大便五六日，上至十余日，日晡所发潮热，不恶寒，独语如见鬼状。若剧者，发则不识人，循衣摸床，惕而不安，微喘直视……微者，但发热谵语者。（212）。

伤寒六七日，目中不了了，睛不和，无表里证，大便难，身微热者。（252）

阳明病，发热汗多者。（253）

阳明少阳合病，必下利……脉滑而数者。（256）

阳明病，谵语有潮热，反不能食者，胃中必有燥屎五六枚也。（215）

阳明病，下之，心中懊恼而烦，胃中有燥屎者。（238）

阳明病，潮热，大便微硬者。（209）

阳明病脉迟，虽汗出，不恶寒者，其身必重，短气腹满而喘，有潮热者，此外欲解，可攻里也。手足濈然汗出者，此大便已硬也，大承气汤主之。（208）

二阳并病，太阳证罢，但发潮热，手足漐漐汗出，大便难而谵语者。（220）

少阴病，得之二三日，口燥咽干者。（320）

少阴病，自利清水，色纯青，心下必痛，口干燥者。（321）

大下后，六七日不大便，烦不解，腹满痛者。（241）

病人小便不利，大便乍难乍易，时有微热，喘冒不能卧者。（242）

发汗不解，腹满痛者。（254）

汗出，谵语者。（217）

腹满不减，减不足言。（255）

腹胀不大便者。（322）

不大便六七日，头痛有热者。（56）

痉为病，胸满口噤，卧不着席，脚挛急，必龂齿。（二）

脉数而滑者。（十）

下利不饮食者。（十）

下利，三部脉皆平，按之心下坚者。（十七）

下利，脉迟而滑者。（十七）

下利，脉反滑者。（十七）

下利已差，至其年月日时复发者。（十七）

病解能食，七八日更发热者。（二十一）

产后七八日，无太阳证，少腹坚痛，此恶露不尽。不大便，烦躁发热，切脉微实，再倍发热，日晡时烦躁者。（二十一）

1. 腹满痛

全腹部胀满疼痛，尤其以脐部为中心的硬满充实隆起。古人常用"形如覆瓦"来形容，或者如充足气的胶皮轮胎。用手按压有明显的抵抗感及肌卫现象，患者拒绝按压；或腹部按压有块状物。甚至经过泻下以后，腹满的程度并没有得到完全缓解。虽有腹痛，但通常没有反跳痛。反跳痛提示腹膜炎，当使用陷胸汤而非大承气汤。

2. 不大便

大便秘结，常常有数日不解者，或五六日或六七日，而且放屁极为臭秽；或有腹泻，泻下物为稀水或黏液便，臭秽异常；服用大承气汤后下粪便坚硬如石或大量黑色黏臭便。大承气汤虽属攻下剂，但不拘泥于大便干结，有的患者可以泻下稀水甚至黏液，所谓"自利清水""必下利"，但并不影响用本方。关键是腹痛拒按，或腹部高度胀满。"自利清水，色纯青"，其机理是粪便嵌塞在直肠所致。在嵌塞周围流出水样黏液及粪便物质，酷似腹泻，可伴有痛性痉挛及里急后重。

3. 谵语

此为精神症状，多伴有昏睡或昏迷，说胡话，如"独语如见鬼状""不识人""目中不了了"，或烦躁不安，或头剧痛。谵语是神志改变的轻度类型，为感染毒素刺激导致脑功能异常的结果。

4. 发热汗多

此为全身症状之一。发热持续不退，或如潮水时起时落，所谓的潮热；发热的同时伴有大量汗出。

"有潮热，手足濈然汗出者"，可知潮热是四肢末梢均有汗出，提示发热为全身性，汗出范围广，且热不因汗出而解，这是与太阳病的区别。涨潮与退潮时间基本固定，因此，潮热按时发热时间相对固定，多见于下午"日晡时"。

5. 脉滑而数

此提示体温增高、发热，心率快；或脉数而软者，多与血压下降有关。大承气汤证是肠管充实状态而体质不虚者，多伴有高血容量状态，因此，脉象不应该是软的。脉滑是血容量旺盛，脉数是有热，此为全身代谢亢进，如此才能经得起峻泻。或脉沉有力者。脉象有力常常是古代医家识别大承气汤证的关键。

6. 口干燥

张仲景的描述比较简略，后世对大承气汤舌证的补充更为细致。表现为：①舌苔焦黄：舌苔黄厚而干燥，或腻浊，或者焦黑如锅巴状；②舌红芒刺：舌面可见充血的舌乳头，舌体中间可见裂纹。这种舌苔也提示一种里实热的状态，本质与脱水有关，也是一种用药的时机。

《伤寒论》中大承气汤的条文较多，反映出本方在发热性疾病过程中有较大的应用价值和机会。原文对本方应用指征的描述比较明确，特征性的腹证、脉证、舌证被后世验证确认。关于本方证的病机，传统解释有"伤寒阳邪入里，痞满燥实坚全俱者"（吴崑）、"六淫之入里也，无形之邪，必依有形之物以为固结……即夹胃中之滓秽，互相团结，而成可下证"（张秉成）、"伤寒阳明腑证，热邪入里"（王旭高）、"诸积热结于里而成痞满燥实者"（吴谦）等。前人以"痞""满""燥""实"四字来概括大承气汤主治是比较公认的。痞，作痞闷闭塞解，是枳实的主治。满，是充满、胀满的意思，提示肠中有宿食积滞，是厚朴的主治。燥，是肠内有燥屎并口干舌燥的表现，是芒硝的主治。实，作肠内充实解，有腹部的拒按、疼痛、抵抗，是大黄的主治。"痞""满""燥""实"俱全，方能使用本方。其病理基础与炎症、过度免疫反应、微循环障碍、胃肠功能障碍等有关。全身性炎症综合征导致高代谢状态，且以肠管功能障碍为突出表现，导致脑功能异常。

三、适用人群

本方适用人群以全腹部高度胀满为临床特征。大多出现在急腹症、发热性感染性疾病的极期、精神神经系统疾病等过程中。其人脉舌有特异性，腹证必见。

1. 面垢油腻、烦躁、谵语

面垢，昏睡或昏迷，说胡话或烦躁不安，其病势多危重。或躁狂，或彻夜不眠，或心中懊侬而烦。

2. 全腹部高度膨隆

全腹部高度胀满，闻及肠鸣音或金属声，用手按压有明显的抵抗感及肌卫现象。或按压腹部疼痛坚硬，腹中累累如卵石。

3. 便秘，不大便多日

大便秘结，有数日不解者，放屁极为臭秽；或泻下物臭秽稀水或黏液便。

4. 舌红苔黄厚干燥

舌红起芒刺或裂纹，舌苔黄厚而干燥，或腻浊，或者焦黑如锅巴状者。

5. 脉滑数

脉象沉实有力，或滑数，或脉数而软。体温增高，发热，心率快。

孕妇忌用或禁用本方。高龄老人、瘦人也可用大承气汤，关键是腹痛便秘，但要中病即止。

四、适用病症

以腹部高度胀满疼痛、大便不通、烦躁或神志不清为表现的疾病，可以考虑使用本方。

1. 肠梗阻

肠梗阻的痛、胀、呕、闭四大特点与大承气汤证极为相似。大承气汤对粘连型肠梗阻、麻痹性肠梗阻、蛔虫性肠梗阻、粪石性肠梗阻、动力型肠梗阻疗效较好。对绞窄性肠梗阻、肠扭转、肠套叠、内疝、肿瘤及粘连严重者疗效差。大承气汤加桃仁、赤芍、莱菔子，为复方大承气汤，是我国 20 世纪 70 年代治疗肠梗阻的新方之一。服用大承气汤后的有效案例，大多一泻即安。服大承气汤后禁食。平素便秘者，芒硝用量要大到 20 ～ 30g。

2. 重症急性胰腺炎

重症急性胰腺炎是一种病情险恶、并发症多、病死率较高的急腹症。本病的临床表现以剧烈腹痛、恶心呕吐、黄疸、发热多见，重症常发生低血压或休克，并可发展为急性呼吸窘迫综合征。如并发胰性脑病，表现为反应迟钝、谵妄，甚至昏迷。此病与大承气汤证高度符合，通常可以与大柴胡汤合用。

3. 热性脑病

本方适用于病毒性脑炎、中枢神经感染性疾病、中毒性脑病、感染性精神障碍等患者。有报道，用大承气汤加味治疗肝昏迷收效。随着大便的通畅，患者神志逐渐清醒，其他如发热、腹胀、食欲不振、黄疸等症状也随之改善。这可能与减少了氨及其他毒素的产生和吸收有关。

4. 精神病

本方适用于躁狂抑郁性精神病、精神分裂症、阿尔茨海默病等见躁狂不安或思维迟钝、健忘、昏睡、谵语者。其人大便秘结，舌苔厚腻。服本方以后，大多腹泻，然后症状缓解。此外，大承气汤对严重的头痛失眠，如有便秘、舌红苔黄厚者，也有效果。

5. 眼病

"伤寒六七日，目中不了了，睛不和"（252），提示大承气汤也能治疗视力下降的疾病。黎庇留曾经用大承气汤治愈1例少年发热、腹痛并双目紧闭，令开目而视之，但见白睛，黑睛全无。他认为是"阳明悍气之病也"，数小时内连服大承气汤四五剂，下黑粪如泥浆一大盆，病情方转危为安（《黎庇留医案》）。赵明锐治疗一位青年重感冒后遗留视力不佳、口干舌燥、大便干燥、脉大而实，用大承气汤两剂而愈（《经方发挥》）。日本还有用大承气汤治疗 Fisher 综合征有效的报道。Fisher 综合征是一种与

感染相关，自身免疫介导，以眼部症状为主要表现的神经系统疾病。[日本东洋医学杂志，2001，52（2）：217-221]

6. 肥人漏下

大塚敬节治疗一肥胖妇人月经淋漓半个月，视其腹部胀满，脉充实，与大承气汤，出血量多如流产，3日后月经停止（《临床应用汉方处方解说》）。提示大承气汤可以用于治疗多囊卵巢综合征、功能性子宫出血等。

五、参考用量

生大黄20g，厚朴30g，枳实20g，枳壳30g，芒硝10g。以水1000mL，先煮枳实、枳壳、厚朴，取汤液500mL；入大黄，再煎煮取汤液300～400mL，将芒硝倒入，搅至融化，分2次温服。大便畅通后停服。

大承气汤服用注意：①只能服用头煎。如再次煎煮，汤液会变得苦涩，不利于排便。②必须空腹服用。服后1小时内不宜进食，否则，影响泻下效果。③中病即止，不可久服。

第二节　桃核承气汤

桃核承气汤是经典的蓄血病方，传统的泻下逐瘀方，具有治狂乱、下瘀血、通大便等功效。桃核承气汤证以少腹急结、其人如狂为表现特征，多见于泌尿生殖系统疾病和精神心理疾病。

一、经典配方

桃仁五十个，大黄四两，桂枝二两，炙甘草二两，芒硝二两。上五味，以水七升，煮取二升半，去滓，内芒硝，更上火微沸。下火，先食温服五合，日三服，当微利。（《伤寒论》）

二、经典方证

太阳病不解，热结膀胱，其人如狂，血自下，下者愈。其外不解者，尚未可攻，当先解其外。外解已，但少腹急结者，乃可攻之，宜桃核承气汤。（106）

1. 少腹急结

少腹，指下腹部。急，不适感，如疼痛、胀满、痉挛，按压腹肌硬。结，结节、包块。少腹急结，即指下腹部，特别是脐两侧有疼痛、胀痛等，医生以手按压下腹部，可见压痛，局部有包块或条状物。

2. 其人如狂

此指狂躁不安，头痛、头昏、失眠，情绪激动，甚至精神错乱；记忆力下降、注意力不集中等。特别是经前狂乱者，更应考虑。

3. 血自下

"血自下，下者愈"，提示自动下血，即肠道出血或阴道的出血，为疾病向愈的征兆。服本方以后，可有女性月经通顺，或痔疮少量出血现象。

经典的桃核承气汤方证突出了患者的精神状态以及腹证的描述，提示本方的应用重视整体状态，而下腹部的出血是取效的表现。这种状态，传统解释有"破瘀逐血之剂"(尤怡)、"太阳经邪热不解，随经入府，为热结膀胱"(成无己)、"邪热与瘀血蓄于下焦"(李培生主编《伤寒论讲义》)等。这是一种下腹部有瘀血，而上半身处在一种气血上冲的状态。

三、适用人群

本方证以其人如狂、少腹急结为临床特征。感染、外伤、月经不调、精神创伤等，可以成为诱发因素。腹征明显，但同时伴见头面部症状多。

1. 体格壮实、面黯红

体格壮实，面色黯红有光泽；唇黯红或紫黑，舌质黯红或紫；或麦粒肿、痤疮、毛囊炎等，或眼睛充血或翼状胬肉。

2. 狂躁不安

眼睛有神，声音高亢；狂躁不安，或神志不清，或记忆力下降，或注意力不集中；失眠、头痛、眩晕、耳鸣、心悸等；特别是经前狂乱者，更应考虑。

3. 下腹充实疼痛便秘

下腹部充实，两少腹压痛，特别是左下腹部可有较明显压痛，或触及包块。大多便秘干结难解，或有痔疮、肛裂等。

4. 闭经或过期不至

女性有月经来而不畅，色黑有血块。或过期不至，或闭经。经期症状加重。产妇或胎盘不下，恶露不止。

四、适用病症

以狂躁、剧烈头痛、下腹部疼痛便秘为表现的疾病，可以考虑本方证。多见于感染性发热性疾病、泌尿生殖系统疾病、精神心理疾病、五官科疾病等。

1. 精神心理疾病

本方适用于精神分裂症、抑郁症、躁狂症、老年性精神障碍、神经症、经前紧张症等，多见便秘或少腹痛、女性月经不畅或经前病重者。便秘者最为适合，常常一泻而安。单用本方，或合柴胡加龙骨牡蛎汤、桂枝茯苓丸等。

2. 妇产科疾病

本方适用于难产、产后恶露不止、胎盘残留、阴道血肿等伴有烦躁不安、便秘、下腹部疼痛者。《伤寒总病论》记载桃核承气汤治产后恶露不下，喘胀欲死，服之十瘥十。《皇汉医学》记载，产后恶露滞涩，脐腹大痛，手不可近者，服桃核承气汤二三次即愈。但月经不调类疾病，如多囊卵巢综合征、痛经等也有应用机会。多囊卵巢综合征见多毛、大便干结、月经不调、小腹膨隆者，本方合桂枝茯苓丸，加麻黄、怀牛膝。

3. 瘀热便秘

本方适用于便秘干结，小腹部压痛或无法坐下，烦躁不安，面黯红者多见，如习惯性便秘、肛肠病、糖尿病、帕金森病、脑梗死、认知症等引起的便秘者。本方能通便，改善睡眠及抑郁状态。

4. 尿道感染

泌尿道感染伴有小腹部疼痛酸胀、按压不适，尿时茎中痛如刀割，并有莫名其状的烦躁、尿血等，合猪苓汤、大柴胡汤等。尾台榕堂说："淋家少腹急结，痛连腰腿，茎中疾痛，小便涓滴不通者，非利水剂所能治也，用桃仁承气汤则二便通利，痛苦立除。小便癃闭，小腹急结而痛者，打仆疼痛，不能转侧，二便闭涩者，亦良。"（《类聚方广义》）《中国内科医鉴》记载肾脏结石病之患者，大多现桃核承气汤、大黄牡丹皮汤之症，用此方有根治肾石之希望。发作时，脉沉弦或紧，腹筋紧张，往往诉便秘者，用本方最适。

5. 流行性出血热、急性肾衰

流行性出血热是由流行性出血热病毒（汉坦病毒）引起的自然疫源性疾病，以发热、出血、充血、低血压休克及肾脏损害为主要临床表现。流行性出血热的发热末期和少尿期，患者可出现颜面浮肿、咯血、呕血、衄血、尿血、柏油样便，同时有腹痛，尤其以下腹部更为明显。此期常发生急性肾功能不全合并弥散性血管内凝血。杨麦青经验，此时用桃核承气汤后，病情很快缓解，顺利进入多尿期。（《伤寒论现代临床研究》）

6. 皮肤病

病情顽固，皮损紫黯、增厚、干燥、脱屑者适用。如银屑病、顽固性湿疹、荨麻疹、痤疮、鹅掌风等。

7. 男科病

本方适用于前列腺炎、睾丸炎、精索静脉曲张等见局部肿痛连及腹股沟、少腹、少腹部拘急压痛及大便不畅者，多合桂枝茯苓丸。

8. 五官科疾病

凡面部黯红者，均可使用。《张氏医通》记载，龋齿数十年不愈，当作阳明蓄血治，桃核承气汤为细末，蜜丸如梧桐子大服之。《皇汉医学》记载："龋齿、龈疽、牙疳、骨槽，诸齿痛难堪者，余用之屡效。盖属血气冲逆者多故也。"这里所说的难堪者，即疼痛难以忍受，烦躁不安的意思。除牙病外，翼状胬肉、麦粒肿、毛囊炎、痤疮、酒糟鼻等也有应用的机会。

9. 肩关节炎

本病俗称"五十肩"，用常规治疗无效，体格壮实，面黯红，大便干结者适用本方。赵明锐经验："凡遇此病，即以此汤投之，大部分患者在短时间内能够治愈。疗效既速，药价又廉，应当广泛运用。"（《经方发挥》）临床还可合用桂枝茯苓丸等。

10. 头痛

本方适用于如外伤性头痛、开颅手术后、脑挫伤、脑震荡后遗症、蛛网膜下腔出血、顽固性偏头痛、三叉神经痛等。其人头痛难忍，日夜不安，或情绪激动等。

五、方证鉴别

1. 本方与大承气汤

本方与大承气汤证均有大便不通。但大承气汤证以满腹胀痛为特征，而桃核承气汤证以精神症状或月经不调为特征，且腹满腹痛的范围比较局限。

2. 本方与桂枝茯苓丸

两方证均有下腹部充实腹痛、其人如狂等，但本方证程度重于桂枝茯苓丸。本方用于热病及急症多，桂枝茯苓丸用于慢病杂症多。病势之缓急有别。

六、参考用量

桃仁 15g，制大黄 15g，桂枝 15g，炙甘草 5g，芒硝 10g。以水 700mL，煮取汤液 250mL，冲入芒硝，分 2～3 次温服，以泻下为度。

本汤宜空腹服用。仲景条文提出"先食温服"，可以迅速发挥逐瘀下行之力。服本方可能出现下体出血，如月经来潮，或经量变多，或者便血，特别是有痔疮的患者，宜预先告知其可能。有凝血机制障碍者，月经量过多者，慎用本方。

第三节　泻心汤

泻心汤是经典的止血方，有清热泻火、除痞、通便等功效。泻心汤证以出血、心烦悸、心下痞为特征，多见于感染性发热性疾病、血液病、心脑血管疾病、消化系统疾病、精神心理疾病等。

一、经典配方

大黄二两，黄连一两，黄芩一两。上三味，以水三升，煮取一升，顿服之。（《金匮要略》《伤寒论》）

二、经典方证

心气不足，吐血衄血，泻心汤主之。（十六）

妇人吐涎沫，医反下之，心下即痞，当先治其吐涎沫，小青龙汤主之。涎沫止，乃治痞，泻心汤主之。（二十二）

心下痞而复恶寒，汗出者，附子泻心汤主之。（155）

1. 吐血衄血

以身体上部的出血为主，如咳血、吐血、鼻衄、肌衄等，有出血倾向者也应考虑。"余治吐血，诸药不止者，用《金匮》泻心汤百试百效。"（陈修园）张锡纯说："吐血，非因寒凉者，此方服之，无不立愈。且愈后而瘀血全消，更无他患，真良方也。"（《医学衷中参西录》）

2. 心气不足

"夫心气者，即精神之意；不定者，变动无常之义也。故心气不定者，精神不安之谓。"（汤本求真《皇汉医学》）"不定者，烦悸之谓也。"（吉益东洞《药征》）提示本方适应者多有烦躁不安、抑郁、焦虑、狂乱等精神症状。另据敦煌遗书《辅行诀脏腑用药法要》记载："治胸腹支满，心中跳动不安者方。黄连、黄芩、大黄各三两。"心气不足，也指心动过速、心悸亢进、脐跳等。

3. 心下痞

此为上腹部的不适感，如饱胀感、烧灼感、隐痛、食欲不振，或疼痛，或嘈杂等症，提示上消化道处在充血的状态。

泻心汤历史悠久，莫枚士说"此方伊尹名三黄汤，仓公名火齐汤"（《经方例释》），后世的加味方也很多，应用指征也有增加，但上述的经典方证是最古老也是最值得重视的。本方证的传统解释有"血为热迫而妄行不止"（尤怡）等。推测其病理基础与黏膜充血、血黏度增高、凝血机制障碍、炎症因子、代谢紊乱等相关，上部出血且头面部呈现充血状态伴精神不安者是其方证本质。

三、适用人群

本方证以出血、面红油光、脉滑数为临床特征，多见于高血压、高血糖、肥胖以及血液病患者，成人多见。

1. 面红油亮、唇红苔黄

体型壮实，营养状况良好；面色潮红有油光，头发粗黑油亮，头皮油多；唇红舌红，舌苔黄腻。

2. 烦躁不安

易胸闷烦躁，易焦虑抑郁；易身热，易失眠；情绪激动，经常发脾气。

3. 易出血上火

易鼻衄、齿衄、吐血、皮下出血；易头面及皮肤化脓感染。或头痛头晕，或血压高，或颅内出血，或便秘便血。

4. 脉数、心悸、脐跳

心慌心悸，心动过速，脉滑数，腹主动脉搏动感明显。

面色萎黄、食欲不振、腹泻者及体质虚寒者忌用。

四、适用病症

以出血、心烦悸、心下痞为表现的病症，可以考虑使用本方。多见于感染性发热性疾病、血液病、心脑血管疾病、消化系统疾病、精神心理疾病、口腔黏膜病等。根据疾病与个体的不同，本方也多合方。

1. 高血压病

泻心汤改善血液高凝状态，防止脑卒中，治疗颅内出血，如《松原家藏方》记载："泻心汤治卒倒，人事不知，心下痞坚，疾喘急迫者。"中风昏迷、蛛网膜下腔出血、脑出血等致昏迷者，用泻心汤鼻饲，有利于患者的苏醒，并防止应激性溃疡出血。可以单独使用，或与大柴胡汤、柴胡加龙骨牡蛎汤、黄连解毒汤、桂枝茯苓丸等合用。尤其适用于高血压性脑病及高血压危象患者。

2. 血小板疾病

这是因血小板量或质的缺陷而引起的出血性疾病，如血小板减少症、血小板增多症、血小板功能缺陷病、特发性血小板减少性紫癜、继发性血小板减少性紫癜，大多伴有出血。泻心汤有止血、升高血小板等功效。临床有用原方者，也有合用黄连解毒汤、黄连阿胶汤、四逆汤者。

3. 胃肠病

本方适用于胃及食管反流、胃炎、胃溃疡等久治不愈或有出血者。如其人多体格壮实，肤色黝黑或黄黯。食欲旺盛但易于腹胀、腹泻，舌胖大者，可合四逆汤。如痔疮出血，适用于血色鲜红，有时呈喷射状出血，伴有肛门疼痛、肿胀，大便干结，颜面发热而红，烦躁，舌质红苔黄腻者，临床可合用黄芩汤。

4. 口腔糜烂

本方适用于扁平苔藓、良性黏膜类天疱疮、口腔复发性溃疡等见局部黏膜充血、糜烂、疼痛及口干、口苦、口臭、便秘、肛门灼热疼痛者。临床多加栀子、黄柏、甘草，其中甘草应该重用。

5. 情志病

本方适用于躁狂抑郁性精神病、精神分裂症、神经症等见头昏、头晕、头痛、易亢奋、焦虑不安、失眠、便秘、月经不调、舌红苔黄者。

6. 痤疮

本方适用于面部油亮，疮体高突红痛，疮头黄脓，多伴有便秘、口中异味、失眠、情绪不稳定者。

7. 子宫出血

本方适用于如功能性子宫出血、盆腔炎、子宫内膜增生出血、子宫肌瘤月经过多等患者。血量大，合黄连解毒汤，或加生地黄。

五、方证鉴别

本方与大承气汤、桃核承气汤

大承气汤是下燥屎，桃核承气汤是下瘀血，本方是泻火气。所以，本方证强调出血、烦悸、心下痞等临床表现。

六、参考用量

生大黄 10g，黄连 5g，黄芩 10g，沸水泡服，日分 3 ～ 5 次服用。

本方三味药的用量比例可适当调整。出血重用黄芩，便秘重用生大黄，烦躁不眠、口苦口干重用黄连。本方有泻下作用，通常以大便不超过日三次为度。如腹泻严重，可以减量或停药。此外，本方不宜长期服用，以防大肠黑变。

第四节　大黄䗪虫丸 ─────────────────

大黄䗪虫丸是经典的虚劳病方，传统的祛瘀生新方，具有下干血、清血热的功效。大黄䗪虫丸证以肌肤甲错、两目黯黑、羸瘦为特征，多见于妇科疾病、血栓性疾病、皮肤病等。

一、经典配方

大黄十分（蒸），黄芩二两，甘草三两，桃仁一升，杏仁一升，芍药四两，干地黄十两，干漆一两，虻虫一升，水蛭百枚，蛴螬一升，䗪虫半升。上十二味，末之，炼蜜和丸如小豆大。酒饮服五丸，日三服。（《金匮要略》）

二、经典方证

五劳虚极，羸瘦，腹满，不能饮食，食伤、忧伤、饮伤、房室伤、饥伤、劳伤、经络荣卫气伤，内有干血，肌肤甲错，两目黯黑。缓中补虚，大黄䗪虫丸主之。（六）

1. 五劳

《素问·宣明五气》："久视伤血，久卧伤气，久坐伤肉，久立伤骨，久行伤筋。""食伤、忧伤、饮伤、房室伤、饥伤、劳伤、经络荣卫气伤。"后世所谓的七伤，均是古人所认为的致病因素。

2. 羸瘦

羸瘦，是极度瘦弱。《素问·奇病论》："所谓所损不足者，身羸瘦……"骨瘦如柴，形销骨立，所谓"虚极"，与小建中汤方证相似。患者多形体消瘦，骨骼细长，面色晦黯，两目呈青黯色，但眼睛有神，唇舌黯或黯紫。

3. 腹满不能食

有自觉症状，所谓"病人胸满，唇痿舌青，口燥，但欲嗽水不欲咽，无寒热，脉微大来迟，腹不满，其人言我满，为有瘀血"。（十六）患者烦躁不安，食欲不振。但也有客观指征，《腹证奇览》有"腹满挛急，按之坚痛者，为干血"。《济阴纲目》说："本方治腹胀有形块，按之而痛不移，口不恋食，小便自利，大便黑色，面黄肌削者，血证谛也，此丸与之。"

4. 肌肤甲错，两目黯黑

此即皮肤干燥如鱼鳞交错，或如麸皮，为皮肤营养不良的表现。眼圈发黑或青，或眼白浑浊充血，或皮肤黯黑。此外，口唇周围黯而无华、舌青紫色也是特征，所谓"唇痿舌青"。

5. 内有干血

"干血"，也称为"久瘀败血"。即病程较长、缠绵难治的疑难病证，女子多月经稀发或闭经，或血黑如漆，经来不畅。尾台榕堂用本方治疗"妇人经水不利，渐为心腹胀满、烦热咳嗽、面色煤黄、肌肤干皮细起状如麸片，目中晕黯，或赤涩羞明怕日者。"（《类聚方广义》）适用者月经稀发或闭经，或血黑如漆量少，经来不畅。喻嘉言说"此世俗所称干血痨之良治也"（《医门法律》）。干血痨是传统病名，以闭经、消瘦为特征。

以上几个关键词中，羸瘦、肌肤甲错、两目黯黑最为形象，是对大黄蟅虫丸适用人群体貌体征的形象描述。干血的称谓逼真而形象，也是对本方病机最完美的解释。后世解释有"正气内伤，血脉凝结"（程林）、"虚劳干血"（《金匮要略》新世纪第四版）等。

三、适用人群

本方证以身体羸瘦、肌肤甲错、两目黯黑为特征。"内有干血"是其病理基础，皮肤有特异性。

1. 消瘦面黑，肤如鱼鳞

患者形体消瘦，骨骼细长，面色晦黯或黄黯，两眼圈发黑或青，或眼白浑浊充血。皮肤干燥甚若鱼鳞，或如麸皮，多皮屑，皮损黯黑。

2. 小腹部压痛

小腹部疼痛或有硬块，或按压不适，常有腹胀腹痛，饮食不思。女性大多月经色黑、量少或闭经，小腹部疼痛有硬块。

3. 舌红或紫黯

舌红或红绛，或黯红，或紫黯；口唇周围黯而无华，或黯红。

四、适用病症

以消瘦、腹满不能饮食、皮肤干燥脱屑发黑、闭经为表现的妇科疾病、血栓性疾病、皮肤病等，可以考虑使用本方。此类疾病大多先有内伤，继而血瘀，干血难去，病程长，治疗需要时日。

1. 闭经

本方适用于以消瘦、不思饮食、肌肤干枯甲错为特征的卵巢早衰、多囊卵巢综合征、子宫内膜结核、盆腔包块、结核性盆腔炎、异位妊娠等患者。多见于年轻人，消瘦面黯而神色不衰，但月经不至；少腹或胀痛，或冷痛等。

2. 皮肤病

本方适用于以皮肤干燥、脱屑、发黑、硬结、增生为表现的疾病，如银屑病、皮炎、结节性红斑、局限性硬皮病、痤疮、酒糟鼻、黄褐斑、斑秃、毛囊炎、色素性紫癜性皮肤病、扁平苔藓、鱼鳞病、皮肤黑变病等患者。以皮肤发红、脱屑、大便干结、食欲旺盛者为宜，或合犀角地黄汤。

3. 血栓病

血栓性疾病与周围血管病，如血栓栓塞性肺动脉高压、血栓性脉管炎、血小板增多症、下肢深静脉血栓、静脉曲张并发症等可用本方，或合用桂枝茯苓丸、川芎、丹参等。

4. 肝病

本方适用于以消瘦腹满、不能饮食为表现的疾病，如慢性肝炎、肝硬化、晚期血吸虫性肝病、胆汁淤积。慢性肝病应该是本方主治的首要目标。

5. 厌食症

本方适用于伴有腹部充实、大便秘结、极度消瘦、闭经者。中川故云："神仙病（谓不食也，可能是神经性厌食，日本俗名），世未有得其治者。防州福井驿福田某者，尝遇此疾，考究久之，遂知瘀血，与大黄䗪虫丸，大得其效。尔后每遇此症，必以此治之。"（《金匮要略今释》卷二引《续建殊录》）

五、方证鉴别

本方与桃核承气汤

桃核承气汤证是瘀热互结新成，患者的体力充实，病程较短，故见腹痛、便秘、发狂、发热、舌红等症。治取汤剂，泻下作用比较强烈。大黄䗪虫丸证为干血，病程长，患者羸瘦，故见肌肤甲错、不能饮食、腹满经闭等。治取丸剂，大黄用量较小，且经蒸制，其泻下作用已趋缓和，这里用大黄，主要取其活血化瘀的作用。

六、参考用量

制大黄 5g，黄芩 10g，生甘草 15g，桃仁 15g，杏仁 15g，赤芍 20g，生地黄 50g，干漆 5g，虻虫 10g，蛴螬 10g，䗪虫 10g，水蛭 15g。以水 1200mL，煮取汤液 300mL，分 2～3 次温服。或以上药物共为细末，炼蜜为丸，每次服用 5g，日 1～3 次，用酒送服。

如无虻虫、干漆、蛴螬，可以用地龙、牡丹皮、红花替代。孕妇慎用，经期停服。有出血倾向者慎用。

第五节　大黄附子汤

大黄附子汤为经典的止痛方，具有止腹痛、通大便、祛寒积的功效。大黄附子汤证以身体剧痛、恶寒、便秘、舌苔白为临床特征。

一、经典配方

大黄三两，附子三枚（炮），细辛二两。上三味，以水五升，煮取二升，分温三服。若强人煮取二升半，分温三服。服后如人行四五里，进一服。（《金匮要略》）

二、经典方证

胁下偏痛，发热，其脉紧弦，此寒也。以温药下之，宜大黄附子汤。（十五）

1. 胁下偏痛

胁下，指腋下至腰腹部。偏痛，不是全腹部，而是有明确的部位，疼痛或在左，或在右。偏，还表示程度，有很、最、特别的意思。提示疼痛程度剧烈，所以才有下文的脉紧弦，症状与脉象是一致的。具体而言，有两点强调：①疼痛不拘胁下：应该包括胸腹腰背等躯干部在内，下腹痛为多，胸痛、腰痛、腿痛、头痛、睾丸痛、牙痛等均有。浅田宗伯认为："大黄附子汤主偏痛，然可不拘左右胸下各处。即自胸肋至腰痛者，亦宜用之。"（《勿误药室方函口诀》）②疼痛剧烈：患者或翻滚惨叫，或满头大汗，或无法入睡；疼痛多为阵发性，但发作频繁，其痛如刀割，如针刺。《古方便览》载一男子"年五十余，腹痛数年。先生诊之，心下痞硬，腹中雷鸣。乃作半夏泻心汤上使饮之，未奏效。一日，突然大恶寒战栗，而绞痛两三倍于常。于是更作大黄附子汤，痛顿止，续服数日，病不再发"。可见，大黄附子汤是止痛方。

2. 脉紧弦

此为痛脉，表示疼痛程度较严重。《濒湖脉学》："紧为诸痛主于寒，喘咳风痫吐冷痰，浮紧表寒须发越，紧沉温散自然安。"

"胁下偏痛""脉紧弦"两个关键词，均提示本方证以疼痛为主，从用大黄三两来推测，患者还应有大便不通。发热一词，非必见证，《脉经》中无此记载可见。对本方证的传统解释有"阴寒成聚，偏着一处"（尤怡）、"寒实内结"（陈纪藩主编《金匮要略》）。

三、适用人群

本方适用人群以疼痛为主诉，但体格相对强健，大多有受寒诱因，或冷饮寒食物，或暴受风寒，伴有恶寒、手足厥冷等。舌苔有特异性，便秘常见。

1. 体壮面黯

形体较壮实而精神萎靡，面色灰黯或黯红；发热，或啬啬恶寒，四肢冰冷；脉多沉而有力。

2. 疼痛主诉多

腹痛多见，疼痛剧烈；腹痛或牵及腰腿部，但腹力中等偏软，腹肌拘挛者多。胸痛、腰腿痛、头痛、牙痛、生殖器疼痛等均可见。

3. 便秘

大便数日不解，或大便干结难出，或腹中有水声，或喜温喜按，或喜食辛辣。

4. 舌黯苔白厚

舌质黯，舌苔多白厚或水滑，口渴喜热饮。

四、适用病症

本方一般都用于疼痛重症。普通的疼痛，不宜轻易使用。

1. 寒性腹痛

输尿管结石急性发作、胆囊炎胆结石、肠梗阻、肠粘连、疝气、慢性结肠炎等引起的腹痛，表现为阵发性绞痛、疼痛相对固定者。胁下偏痛及脉紧弦最常见于输尿管结石发作状态，不论部位还是疼痛程度均符合。

2. 神经痛

神经痛是指在没有外界刺激的条件下而感到的疼痛。病变部位可在神经根、神经丛或神经干。疼痛部位比较明确，与"胁下偏痛"的记载相符。本方多用于肋间神经痛、带状疱疹疼痛、偏头痛、三叉神经痛、坐骨神经痛等。一般加白芍、甘草。瘦人与柴胡桂枝汤合用；肥人或糖尿病患者与黄芪桂枝五物汤合用。

3. 痛风性关节炎

本方适用于起病急骤，在数小时之内，受累关节即可出现明显的红肿、热痛，常于夜间发作者。因关节剧痛而醒，关节局部因疼痛不能触摸，活动受限。以足部第一跖趾为最好发部位，其次为手足的其他小关节，以及踝、膝、腕、肘、肩关节，可合用桂枝茯苓丸，或合甘草附子汤。

4. 五官科疾病

本方适用于如龋齿疼痛、牙周脓肿、扁桃体炎、咽部脓肿、麦粒肿、角膜炎、结膜炎等有"寒包火"征象者。近代宁波名医范文虎以本方加味治疗乳蛾见舌苔白，舌质微红者。药用生大黄三钱，细辛三分，淡附子一钱，玄明粉三钱，姜半夏三钱，生甘草一钱。（《近代中医流派经验选集》）

五、方证鉴别

1. 本方与大承气汤

两方均是泻下方，均用于实性便秘腹痛。鉴别如下：①疼痛部位，腹部、全身不同。本方以全身为主，大承气汤以腹部为主。②疼痛性质，痛胀不同。本方证以剧烈的绞痛为主，大承气汤是胀满硬痛为主。③体质状态，寒热不同。本方证为寒性体质，大承气汤证为热性体质。

2. 本方与麻黄附子细辛汤

两方都是止痛方，均用于寒痛。鉴别如下：①病位有表里之别。本方用大黄攻里，彼方用麻黄发表。②痛势轻重之别。本方附子三枚，其证痛势重；彼方炮附子一枚，其证痛势轻。

六、参考用量

大黄 15g，炮附子 30g，北细辛 10g。以水 1500mL，先煎附子 1 小时，再放入细辛、大黄，开盖文火再煎煮 30 ～ 40 分钟，取汤液 300mL，分 2 ～ 3 次温服。

腹痛便秘用生大黄，便秘不严重用制大黄。为保证用药安全，体质强壮者，附子不需久煎，而羸弱人必须久煎。疼痛剧烈时，需要连续给药。张仲景原文"服后如人行四五里，进一服"，推测第 1 次与第 2 次服药间隔大约 30 分钟。

第六节　温脾汤

　　温脾汤是古代的止痛方，传统的温下寒积方，具有止腹痛、通大便、去寒积、提食欲的功效。温脾汤证以脐腹冷痛、大便不通为表现特征，多用于久病、年高、虚弱体质的腹痛便秘。

一、原典配方

　　当归、干姜各三两，附子、人参、芒硝各二两，大黄五两，甘草二两。上七味，㕮咀，以水七升，煮取三升，分服，日三。(《备急千金要方·卷十三·心腹痛》)

二、原文方证

　　治腹痛，脐下绞结，绕脐不止。(《备急千金要方·心腹痛》)
　　伤寒吐后，腹胀满者，与调胃承气汤。(249)
　　阳明病，不吐不下，心烦者，可与调胃承气汤。(207)
　　若欲下之，宜调胃承气汤。(94)

1. 腹痛
　　腹痛特别是环绕脐腹部的绞痛，或伴有腹胀如鼓，或食欲不振等。这是本方证的特征性症状。

2. 不大便
　　《备急千金要方》没有记载，但根据原方组成中有调胃承气汤的组成

（大黄、芒硝、甘草），《伤寒论》中有关调胃承气汤的条文可作为本方证的补充。"不下（不大便）""腹胀满"也是必见的症状。

传统的解释是"冷痢门中首方"（张璐《千金方衍义》）、"脾阳不足，冷积内停"（许济群主编《方剂学》）、"阳虚冷积"（《方剂学》新世纪第四版）。

三、适用人群

本方适用人群以体质极度虚弱下的大病、重病患者多见。其人消瘦憔悴多见，便秘，数日不便，腹胀或腹痛，痛苦不堪，食欲不振，常常多日不进食。舌苔厚腻，或白或黄。

四、适用病症

本方通常用于晚期肿瘤患者伴有肠梗阻、肠粘连者，多见便秘、不食。本方有减轻痛苦，提高生活质量的近期效果。患者多骨瘦如柴，但因腹痛便秘，不惧攻下，腹部冷痛、舌苔白厚者最为适宜。玄明粉是泻下通便药，得便可停。

此外，如功能性便秘、老年性便秘、手术后便秘、铅中毒后便秘等，本方也有效。

国内外多篇文献报道温脾汤能抑制慢性肾功能衰竭的进展。

五、方证鉴别

本方与大黄附子汤

两方均属于温下剂，用于疼痛便秘等。鉴别如下：①体型上壮实、瘦弱之别。②精神上饱满、萎靡之别。③饮食上食欲有无之别。大黄附子汤证以剧痛为主，本方证以便秘为主。

六、参考用量

生大黄 10 ～ 15g，玄明粉 10，炙甘草 10g，制附片 15g，干姜 15g，红参 10g，当归 15g。以水煮取 1200mL，先煎附子 30 分钟，再煎他药，取 400mL，日分三服。玄明粉分 2 ～ 3 次，兑入药液服用。患者多骨瘦如柴，但因腹痛、便秘不惧攻下，得便可停。

第六章

黄连类方

黄连类方是以黄连为主要药物的一组处方。黄连主治心中烦，兼治心下痞、下利，因用量、配伍不同，黄连类方治疗的方向会有所变化。该类方中具代表性的有黄连阿胶汤、葛根黄芩黄连汤、黄连汤、黄连解毒汤、白头翁汤、小陷胸汤等。

第一节　黄连阿胶汤

黄连阿胶汤是经典的少阴病热化方，传统的滋阴清热方，具有除烦助眠、止利、止血、安胎的功效。黄连阿胶汤证以失眠、舌红为表现特征，年轻憔悴的女性多见，失眠类疾病、出血类疾病、月经不调类疾病多见。

一、经典配方

黄连四两，黄芩二两，芍药二两，鸡子黄二枚，阿胶三两。上五味，以水六升，先煮三物，取二升，去滓，内胶烊尽，小冷，内鸡子黄，搅合相得，温服七合，日三服。（《伤寒论》）

二、经典方证

少阴病，得之二三日以上，心中烦，不得卧，黄连阿胶汤主之。（303）

这是对黄连阿胶汤适用人群的一种白描式的表述。"心中烦"，为内热心烦，为心胸闷热，是一种严重的焦虑或抑郁状态。"不得卧"，形容烦热的程度，即烦躁不安，导致睡眠障碍，这是心中烦的派生症状。

　　黄连阿胶汤主治的疾病，可以通过后世文献来推断。本方在《伤寒论》中出现，首先是治疗发热性疾病的方剂。古代多用于发热性疾病的后期，患者心烦不得眠，舌红，脉细数。"时气差后，虚烦不得眠。胸中痛疼，懊恼。"（《肘后备急方》）这种状态，伤寒注家称之为"少阴热化证"。其次，本方应该是治疗痢疾的方剂。从敦煌遗书《辅行诀脏腑用药法要》记载可见，其中小朱雀汤（黄连阿胶汤）治天行热病，心气不足，内生烦热，坐卧不安，时下利纯血，如鸡鸭肝者方。大朱雀汤（黄连阿胶汤加干姜、人参）治天行热病，重下恶毒痢，痢下纯血日数十行，羸瘦如柴，心中不安，腹中绞痛，痛如刀刺。《医宗必读》记载本方"治温毒下利脓血"。后世《备急千金要方》驻车丸也是黄连阿胶汤的类方，组成为黄连、阿胶、干姜、当归，治阴虚发热，下利脓血，次数频繁，腹痛难忍者。可见，黄连阿胶汤是止血痢方，主治的可能是腹痛如绞、大便脓血、日夜不休的肠炎痢疾患者。

　　对于黄连阿胶汤的病理机制，中医学传统的解释有"阴虚火旺、心肾不交"（《方剂学》新世纪第四版）、"少阴热化"（尤怡）、"足少阴肾水不足，手少阴心火有余"（汪琥）、"病后邪热未净而阴虚液少"（樊天徒）等。可以理解为大脑皮层兴奋—新陈代谢紊乱—免疫及内分泌失调—黏膜充血的一种病理状态。从用阿胶、鸡子黄来看，患者应该存在明显的营养不良，神经系统因此而虚性兴奋，符合"阴虚液少"的病理本质。热病后期，其人体质上处于营养不良状态，精神上处于虚性兴奋状态。代谢略亢进＋形体营养不良＋精神亢奋＝黄连阿胶汤证。

三、适用人群

本方适用人群以心烦失眠、黏膜皮肤充血干燥、脉数为表现特征，年轻憔悴的女性多见，大多具有睡眠障碍或出血倾向，口唇、舌及脉象数具有特异性证据。

1. 精神饱满

精神饱满，眼睛有光，焦虑貌；皮肤细腻白净，身热少衣；年轻的女性多见。

2. 唇舌红绛

舌体瘦小，舌质多深红，舌面干而少津，或呈草莓样，或呈镜面，或裂纹花剥；或有口腔溃疡或牙龈充血；或口唇色深红或黯红如涂口红，干燥脱皮，疼痛裂口。

3. 脉滑数

心动过速，脉细数，伴有心悸。

4. 睡眠障碍及出血倾向

大多有失眠、烦躁、健忘等精神症状；或有皮下紫癜、阴道出血、齿衄、便血、血小板减少等出血倾向。

四、适用病症

黄连阿胶汤的主治疾病以精神神经系统疾病、内分泌疾病、血液病、妇产科疾病、皮肤病多见，通常需要结合适用人群特征。

1. 失眠症

以烦躁失眠为表现的疾病，如热性病后期出现的烦躁失眠、焦虑症、抑郁症、心律不齐等。常常想入睡而不得，整夜无眠；入夜烦躁，白昼稍安；多见于热病后期或消耗性疾病过程中。

2. 先兆流产

皮肤细腻白净，嘴唇鲜红，失眠身热，心率快者适合。本方有安胎止血功效，方中用量不必大。本方不必长期服用，胎儿安稳后即停药。

3. 卵巢早衰及多囊卵巢综合征

本方适用于部分卵巢早衰（POF）、多囊卵巢综合征（PCOS）、月经经期长，或经间期出血等病的患者。其人年轻而闭经或经量少，或淋漓不尽，或经间期出血，色鲜红，怀孕困难且易流产。体型正常或偏瘦，头发干燥、发黄、开叉，脱落较多。多伴有口腔溃疡、失眠、血糖异常，或有糖尿病家族史。通常加生地黄、甘草。子宫肌瘤、子宫腺肌症、卵巢囊肿、卵巢癌、乳腺癌等患者慎用本方。

4. 肠炎便血

本方适用于如痔疮出血、放射性肠炎出血、克罗恩病以及细菌性痢疾、肠伤寒等导致的肠道出血者。便血多可以导致贫血，但脉滑、心烦、口腔溃疡者仍可用本方。

5. 口腔溃疡

本方适用于口腔溃疡、牙龈出血、舌炎、唇炎等见心烦失眠、黏膜皮肤充血干燥、脉数者。多见于瘦弱的中青年女性。

6. 皮肤病

本方适用于以皮损发红、干燥为特征的皮肤病，如湿疹、红斑、皲裂等。女性为多，病情顽固难愈，常规疗法无效；皮肤干燥发红，瘙痒严重；睡眠障碍或容易疲劳；舌脉非必见；起效大多在 7 天以内，或睡眠改善，或皮肤红斑消退。

五、方证鉴别

1. 本方与栀子厚朴汤

两方均能治疗烦热。本方证烦热而彻夜不眠，或有出血；彼方烦热胸中窒，必有腹胀满。本方脉必滑数，彼方苔必厚腻。

2. 本方与温经汤

两方均能治疗月经量少或稀发。本方经血色鲜红或深红，其人唇红脉数；彼方经血色淡，其人唇淡脉弱。

3. 本方与甘草泻心汤

两方均能治疗口腔溃疡及睡眠障碍。本方有月经失调，彼方有肠胃不和。从用药来看，甘草适用于"津"的层面，而阿胶、鸡子黄则适用于"液"的层面，整体上营养不良状况更为突出。

六、参考用量

黄连 5 ~ 20g，黄芩 15g，白芍 15g，阿胶 15g，鸡子黄 2 枚。以水 600mL，煮取汤液 200mL，去药渣；化入阿胶，稍冷，入鸡蛋黄搅和，分 2 ~ 3 次温服。阿胶可以另放黄酒隔水蒸化或放微波炉中融化后，分 2 ~ 3 次搅入汤液中服用。

古法用鸡蛋黄搅入，可以减轻苦味，大剂量使用黄连时建议使用。

第二节　葛根黄芩黄连汤 ——————————————

葛根黄芩黄连汤，简称葛根芩连汤，是经典的热利方，传统的解表清热方，具有清热止泻的功效。葛根芩连汤证以腹泻、汗出、项背强急、脉滑数为临床特征，多见于发热性疾病、糖尿病、消化系统疾病、头面部的感染等。

一、经典配方

葛根半斤，甘草（炙）二两，黄芩三两，黄连三两。上四味，以水八升，先煮葛根，减二升；内诸药，煮取二升，去滓，分温再服。（《伤寒论》）

二、经典方证

太阳病，桂枝证，医反下之，利遂不止，脉促者，表未解也；喘而汗出者，葛根黄连黄芩汤主之。(34)

1. 利遂不止

利，腹泻。利不止，为泄泻不止，暴注下迫；或大便色黄臭秽，黏滞不爽，或肛门灼热。虽然利遂不止，但每次排便量不一定很多。

2. 喘而汗出

喘，非肺系疾病的喘，而是肠热上冲所致呼吸急促，或胸闷，或烦躁，或心悸。汗出，表现为多汗怕热，或入夜身热有汗，或头颈部汗出如

蒸，汗多黏臭。许宏说此方"能治嗜酒之人热喘"。(《金镜内台方议》)

3. 脉促

此即脉来急数有力而呈不规则间歇，提示葛根芩连汤证脉象数，心率快或心律不齐。

4. 表未解（项背强）

"太阳病，桂枝证……表未解也"，提示有表证，主要是发热、皮疹、肌肉酸痛，或有项背部拘急感，或有头痛头晕等。

以上几个关键词，是对葛根芩连汤方证的精准描述。本方不仅仅是用于腹泻，关键是抓住"喘而汗出""脉促"的指征。这种状态，传统的解释都认为与内热有关，如"里热气逆"(许宏)、"微热在表，而大热在里"(柯韵伯)、"肠胃协热，阳邪亢盛"(汪琥)、"阳明表里之热"(沈明宗)、"邪陷于里者十之七，而留于表者十之三"(尤怡)、"表证未解，邪热入里"(《方剂学》新世纪第四版)等。经典的葛根芩连汤证，应该是病毒感染性疾病，以全身高热为主要表现，毒素波及消化道而腹泻，但没有呕吐，其人饮食良好，虽然腹泻次频但不至于脱水。但葛根芩连汤也能治疗慢性病。现代药理学证明葛根芩连汤具有降血压、降血糖、降血脂、抗心肌缺血、抗心律失常及心力衰竭、抗炎、抗氧化、抗菌、抗肿瘤等功效，可见其作用的靶点是相当多的。我们可以将葛根芩连汤证看作是一种综合征。

经典的葛根芩连汤证，应该是病毒感染性疾病，以全身高热为主要表现，毒素波及消化道而腹泻，但没有呕吐，其人饮食良好，虽然腹泻次频但不至于脱水。葛根芩连汤也能治疗慢性病。现代药理学证明葛根芩连汤具有降血压、降血糖、降血脂、抗心肌缺血、抗心律失常及心力衰竭、抗炎、抗氧化、抗菌、抗肿瘤等功效。

三、适用人群

本方适用人群以饭局多、喝酒多、工作压力大的肥胖中年男性多见。本方证以腹泻倾向、头昏身困、汗多、脉数滑为特征，体检多见血糖高、血压高、血脂高，面证、脉证有特异性。

1. 壮实、面红油腻

大多体格比较壮实，肌肉相对发达厚实，熊腰虎背，肥胖倾向，但也有消瘦者。面黯红，唇舌黯红，结膜充血，满面油腻，呼吸音粗，声音洪亮，口腔异味重。嗜酒之人多见。

2. 多汗怕热

怕热，多汗，进食时大汗淋漓，或入夜身热有汗，或头颈部汗出如蒸，汗多黏臭。

3. 食欲旺盛

食欲旺盛，食量大，口味重，经常有饥饿感。

4. 项背强

以疲劳、困倦、记忆力减退或思维迟钝为主诉。尤其以项背强痛不舒、腰背酸重、下肢无力等为多见。头面、肩背皮肤的异常，如色素沉着，体毛较重，肤油，好发疹痘，毛孔角化甚或黑棘现象。

5. 腹泻或黏臭便

容易腹泻，或酒后腹泻，或平时大便不成形，或大便黏臭，或便秘不畅。

四、适用病症

本方证以腹泻、汗出、项背强急、脉滑数为临床表现特征，患者多见胰岛素抵抗、中心性肥胖、血脂异常、高血压和高血糖，与西医学的代谢性炎症综合征（MIS）相类似。本方证与感染性发热性疾病、循环系统疾病、内分泌代谢病、消化系统疾病等许多疾病交叉重叠。

1. 发热性疾病

葛根芩连汤是《伤寒论》的重要方剂，可用于发热性疾病，如流行性感冒见高热、头痛、汗出热不退、面红气促如喘者。胡天雄经验：使用葛根芩连汤是以壮热、头痛、面赤、气粗四症齐具为主要指征。葛根辛凉以解表邪，芩、连苦寒直清里热，概亦温热病初起之解表方。凡具此症状者，皆不恶寒，或恶寒亦轻微而短暂，使用本方，不必惧其苦寒陷表，已屡验之（《中国百年百名中医临床家——胡天雄》）。赵锡武用本方加味治疗脊髓灰质炎急性期（《赵锡武医疗经验》）。

2. 热利

利，腹泻。利不止为泄泻不止，暴注下迫，大便热臭呈喷射状；或大便色黄臭秽，黏滞不爽，或肛门灼热发红者。多见于急性肠炎、痢疾、小儿中毒性肠炎、小儿轮状病毒性肠炎、肠易激综合征、溃疡性结肠炎、糖尿病腹泻等。高秉钧用本方治疗"外疡火毒内逼，协热便泄"（《疡科心得集》）。浅田宗伯说"用于小儿疫利屡有效"（《勿误方函口诀》）。赵明锐说："葛根芩连汤治疗热泻或痢疾，不论有无表证，只要是由于内热所引起的泄泻、下痢，皆有效验。"（《经方发挥》）

3. 出疹性疾病

传统中药学认为葛根发散透疹，因此本方用于出疹性、发热性疾病，伴有腹泻或惊厥者，如麻疹、水痘、手足口病、川崎病等可以有应用机会。叶橘泉经验：麻疹用葛根汤的机会多，但麻疹汗出后，热犹高，喘咳频频而汗多脉促者用本方（《古方临床运用》）。陈宝田说儿科病用于麻疹时，以高热、痉挛作为投药指征。用于麻疹合并肺炎或合并胃肠型感冒时，以发热、咳嗽、下利作为投药指征；若麻疹早期投入，有防止合并症发生的作用。

4. 糖尿病

古代用葛根芩连汤治疗消渴，现代可用于糖尿病。适用于体格壮实，头晕项背强，怕热多汗，腹泻，口干口腻，舌黯红，脉数滑，血糖居高不下的糖尿病患者。重用黄连，具有改善血糖血脂、控制体重、缓解各种伴随症状等功效。加制大黄、肉桂有止渴、解困、止泻、清利头目的功效。

5. 高血压病

本方适用于壮实男子的高血压病。其人多见唇黯红，结膜充血，体格壮实，怕热多汗，有腹泻倾向。有控制血压、减轻头晕困倦等症状的效果。通常加大黄。头晕胸闷者，加川芎。

6. 颈椎病

本方适用于伴有消化道症状的颈椎病患者。消化道症状有食道烧灼感、反流、胸闷腹胀等，中老年人多见。"治平日项背强急，心胸痞塞，神悒郁不舒畅者，或加大黄。"（尾台榕堂《类聚方广义》）

7. 月经不调

本方适用于伴有腹泻、口腔溃疡、痤疮等的多囊卵巢综合征、卵巢早衰等有血糖异常或糖尿病家族史患者。通常加大黄、附子等。

8. 头面部炎症

本方适用于痤疮、毛囊炎、口腔溃疡、牙周炎、牙周脓肿、结膜炎等患者，多加大黄。脉沉弱，加附子、肉桂。"项背强急，心下痞塞，胸中冤热，眼目牙齿疼痛，或口舌肿痛腐烂者，加大黄则其效速。"(《类聚方广义》)

五、方证鉴别

1. 本方与葛根汤

两方证均有项背头面部症状。但本方的消化道症状突出，而葛根汤的身体疼痛症状突出。本方怕热多汗，彼方恶风无汗。此外，本方证的脉象滑数促，具有特异性。

2. 本方与白头翁汤

两方证均用于下利。但本方证头部症状明显，项背强，身体困重，而腹泻轻微；而白头翁汤证是发病急，里急后重，肛门坠胀，泻下脓血，肠道症状严重，无项背强等症状。本方多用于酒后腹泻、糖尿病腹泻，彼方多用于急性细菌性痢疾、肠癌、宫颈癌出血等，两方主治疾病谱有别。白头翁汤以肠道症状为突出表现；本方以全身高热症状为突出表现，波及肠管。

六、参考用量

葛根 40g，黄连 10g，黄芩 10g，生甘草 10g。以水 800mL，煮取汤液 200mL，分 2 次温服。血糖居高者，黄连用量可达 30g。葛根大量使用，需要先煎，取水煎药。

第三节 黄连汤

黄连汤是经典的胃肠病方，传统的清上温下、和胃降逆方，具有止腹痛、止呕吐、止泻、助睡眠等功效。黄连汤证以腹中痛、欲呕吐为表现特征，多见于消化系统疾病、发热性疾病、代谢性疾病、精神神经系统疾病，瘦弱人群多见。

一、经典配方

黄连三两，甘草三两，干姜三两，桂枝三两，人参二两，半夏半升，大枣十二枚。上七味，以水一斗，煮取六升，去滓，温服一升。日三服，夜二服。（《伤寒论》）

二、经典方证

伤寒，胸中有热，胃中有邪气，腹中痛，欲呕吐者，黄连汤主之。（173）

1. 腹中痛

脐腹部的疼痛，特别是少腹部的冷痛，阵发性的绞痛，压痛较轻，喜热敷。根据经方应用惯例，凡是用桂的方证，大多与少腹有关，特别是少腹痛。如肾气丸证"少腹拘急，小便不利"，桂枝加龙骨牡蛎汤证的"少腹弦急，阴头寒"，桃核承气汤证的"少腹急结"等。元代王好古《珍珠囊》记载："下部腹痛，非桂不能除。"从后世文献调查可见，肉桂主突发的腹痛，而且比较剧烈。如卒心痛桂心汤：桂心八两。上一味，以水四升，煮取一升半，分二服。疗心痛方：桂心末温酒服方寸匕，须臾六七服。干姜依上法服之亦佳。疗卒腹痛葛氏方：桂末三匕酒服，人参上好干姜亦佳。［以上均见《集验方》卷一，北周姚僧垣（499—583）撰］唐代甄权《药性论》也记载肉桂"止腹内冷气，痛不可忍"。

本方证的"腹中痛"可以适当延伸，除脐腹部的疼痛外，还常伴有小便无力、尿失禁、尿频，以及阳痿、早泄、遗精、痛经、月经稀发或闭经等。临床经验，黄连汤能治疗少腹部的疼痛、尿失禁无力以及性功能障碍及生殖系统疾病。

2. 欲呕吐

"欲呕吐"，非一般的呕吐，而是上腹部一种极度不适感，如闷如胀、食不得下、呕而不出、欲吐不得、烦躁欲死，所谓的"胃中有邪气"。可以说是邪结中焦，寒热互结，脾胃升降失常，上下格拒的一种病态。对于这种病态，中医多用苦泄辛通法，这是一种以黄连为主的配伍法。如配肉桂辛通止痛除烦，治心腹冷痛、烦躁欲死；配干姜辛开止利止唾，治下利、吐血、唾液多；配半夏辛燥止呕化痰，治恶心呕吐、咽喉异物感等。所谓"辛以开之，苦以降之""苦降能驱热除湿，辛通能开气宣浊"（《临证指南医案》）。

3. 胸中有热

或胸腹部的持续烧灼感，或胸闷烦悸感，包括抑郁、焦虑、睡眠障碍等。本方中黄连、肉桂同用为交泰丸。"生川连五钱，肉桂心五分，研细，白蜜丸，空心淡盐汤下，治心肾不交怔忡无寐，名交泰丸。"（王孟英《四科简要方》）"能使心肾交于顷刻。"（《韩氏医通》）心肾不交为中医学术语，指失眠焦虑与阳痿、早泄、遗精等并见的证候群，提示黄连汤可用于睡眠障碍类疾病，特别是伴有心律不齐、性功能不良的睡眠障碍。古代医案中描述黄连汤患者的精神状态时说，"自述因乎悒郁强饮"（《临证指南医案》）、"好饮酒……亦由心思过度、郁闷不舒而又难以告人者，是以越想越郁"（《竹亭医案》）。此外，柯韵伯认为胸中有热是提示患者体质素热。他说："伤寒表不发热而胸中有热，是其人未伤寒时素有蓄热也。"（《伤寒来苏集》）这个观点值得重视。

4. 胃中有邪气

此指消化道不正常的反射或动作，如胃肠道的逆蠕动（胃中撑胀攻冲）、胃内振水音或肠鸣声等，与"欲呕吐"同义。日本《津村汉方使用手册》提示用黄连汤治疗消化不良体质者的宿醉症状，19世纪腹诊著作《腹证奇览》中黄连汤的腹证图是一个拿着酒杯的男人。乙醇对脑和胃有强烈的毒性，而醛类化合物的毒性作用更强。醉酒之后有较长时间的头痛、头晕、失眠、震颤、胃部不适和恶心，与经典黄连汤证相符，提示黄连汤可以用于治疗醉酒以及酒精相关疾病，如酒精过敏、酒精依赖等。后世有解释此为"胃中有寒"（吴谦），也有道理。临床多见其人多喜热食，每因寒冷刺激而诱发消化道不适。

原文中"胸中有热，胃中有邪气"颇似病机术语，为其后的腹痛及欲呕吐作注解。胸中居上，胃中居下，是上热下寒的另一种表述。胸中有热，热以消谷，故其人能食。胃中有邪气，邪气内扰而腹痛，上冲而欲呕吐，下窜而腹泻。欲呕吐是伴随腹中痛发作的客证，腹中不痛时则不欲呕吐。胸中有热，有可能是烧心感；欲呕吐是胃中液体向食管内反流，导致食管黏膜被腐蚀而胸中有热。从更大视角来看，本方可以看作精简版的乌梅丸，但寒热虚实的程度不及乌梅丸。

在以上四个关键词中，"腹中痛""欲呕吐"最为客观明确，也提示了黄连汤用于痛呕类疾病。但仅仅一条经典原文，在理解黄连汤方证上尚有困难，必须结合后世文献加以完善。

黄连汤证是一种以上热下寒中阻为病机特性的综合征，临床多以消化道障碍（上下格拒）及烦热失眠、少腹冷痛等症状共见。传统解释有"伤寒邪气传里，而为下寒上热"（成无己）、"其人未伤寒时素有蓄热也"（柯韵伯）、"胃受邪而失其和，则升降之机息，而上下之道塞"（尤怡）等。

三、适用人群

本方适用人群以营养不良、消化道症状以及失眠为表现特征。面黄肌瘦，大汗以后或大病后，或久病大病者，其人消瘦，有抑郁或焦虑倾向，泌尿生殖系统主诉多见，脉象、舌苔有特异性。

1. 黄瘦睛有神

肤色黄暗无光泽，但唇暗红；面色憔悴，但目睛有神，烦躁神情；消瘦及久病者居多。导致黄瘦的原因，或先天不足，营养不良；或后天失调，疾病久延，失治误治。

2. 腹部扁平

腹部多扁平，上腹部肌肉缺乏弹性；脐下腹肌板硬，重压有中空感，但也有松软无力者。腹部多有隐痛，喜按喜热。

3. 舌黯苔白厚

舌质黯红或黯淡，或胖嫩；舌苔白，或厚腻，或水滑，根部尤为明显。王旭高说："湿家下之，丹田有热，胸中有寒，舌上如胎亦主之。"（《退思集类方歌注》）浅田宗伯说："此症舌苔之状，愈往里苔愈厚，微黄润滑。纵无腹痛、干呕而诸法无效之杂病，此方必效，有腹痛者更宜。"

（《勿误药室方函口诀》）

4. 脉虚缓

脉来细软柔弱，或浮或沉，均按之无力。脉来弛缓松懈，或沉迟，心率缓慢，一般每分钟 60～70 次，但也有心率偏快者。大多血压偏低。

5. 主诉复杂矛盾

上有热，如心烦失眠、胸闷心悸、盗汗自汗、口舌糜烂；中有阻，如恶心呕吐、胃胀腹痛、饥不能食；下有寒，如脐腹部的窒痛、冷痛，尿频尿无力，阳痿、早泄、月经稀发或闭经等。

黄连汤适用人群是一种热性体质，而久病阳气已虚；也是一种虚性体质，原本脾胃虚弱，复饮食不节而内有蓄热，从而形成一种以消化道功能紊乱为特征的疾病状态。中医学的解释是"虚人热病、上下格拒"。所谓虚体，是其人面黄肌瘦，大汗以后或大病后，或营养不良者。所谓热病，多见热痞、烦悸、消渴、失眠、口腔溃疡等。

四、适用病症

本方适用于以腹痛、呕吐、失眠为主诉的疾病，多见消化道疾病、心血管疾病、糖尿病、口腔黏膜病等。符合上述人群特征者，可以考虑使用本方。

1. 反流性胃病

本方适用于各种胃病见腹痛、呕吐反流、面黄消瘦者，如胆汁反流性胃炎、神经性呕吐、贲门失迟缓症等应用机会较多，患者大多有睡眠障碍，原方即可。便秘者，加少量大黄。呕吐腹胀严重者，可少量频服。原方提出"昼三夜二"服法，这种服法可以避免呕吐。此外，胃食管反流病通常夜间严重，夜间服用也比较合适。

2. 糖尿病性胃病

胃动力异常和胃排空紊乱在糖尿病患者中是常见的，表现为胃活动节律紊乱、胃窦扩张、胃窦动力低下、胃窦十二指肠功能紊乱及胃轻瘫。本方适用于恶心呕吐、腹胀腹痛、焦虑失眠、口干口苦而消瘦乏力、阳痿的糖尿病患者，有止痛止呕、改善睡眠、消除疲劳、稳定血糖值、回升体重等功效。腹泻者，加葛根 50g。血糖居高不下者，黄连可以重用至 10 ～ 30g。

3. 肠炎腹泻

本方适用于瘦长的青年人。面色黄，食欲好，想吃胖，但易泻，大多伴有失眠，补益药往往无效。

4. 失眠症

本方适用于消瘦，或伴消化道症状，或伴性功能不良者。有患者诉小腹部拘急疼痛，小便不畅等。

5. 房颤

本方适用于伴有胃食管反流的房颤。其人多瘦弱，下腹部无力或拘急，舌红苔厚等。

6. 口腔黏膜病

本方适用于复发性口腔溃疡、口腔扁平苔藓、牙龈炎、灼口综合征、口角炎等患者，多伴有焦虑、失眠及胃肠症状。

7. 酒精相关疾病

酒客、易醉酒者多见本方证。醉酒、酒精依赖、饮酒后的吐泻或皮肤病等患者，可以考虑本方。

8. 性功能不良

本方能增加性功能，可治阳痿早泄。适用于心肾不交，焦虑失眠者。有患者主诉小腹部拘急疼痛，小便不畅爽等。心率快者，加重黄连量。

五、方证鉴别

1. 本方与黄连阿胶汤

两方均能治疗失眠。本方证面黄肌瘦，唇黯，舌苔白厚，男人多见；彼方证肤白，唇红，舌绛，女性多见。本方证脉弱或缓，彼方证脉滑数。彼方证多消化道症状，本方证饮食无妨。

2. 本方与半夏泻心汤

两方均能止呕。本方证腹中痛，彼方证心下痞。本方证面黄、唇舌黯，彼方证面红、唇红、营养状况良好。本方有桂无芩，其人唇舌黯淡；彼方有芩无桂，其人唇舌多红。本方证白厚苔多，彼方证黄腻苔多。

3. 本方与葛根芩连汤

两方均能用于糖尿病。本方证面黄多痛呕，彼方证面红多腹泻。本方脉弱无力，彼方脉滑或数。

4. 本方与甘草泻心汤

两方均能用于腹泻、口腔溃疡。但本方证上消化道症状明显；彼方证腹泻多，溃疡明显。本方证唇黯，脉弱；彼方证唇红，脉滑。

5. 本方与桂枝加龙骨牡蛎汤

两方均能治疗失眠、早泄等。但彼方证精神症状突出，如烦躁、惊恐不安等；本方证消化道症状突出，如胃胀、反流等。

六、参考用量

黄连 5 ～ 15g，肉桂 10 ～ 15g，党参 15g 或人参 10g，半夏 15g，甘草 5 ～ 15g，干姜 15g，大枣 20g。以水 900mL，煮取汤液 300mL，分 2 ～ 5 次温服。

第四节　黄连解毒汤

黄连解毒汤是古代的温热病方，传统的清热泻火解毒方，具有解热毒、除烦热、止血等功效。黄连解毒汤证以烦躁、出血、感染、分泌物黏臭、脉数为特征，多见于发热性、感染性疾病的极期，也可见于精神神经系统疾病、血液病、心脑血管疾病、皮肤病等。

一、原典配方

黄连三两，黄芩二两，黄柏二两，山栀子十四枚。上四味，切，以水六升，煮取二升，分二服。（《外台秘要》）

二、原文方证

伤寒时气温病，若已六七日，热极，心下烦闷，狂言见鬼，欲起走。（《肘后备急方》）

前军督护刘车者，得时疾三日已汗解，因饮酒复剧，苦烦闷干呕，口燥呻吟，错语不得卧，余思作此黄连解毒汤方。黄连三两，黄芩、黄柏各二两，栀子十四枚，擘。上四味，切，以水六升，煮取二升，分二服，一服目明，再服进粥，于此渐差。余以疗凡大热甚，烦、呕、呻吟、错语、不得眠皆佳。传语诸人，用之亦效。此直解热毒，除酷热，不必饮酒剧者。此汤疗五日中神效。"（《外台秘要》）

黄连解毒汤是历代医家治疗温热病的主方。此方始见于唐代《外台秘要》，为隋唐名士崔知悌所创，以此方治疗时疾大热甚者。金代刘完素用黄连解毒汤治热病。他治疗温病，清里攻下较多、较急、较猛，如白虎汤、大承气汤等屡用之。不能下者，即用黄连解毒汤苦寒直折。清代余师愚发明清瘟败毒饮，此方是黄连解毒汤、白虎汤、大承气汤、犀角地黄汤的合方。当年用此方救治温病甚多，名动朝野。

从历代使用黄连解毒汤经验来看，大多用在发热性、感染性疾病的中毒性脑病，患者出现发热、头痛、头晕、嗜睡、恶心、呕吐等，然后有幻觉、意识障碍及颅内压增高征象，严重者可出现脑疝而死亡。"大热甚""热极"，指体温升高，高热持续；也指体温虽正常，但身热、面红目赤等。"苦烦闷""心下烦闷""错语不得眠""狂言见鬼，欲起走"，提示本方的精神症状比较明显，主要表现为烦躁、失眠，甚至昏迷、精神错乱等。"口燥"为客观指征，表现为口舌干燥、舌红、苔黄或焦。

黄连解毒汤证以烦躁、出血、感染、分泌物黏臭、脉数为特征。传统的解释是热毒充斥全身，如"三焦积热，邪火妄行"（汪昂）、"此皆六淫火邪充斥上下表里，有实无虚之证"（张秉成），可以理解为全身炎症反应—凝血机制障碍—中枢神经系统器质性病变的一种病理状态。黄连解毒汤治疗的不是一种病，而是一种体质状态。急性病，重病不重人；慢性病，重人不重病。在急性传染性疾病少见的时代，把握黄连解毒汤体质是调治慢性病的关键。

三、适用人群

本方适用人群以皮肤黏膜病多、易于出血、精神症状明显、分泌物黏臭为表现特征，年轻人、体格壮实的中年人多见。其面证、脉象、舌象俱有特异性。

1. 面红油亮

体格较强健，面色潮红或红黑，有油光；目睛充血或多眵；口唇黯红或紫红，肿痛。

2. 舌红苔燥

舌红起刺或开裂，舌苔黄腻或焦黄，舌面干燥少津。舌质坚敛苍老，舌体转动不灵；舌头口腔易生溃疡。

3. 脉滑数促

脉滑数，心率快，甚至心律不齐，通常脉象有力。

4. 皮肤黏膜病多

身热多汗，汗黏臭色黄，皮肤易生疮疖，多有足癣，女性多黄带，易口舌溃疡，易淋巴结肿大，小便黄短。

5. 精神症状明显及有出血倾向

睡眠障碍，烦躁不安，甚至神志不清；头昏、头晕、头痛，注意力、记忆力下降；易皮下出血，鼻衄齿衄，月经过多等。

四、适用病症

黄连解毒汤适用病症以烦躁、出血、红肿、化脓感染为重点，感染性疾病、精神神经系统疾病、出血性疾病、自身免疫性疾病、口腔黏膜病、化脓性皮肤病、出血性疾病、妇科炎性疾病等都有应用机会。

1. 温热病

本方是清热解毒的基本方，特别适用于各种发热性疾病、感染性疾病的治疗，特别是败血症、脓毒血症、肺炎、流行性脑脊髓膜炎、乙型脑炎等见发热头痛、烦躁错语、口干舌燥等患者，伴有舌红或绛，苔黄或腻，脉多数、有力等体征，大多合用大承气汤、白虎汤、泻心汤、犀角地黄汤等。

2. 高血压病

本方适用于高血压病、高血压危象见烦躁失眠者。本方能改善高血压患者的焦虑状态和睡眠。大便干结或有出血倾向者，加大黄。腹泻者，合干姜、甘草。长期服用时，适用丸剂。

3. 口腔黏膜糜烂

本方多用于口腔扁平苔藓、复发性口腔溃疡、白塞病、良性黏膜类天疱疮等见局部黏膜充血糜烂疼痛、牙龈出血、口干口苦口臭者。编者验方：黄连5g，黄芩10g，黄柏10g，制栀子10g，大黄10g，生甘草20g。水煎，分1～2天服用。甘草必须重用，取其黏膜修复、保肝、调味等作用。本方可以煎汤漱口。

4. 出血性疾病

吴崑说："阳毒上窍出血者，此方主之。"(《医方考》)温热发斑紫癜、吐血衄血、脏毒便血、月经过多等，以及各种血液病，如血小板减少性紫癥、血友病等常有应用的机会，可与泻心汤、犀角地黄汤等合用。

5. 热性痛经

本方适用于热性痛经、腰腹痛剧、月经黯红黏稠血块、带下多或黄者。多见于子宫内膜炎、子宫内膜异位症、子宫肌腺病、盆腔炎性疾病引起的痛经。其人唇红，脉滑数，可合用黄芩汤、桂枝茯苓丸等。

6. 月经过多

本方适用于子宫肌瘤、子宫腺肌病等导致的月经过多，其色深红，血质黏稠有血块者。出血量大、大便干者，加制大黄。腹泻、苔白者，加干姜。如出血量多以及病程比较长；血色鲜红或黯红色或灰绿色，下腹部不适、怕冷烦热，其人贫血倾向、肤色黄干者，可加四物汤，名温清饮，"治妇人经水不住，或如豆汁，五色相杂，面色萎黄，脐腹刺痛，寒热往来，崩漏不止"（《万病回春》）。

7. 皮肤病

本方适用于皮肤感染见脓疱、糜烂、斑疹、丘疹、出血者，或见红、肿、热、痛、烦者。如湿疹、脓疱疹（黄水疮）、带状疱疹、多发性疖肿、丹毒、银屑病、白塞病、淋病、尖锐湿疣、生殖器疱疹等。舌苔黄腻、大便干结者，加大黄；皮肤干红、月经量少、舌红者，合四物汤；皮损鲜红、便秘者，合犀角地黄汤。

8. 热痹

本方适用于如类风湿关节炎、化脓性关节炎、痛风等见关节红肿疼痛、晨僵明显者。痛剧者，合麻黄附子细辛汤；怕风冷者，合小柴胡汤；四肢冷黯红者，合当归四逆汤。

五、方证鉴别

1. 本方与黄连阿胶汤

两方均能治疗烦躁、失眠、出血，都有舌红、唇红等症。但本方证皮肤多汗，分泌物黄黏，出血量大有血块；彼方证皮肤干，毛发枯黄，出血量小而鲜红等。

2. 本方与黄连汤

两方均能治疗口腔溃疡。本方证壮实，面红油亮；彼方证面黄瘦，无油光。

六、参考用量

黄连 5 ~ 15g，黄芩 10g，黄柏 10g，山栀子 15g。以水 600mL，煮取汤液 200mL，分 2 次温服。汤液色橙红，味苦。

第五节　白头翁汤

白头翁汤是经典的厥阴病方，传统的清热解毒方，具有止血痢、解热毒、利肛肠的功效。白头翁汤证以下利后重为临床表现特征，多见于感染性疾病、肛肠病、泌尿生殖系统疾病等。

一、经典配方

白头翁二两，黄柏三两，黄连三两，秦皮三两。上四味，以水七升，煮取三升，去滓，温服一升；不愈，更服一升。(《伤寒论》《金匮要略》)

二、经典方证

热利下重者，白头翁汤主之。(371，十七)

下利，欲饮水者，以有热故也，白头翁汤主之。(373)

产后下利虚极，白头翁加甘草阿胶汤主之。(二十一)

1. 热利下重

热利，相对于下利清谷而言，是病名。多为泄泻不止，暴注下迫，大便热臭呈喷射状；或大便色黄臭秽，黏滞不爽；或肛门灼热发红者。下重，指大便时腹痛窘迫，急不可待，但又肛门重坠，努责难出，甚至脱肛，又称之为后重。里急后重提示病灶局限于直肠部位。从原方没有用一味理气药以及加甘草阿胶治产后下利来看，这种热利当属于血痢，或者纯血痢。叶天士对"下痢脓血，色紫形厚"，用白头翁汤(《临证指南医案》)。此外，热利不一定体温高，但患者的脉象、舌象、腹候皆有热象为据。如曹颖甫治一78岁的老人，热利下重，据其体壮实，两脉大，苔黄，夜不安寐，投以白头翁汤。(《经方实验录》)

2. 欲饮水

口渴与口不渴，是张仲景识别有热无热的重要目标。口渴，欲饮水，在白虎加人参汤、五苓散方证中均见到。从本方药物推测，本方证的口渴，应该是口干而口苦，舌苔黄腻；且有干呕不止，心烦不眠，身热多汗，小便黄赤等症。

经典的白头翁汤证是以腹泻为特征的，中医学传统解释有"厥阴热利"（张璐）、"火郁湿蒸，秽气奔逼广肠"（吴谦）、"热毒深陷血分，下迫大肠"（《方剂学》新世纪第四版）等。

三、适用人群

本方适用人群热象明显，黏膜充血是其特征。除消化道症状外，口干舌燥、脉滑数必见。

1. 面垢黯红

体格壮硕，或消瘦而目睛有神，烦躁貌，面油腻，唇黯红干燥，眼睑充血或眼目红肿疼痛，或有贫血貌。

2. 烦热

怕热多汗，汗出黏臭，心烦难寐，或心悸；口干苦欲饮，口气重，嘈杂易饥。

3. 肠热

腹泻不止，便下脓血，大便秽臭黏腻，或便血，腹痛，里急后重，肛门灼热，脐腹部灼热，或有痔疮肛裂。

4. 下体湿热

小便淋漓涩痛，女性带下腥臭、瘙痒，或子宫出血、黏稠，或崩漏。

5. 舌红脉滑

舌红或黯红，舌苔厚黄腻或裂纹或剥苔；脉滑数，或滑大，或数疾，或弱数。

四、适用病症

符合上述人群特征的感染性疾病、肛肠病、泌尿生殖系统疾病等，可应用本方。

1. 热利

本方适用于以泄泻、便血、里急后重为主要表现者，如细菌性痢疾、阿米巴痢疾、溃疡性结肠炎、放射性肠炎、痔疮出血、肛隐窝炎等。《汉医神效方》云："白头翁汤治肠风下血，妙不可言。"樊天徒说："凡下利血液多，腹痛甚有虚象者，都可加阿胶、甘草两味，不仅限于妇人产后下利的虚证。"（《伤寒论方解》）陆渊雷说："小儿之疫痢，中医之治疗，不惟其因而惟其证，故不论肠炎赤痢，苟有热象而下重者，白头翁汤悉主之。最近科学家之实验，谓白头翁治阿米巴性赤痢有特效。"（《伤寒论今释》）

2. 泌尿生殖系统感染

本方适用于以尿频、尿急、尿痛为主要表现者，如尿路感染、前列腺炎等；以前阴分泌物量多、臭秽为表现者，如念珠菌性阴道炎、宫颈糜烂、盆腔炎、血精等。临床常合用猪苓汤、栀子柏皮汤。

3. 盆腹腔恶性肿瘤

宫颈癌、直肠癌、结肠癌、前列腺癌、膀胱癌等有大便臭秽、黏滞不爽、里急后重、肛门坠胀灼热者，或阴道分泌物腥臭，或子宫出血黏稠者，多合用黄芩汤。有止血、止腹泻、控制肿瘤发展的效果。

五、方证鉴别

1. 本方与黄芩汤

两方均用于热利。本方所治当为脓血便，彼方所治多为糊状便、黏液便或泥状便。本方证口干渴，彼方证腹中痛。

2. 本方与葛根芩连汤

两方均能治疗热利。本方证肛门灼痛便血，彼方证头晕困重。本方证口干舌燥，彼方证易饥能食。

六、参考用量

白头翁10g，黄柏15g，黄连15g，秦皮15g。以水700mL，煮取200mL，分2次服用。

本方苦寒，食欲下降、恶心呕吐、胃内不适者慎用；脾胃虚寒，寒湿下利忌用。

第六节　小陷胸汤 ————————————————

小陷胸汤是经典的结胸病方，传统的清热化痰方，具有除胸痛、化黏痰、通大便的功效。小陷胸汤证以胸痛、痰黄黏稠、便秘为临床表现特征，多见于发热性疾病、呼吸系统疾病等。

一、经典配方

黄连一两，半夏半升，瓜蒌实大者一枚。上三味，以水六升，先煮瓜蒌，取三升，去滓，内诸药，煮取二升，去滓，分温三服。（《伤寒论》）

二、经典方证

小结胸病，正在心下，按之则痛，脉浮滑者，小陷胸汤主之。（138）

1. 结胸

这是古病名，语出《伤寒论》，是痰液或水等结于胸中的一种病证。其特征是胸痛胸闷，有时连及上腹部或肩颈部。但其病变的部位在胸膈，伴有症状为咳嗽、气喘等。结胸病除胸膈满闷以外，尚有上腹部疼痛，根据腹痛程度不同，结胸有大小之分。小结胸的主治方即小陷胸汤。

2. 正在心下，按之则痛

此指剑突下按压有疼痛感或抵抗感，不按则不痛；伴有食欲不振，大便不通，舌苔多厚腻。有"忽尔心下坚硬，项强短气"（许叔微《伤寒九十论》），有"胸中痞急，不得喘息，按之则痛"（《续名医类案》），有"头疼身热，舌上黄苔，胸膈饱闷，三四日热不解"（《续名医类案·伤寒》缪仲淳医案），还有"患者自以手拍胸，谓胸闷欲死，在床上反复颠倒，呻吟叫号"者。（《中国百年百名中医临床家丛书·叶橘泉》）

3. 脉浮滑

脉浮，提示有热；脉滑，是血容量升高。合而观之，为代谢亢进的表现。有些患者伴有发热、烦躁等。"凡咳嗽面赤，胸腹胁常热，惟手足有

凉时，其脉洪者，痰热在膈上也，此方主之。"(《张氏医通》)

本方证是一种以胸痛为临床表现的疾病，可称之为"小结胸病"。传统解释有"秽物据清阳之位"（柯韵伯）、"邪结虽小，同是热结"（钱璜）、"痰热互结"（《方剂学》新世纪第四版），简称为"痰热结胸"，可以理解为下部肺炎的肺外表现。病灶主要位于肺脏下部，肺部的咳嗽、喘息症状不明显，全身症状有发热。炎症刺激膈胸膜，向腹壁放射导致上腹部腹直肌紧张疼痛，咳嗽时尤其明显，按压也疼痛。在呼吸道症状不明显时，极易误诊为急腹症。

三、适用人群

本方人群便秘者多，腹证、脉象有特异性。

1. 面红油光

面红有油光，焦虑烦躁神情，或有心烦、头昏、失眠等。

2. 胸闷心下压痛

胸部以及上腹部的窒闷感、疼痛感，并常常涉及背部。按压剑突下及上腹部有抵抗感或疼痛，多伴有食欲不振、恶心呕吐等。

3. 吐黄痰、便秘

或咳嗽，或气喘，痰黄黏腻不易咯出；大便干结难解，或数日一解。

4. 舌红、苔腻、脉滑

舌质红，舌苔黄腻或较厚干腻，脉浮滑或洪大。

四、适用病症

本方适用病症以发热性疾病、呼吸系统疾病多见，但也有以胸痛为表现的病症。有以上适用人群特征者，可以使用本方。根据不同疾病与个体差异，临床多合方。

1. 肺部感染

本方适用于支气管炎、哮喘、支气管扩张、胸膜炎、脓胸、自发性气胸等呼吸系统疾病见胸闷而痰黄黏稠者。服用后，有大便通畅、痰液减少、胸膈满闷感减轻的效果。服用本方后，大便夹带黏液。上腹部满痛、呕吐反流者，合大柴胡汤。发热、食欲不振者，合小柴胡汤。汗出而咳喘者，合麻杏石甘汤。年老痰喘者，合三子养亲汤（苏子、白芥子、莱菔子）。大便干结者，加大黄。

2. 消化道疾病

本方适用于上腹部疼痛，食欲不振，口干苦，恶心呕吐，进食加重，剑突下按压疼痛，大便干结，舌苔厚或黄者。大多有感冒发热或消化不良的诱因，多见于急性胃炎、消化不良、胆囊炎等。痛剧者，加枳实或枳壳；嘈杂者，加栀子；烧心吐酸水者，加吴茱萸；便秘苔厚者，加大黄、甘草。樊天徒认为，小结胸症是急性胃病常见症（《伤寒论方解》）。孟澍江经验：胃脘疼痛胀满，呕吐频频，口苦而干，欲饮水而得水即吐。脉弦滑，苔薄黄腻。以小陷胸加枳实、苏叶、陈皮、淡吴萸、姜竹茹、姜汁少许（《温病方证与杂病辨治》）。

3. 高血压病、冠心病

本方适用于面红油亮、胸闷痛、心烦头昏、失眠、便秘、多痰者。其人多舌质红、苔黄腻、脉浮滑，可用本方合温胆汤或大柴胡汤。

4. 糖尿病

本方可用天花粉代替瓜蒌，加知母。黄连、天花粉、知母专清肠胃燥热，消渴、口燥、便秘、身热者适用。

5. 乳腺病

本方适用于乳汁淤积、乳腺炎、乳腺小叶增生疼痛、乳腺囊肿等。便秘、舌苔厚者，按压上下腹部充实者，加大黄、枳壳。

五、方证鉴别

本方证与大柴胡汤

两方均主心下痛、呕吐、便秘。但本方证以胸闷痛为主，按之则痛，不按不痛；彼方证以心下满痛为主，按之满痛，不按也痛。本方证是呼吸道的感染，彼方证是消化道的反流。

六、参考用量

黄连 5g，姜制半夏 15g，全瓜蒌 40g。以水 600mL，煮取汤液 300mL，分 2 ～ 3 次温服。

服用本方后，部分患者有腹泻，但大多得畅便后舒适，症状减轻。有的患者大便夹带黏液，可认为是痰液下泄，不必紧张。

第七章

石膏类方

石膏类方是以石膏为主要药物的一组处方。石膏主治身热汗出而烦渴，脉滑数或浮大、洪大者。石膏类方中代表性的有白虎汤、白虎加人参汤、竹叶石膏汤、风引汤等。

第一节　白虎汤

白虎汤是古代的急症用方，经典的清气热的主方，多用于发热性疾病，有解渴、止汗的功效。白虎汤证以大热、自汗、脉滑而厥为特征，多出现在发热性疾病、代谢病、神经系统疾病中。

一、经典配方

知母六两，石膏一斤（碎），甘草二两（炙），粳米六合。上四味，以水一斗，煮米熟，汤成，去滓，温服一升，日三服。（《伤寒论》）

石膏用生品，不用煅石膏。生品需打碎入煎。

二、经典方证

伤寒脉浮，发热无汗，其表不解，不可与白虎汤。（170）

伤寒脉浮滑，此表有热，里有寒，白虎汤主之。（181）

三阳合病，腹满身重，难以转侧，口不仁，面垢，谵语遗尿。发汗则谵语，下之则额上生汗，手足逆冷。若自汗出者，白虎汤主之。（219）

伤寒脉滑而厥者，里有热，白虎汤主之。（350）

1. 自汗出

石膏止汗。如《肘后备急方》石膏甘草散，两药等份为末，以米浆送服，治大病愈后多虚汗。《普济方》石膏甘草治"暴中风，自汗出如水者"。而本方石膏配知母，其止汗功效更明显。白虎汤证的出汗特征：一是量大，反复大量出汗，汗出不止，随拭随出。二是热重，或伴有高热。三是伴有神志不清或口齿不清、尿失禁、身体难以转侧等，即所谓"三阳合病"（219）。这是因为机体处于高代谢的状态，产热增多，机体通过大量出汗以散热。柯韵伯说："此自汗出，为内热甚者言耳。"（《伤寒来苏集》）王旭高说："汗多热盛，是白虎之的证；无汗恶寒，是白虎之大禁。"（《退思集类方歌括》）

2. 脉滑而厥

脉滑，脉来流利，或滑数，或数疾；厥，指四肢冷或晕厥。脉滑而厥多见于高热患者。脉滑的同时，患者多见有强烈的心悸、气短、不安感、虚弱感、倦怠感，甚至昏迷等。王旭高说："脉滑而四肢厥冷，内有烦渴谵语等见症，此谓热厥。"（《退思集类方歌括》）

白虎汤证是以脉断证的典范。对于热性病而言，脉浮滑，即使其他症状不明显，也可以使用白虎汤。因此，白虎汤是针对全身整体代谢亢进状态的，其本质是高代谢综合征。但见一证便是，此一证，也包括脉，不都是指症状。至于自汗出，不一定出现，比如热厥的情况下一般不出汗。也就是说，热性病脉浮滑时，出汗是大概率事件，不出汗是特殊情况，二者均可以使用白虎汤。事实上，白虎汤应该用于一种病理状态，而非特定疾病。经典方证采用白描的表述手法，对这种状态做了明确的提示。至于本方用于哪种疾病，《伤寒论》并没有强调。传统的解释有"阳明经表里俱热"（王晋三）、"气分燥热"（汪苓友）、"阳明胃热"（钱天来）、"伤寒化热，内传阳明之经，或温邪由卫及气"（李冀、连建伟主编《方剂学》）等。

三、适用人群

本方适用人群以出汗、心率快为表现特征。出汗明显，脉象有特异性。

1. 出汗量大

汗出不止，或自汗，或盗汗，量大衣被尽湿，或头汗如雨，扪之皮肤湿润。

2. 热象明显

其人手足冰冷，而肌肤如烙，身体热、恶热喜凉，腹部按之坚满，胸腹部灼热，皮肤通红，或红斑密布，或红疹，或淋巴结肿大，或扁桃体肿大，或牙龈红肿。

3. 脉滑

脉滑，或数或疾，脉来流利，脉洪大而长；心率偏快或过速。

4. 口腔干燥

舌面干燥，口渴感明显，喜冷饮。

5. 或然症多

或出血，或头痛，或失眠，或烦悸，或下肢不能行动，或便秘干结，或遗尿。

四、适用病症

以高热、多汗、脉滑数为表现的发热性疾病、出血性疾病、代谢病以及皮肤病、眼病等，可以考虑使用本方。

1. 外感热病

许多急性传染病和急性感染性疾病，中医学称为温疫或温病，白虎汤历来是治疗温疫和温病的主要方剂。《伤寒论》中将白虎汤用于治疗伤寒病的极期，"三阳合病，腹满身重，难以转侧，口不仁面垢，谵语遗尿；发汗则谵语，下之则额上生汗，手足逆冷。若自汗出者，白虎汤主之"（224）、"伤寒脉滑而厥者，里有热，白虎汤主之"（350）等记载，正是急性传染病过程中高热、昏迷、痉厥的另一种描述。

明代名医缪希雍擅治瘟疫，处方大半出入于白虎汤、竹叶石膏汤、麦门冬汤中间。《先醒斋广笔记》时气伤寒门有医案14则，其用方一半有石膏，用量有多至"一日夜尽石膏十五两五钱病瘳者"。清人纪晓岚在《阅微草堂笔记》中记载：乾隆癸丑（1793）春夏间，京中多疫……有桐城一医，以重剂石膏活人无算……有一剂用至八两，一人服至四斤者。此人正是清代名医余霖，他所制的治疫名方清瘟败毒饮，即是白虎汤和犀角地黄汤、黄连解毒汤加减而成。其中石膏的用量更惊人，大剂180～240g，小剂也有24～36g之多，效果之好是当时目击者所折服的。清末新疆名医梁玉瑜于1891年途经江苏清江（即今淮安），见船户数人同染瘟病，浑身发臭，不省人事，开口吹气，舌则黑苔黑瓣底，用家方十全苦寒救补汤（生石膏、知母、大黄、黄连、黄芩、黄柏、芒硝、厚朴、枳实、犀角），重用石膏4倍，循环急灌一日夜连投多剂，患者陆续泻出极臭之红黄粪，次日舌中黑瓣渐退，复连服数剂，3日皆痊愈。在清江10日，以一方活

49人，颇得仙方之誉。这个经验，记载在他的舌诊专著《舌鉴辨正》中。根据现代报道，白虎汤在流感、猩红热、肠伤寒、乙脑、流脑、大叶性肺炎、流行性出血热等各种外感热病的极期，都有应用的机会。

2. 脊髓炎

这是一种由于感染或毒素侵及脊髓所致的疾病，表现为病损以下肢体瘫痪、感觉障碍及尿便障碍。本病多见于男性青壮年，其临床表现与《伤寒论》所谓的三阳合病相似。"三阳合病，腹满，身重难以转侧，口不仁，面垢，谵语，遗尿，发汗则谵语，下之则额上生汗，手足逆冷。若自汗出者，白虎汤主之。"夏奕钧曾用白虎汤加麦冬、生地黄、南沙参、北沙参、石斛等治疗1例急性横贯性脊髓炎的大学生，持续80天的高热，服药5剂后，体温遂下降。其人幻听幻视，袒胸露背，渴喜凉饮，脉数疾达120～140次/分，身无汗出，舌红少苔。(《南京中医药大学学报》1994年第10卷第3期)

3. 出血性疾病

出血，中医学称为血热，或血热妄行，或胃烂发斑。急性传染病过程中出现的皮下出血，古人常称之为温毒发斑，相当于弥漫性血管内凝血。消除这些皮下瘀血，叫化斑。宋代的《活人书》化斑汤，为白虎汤加玉竹。清代《温病条辨》化斑汤（生石膏、知母、玄参、犀角、甘草、粳米），用白虎汤加玄参、犀角。但白虎汤未必仅仅用于发热性疾病中的出血，也可用于多种血液病。如血小板减少性紫癜、血友病、白血病等。适用者出血鲜红，量大；多汗，口渴，脉洪大；其人肤色多白，无浮肿，大便干结。通常合犀角地黄汤，加阿胶等。

4. 五官科疾病

眼科、口腔科等疾病过程中出现出汗多、脉洪大等症状时，可以考虑使用白虎汤加味。有介绍老中医姚和清用白虎汤治疗眼病的经验：凡见眼部红肿较甚，刺激症状较重；舌红少津或舌红，苔黄燥；脉滑数、洪数或洪大有力；身体壮实，面红，鼻干灼热，口唇干燥，烦渴喜冷饮者，不论何种眼病，均可使用白虎汤。［姚芳蔚．眼科姚和清的学术经验，上海中医药杂志，1964（4）：23］

口腔科疾病中的牙周炎、牙髓炎等如见口渴、大汗者，也可使用白虎汤或玉女煎（石膏、知母、牛膝、地黄、麦冬）等。小儿疱疹性口腔炎，可用白虎汤合导赤散（生地黄、竹叶、木通、甘草）。

5. 皮肤病

皮肤奇痒、口渴、出汗后更严重，或夏季恶化的皮肤病，本方加祛风药，如荆芥、防风等。皮肤科的常用方消风散（石膏、知母、苍术、当归、生地黄、荆芥、防风、苦参、蝉蜕、胡麻、牛蒡子、甘草、木通），就是白虎汤的加味方，临床多用于荨麻疹、急慢性湿疹、老年性皮肤瘙痒症、过敏性皮炎、神经性皮炎、急性肾炎等。

五、方证鉴别

1. 本方与桂枝汤

两方证都有多汗。但桂枝汤证是汗出而动悸，且脉缓而迟；本方证是汗出而烦渴，脉滑而数。

2. 本方与桂枝加附子汤

两方证均可见四肢厥冷、大量出汗。但桂枝加附子汤证之汗为冷汗，四肢常厥冷，脉形大而空，或脉微弱，血压下降等；而本方证之汗为热汗，皮肤滚烫，脉滑而数，体温常常居高不下。

六、参考用量

生石膏 80g，知母 30g，生甘草 10g，粳米 40g。以水 1000mL，先煎石膏 30 分钟，入他药，待米熟，煮取汤液 400mL，分 2～3 次温服。

第二节　白虎加人参汤

白虎加人参汤是古代急症用方，有解渴、止汗、救津液的功效。白虎加人参汤证以大烦渴、舌面干燥、脉洪大为表现特征，多出现在发热性疾病、代谢病过程中。

一、经典配方

石膏一斤，知母六两，甘草二两，粳米六合，人参三两。上五味，以水一斗，煮米熟汤成，去滓，温服一升，日三服。（《伤寒论》《金匮要略》）

方中人参为五加科植物人参 *Panax ginseng* C. A. Mey 的干燥根。

二、经典方证

服桂枝汤，大汗出后，大烦，渴不解，脉洪大者，白虎加人参汤主之。(26)

伤寒，若吐、若下后，七八日不解，热结在里，表里俱热，时时恶

风，大渴，舌上干燥而烦，欲饮水数升者，白虎加人参汤主之。（168）

伤寒无大热，口燥渴，心烦，背微恶寒者，白虎加人参汤主之。（169）

伤寒脉浮，发热无汗，其表不解，不可与白虎汤。渴欲饮水，无表证者，白虎加人参汤主之。（170）

若渴欲饮水，口干舌燥者，白虎加人参汤主之（222）。

太阳中热者，暍是也，汗出恶寒，身热而渴，白虎加人参汤主之。（二）

1. 大烦渴

"大汗出后"是导致"大烦渴"的诱因；"欲饮水数升"表明患者渴感的严重程度，反映了患者脱水之甚。经典原文由此形象地勾勒出白虎加人参汤证"大烦渴"的临床表现特征。

经典原文中，白虎汤各条无一条谈到渴证，而白虎加人参汤证则没有一条不涉及口渴的。从此可见，张仲景使用白虎加人参汤的指征是大汗出后的口燥渴。患者不仅有强烈的渴感，而且能大量饮水，这种状态要比白虎汤证更为严重。这种状态，中医学称之为津液不足或气液不足，也是人参的主治。《名医别录》载人参"调中，止消渴"。张仲景通常在大汗、大吐、大下之后才用人参，方如新加汤、桂枝人参汤、四逆加人参汤以及本方。张元素认为，人参能"止渴生津液"；陈修园论人参"救津液"，说："余细味经文，无一字言及温补回阳。故仲景于汗、吐、下阴伤之证，用之以救津液。而一切回阳方中，绝不加此阴柔之品。"（《神农本草经读》）莫枚士也认为，"人参补虚以主亡津"（《经方例释》）。

人参补气养阴，是可以用来止渴的。不过这种渴感比较强烈，口腔内也干燥无津，而且患者全身的精神状态较差，或胸闷气短，或头昏眼花，或食欲不振。更有体型消瘦，或有如张仲景所说的"心下痞硬"。这种腹证，为上腹部扁平，按之硬，无抵抗力和弹性，多见于营养不良的瘦弱人。可以说，白虎加人参汤证是白虎汤证虚性化的发展。

2. 舌上干燥

"舌上干燥""口干舌燥""口燥渴"，本方证的客观指征在舌象。不仅干燥，还有舌光无苔，舌红起刺，舌乳头突出。口干舌燥的背后，是体液严重不足，心、脑、肾等重要器官的血液循环以及代谢出现应激状态。

3. 脉洪大

此指脉象如洪水波涛汹涌，但无力，多见于高热患者。洪大脉有大而有力者，但也有洪大而无力者。根据仲景用人参的经验以及后世医家的实践，脉大无力似乎更为贴近临床。《温病条辨》说"脉浮大而芤""脉若散大者，急用之，倍人参"。脉大为虚，脉洪为热。脉洪大是在热病时的表现，如果用于内伤杂病，当以口渴与舌象为抓手，不必追求洪大之脉。

以上数条经典原文，可以看作是数个隐去了姓名的医案实录，反映了张仲景使用白虎加人参汤救治重病的经验。大烦渴、舌上干燥、脉洪大等关键词，提示了白虎加人参汤证的临床表现特征，更揭示了经方重视体质的特色。

本方证是在白虎汤方证基础上的虚化，气热盛、津液伤是基本状态。气热盛，从口渴严重、饮水不解渴看出；津液伤，从口舌干燥、脉洪大无力看出。"大烦渴""口干舌燥""脉洪大"的背后，是在高代谢状态下体能开始低下，体液不足，心脑肾等重要器官的血液循环以及代谢障碍而出现的应激状态……

后世的解释有"病久津枯胃火"（王旭高）、"阳明热病化燥"（王晋三）、"汗吐下之后，邪已去而有留热在于阳明，又因胃液干枯"（徐灵胎）、"里热亢盛，气阴两伤"（李培生主编《伤寒论讲义》）等。形成的原因，可能与疾病消耗体力有关。如果再进一步发展，则诚如徐灵胎所言"若更虚羸，则为竹叶石膏汤证矣"（《伤寒论类方》）。

三、适用人群

本方适用人群以明显口腔干燥并有强烈渴感、脉象洪大、人逐渐消瘦为临床特征。反复发汗后，容易出现这种状态。舌证、脉证有特异性。

1. 精神萎靡

精神萎靡，疲劳虚弱感明显，甚至或神志恍惚；体重开始下降，眼眶凹陷，皮肤干瘪脱水，无光泽。

2. 口干舌燥

有明显的渴感，能大量喝水，喜欢喝凉水。口腔干燥，舌面无津。舌苔干燥，缺乏津液，有的如砂皮。

3. 精神萎靡虚象显现

心慌气短，呼吸表浅，语音低微；或头昏眼花，耳鸣耳聋；或微汗出而恶风寒，背部尤为明显；或食欲不振，只想喝点水。

4. 脉象血压异常

脉浮大而重按无力，或来势汹汹而有歇止。或心率数疾，或心律紊乱，或血压脉压差极大，或血压过低。

四、适用病症

以严重口渴为表现的病症，或以消瘦、食欲不振、多汗、虚弱感为表现的疾病，可以考虑使用本方。

1. 糖尿病

本方古代用于消渴，现代可用于糖尿病。其人消瘦，大便干结如栗，口渴明显者，可考虑使用本方。便秘，加生地黄、玄参；口干，加麦冬、石斛；烦渴、腹胀、身体困重、舌苔白腻，加苍术。

2. 甲亢

甲亢以多汗怕热、心跳加快、消瘦为表现特征，符合本方证。桥本甲亢者，多合用小柴胡汤；大便干结或肝功能异常者，加白芍。由于知母能除烦，用量可加大至 30g 以上。对于因亚急性甲状腺炎导致的甲亢，可以配合小柴胡汤。

3. 皮肤病

头面部的皮损，局部发热、红斑密布、口渴烦躁者，或汗出多者，可以用本方。

4. 发热性疾病

高热持续，汗出不止，患者精神不振、烦渴口燥、食欲下降、脉象无力者，可以使用本方。日射病、流感、肺炎、结核性脑膜炎、风湿热、霍乱等急性发热性疾病中体力衰弱的患者，都有应用机会。

五、方证鉴别

1. 本方与白虎汤

本方证是白虎汤证虚性化的发展，其表现为形体消瘦、口渴异常和食欲不振。白虎汤证汗多，本方证口舌干燥明显。

2. 本方与五苓散

两方均能治疗发热、汗出与口渴。本方证热重脉洪大或数，彼方证脉缓。本方证为津伤，舌红干燥便秘多；彼方证为蓄水，舌胖齿痕浮肿腹泻多。本方证口渴异常，欲饮水数升；彼方证渴不欲饮或喜热饮。

六、参考用量

生石膏 80g，知母 30g，生甘草 10g，粳米 40g，吉林人参 10g。以水 1000mL，先煎石膏 30 分钟，入他药，待米熟，煮取汤液 400mL，分 2～3 次温服。

第三节　竹叶石膏汤 ————————————————

竹叶石膏汤是经典的温热病后期的调理方，传统的清热养阴方，具有退虚热、增体重、止汗、止呕、止咳、止渴等功效。竹叶石膏汤证以消瘦、多汗、食欲不振或呕吐为表现特征，多见于发热性疾病的恢复期以及消耗性疾病。

一、经典配方

竹叶二把，石膏一斤，半夏半升（洗），麦门冬（去心）一升，人参二两，甘草（炙）二两，粳米半升。上七味，以水一斗，煮取六升，去滓，内粳米，煮米熟，汤成，去米。温服一升，日三服。（《伤寒论》）

二、经典方证

伤寒解后，虚羸少气，气逆欲吐，竹叶石膏汤主之。（397）

1. 伤寒解后

这提示本方证多见于发热性疾病的恢复期。徐灵胎说："此仲景先生治伤寒愈合调养之方也。其法专于滋养肺胃之阴气，以复津液。"（《伤寒论类方》）

2. 虚羸少气

虚羸，极度消瘦，因病而瘦。前人常用"骨瘦如柴""形销骨立"等来描述。这是营养不良状态，为热性病消耗使然。少气，指短气不足以息，气短力绵，呼吸短浅，不能深呼吸。"少气懒言"，可知其人不愿意说话。麦冬擅治虚羸。《神农本草经》记载："胃络脉绝，羸瘦，短气。"《名医别录》记载："虚劳客热，口干燥渴，止呕吐，愈痿蹶……令人肥健。"《太平圣惠方》用麦门冬白蜜浓煎，治羸弱短气。《外台秘要》用生麦冬、陈粟米、鸡子白、淡竹叶，治心劳热不止，肉毛焦色无润。仲景用麦冬，治呕吐配半夏；治虚劳咳嗽配人参、阿胶；治发热病后期的烦热多汗，配石膏；而几乎所有的麦冬方，均不离人参、甘草。虚羸，不仅仅是麦冬、人参、甘草的主治，也是使用石膏的依据。莫枚士说："赢用石膏者，独孙真人知其义，故于无比山药丸方下云：欲肥者，加敦煌石膏。"（《经方例释》）

3. 气逆欲吐

气逆，多为久咳，或声嘶力竭，或痰涎胶着难去，或张口抬肩，或咽喉干燥。欲吐，提示恶心、食欲不振，或伴有吞咽困难，或呕白沫。《外台秘要》麦门冬饮子用麦门冬、芦根、人参水煎徐徐服，治呕逆。《太平圣惠方》用麦门冬配石膏、甘草，治小儿伤寒、烦热头痛、呕逆。《张氏医通》二冬膏：用天冬、麦冬各等份，水煎浓缩加蜜收膏，不时噙咽，治肺胃燥热，痰涩咳嗽。

"虚赢少气"是竹叶石膏汤适用人群的体型特征，"气逆欲吐"是竹叶石膏汤适用疾病临床特征的描述，而"伤寒解后"则提示疾病的诱因是发热性疾病。这种状态，是白虎加人参汤证的进一步虚化，即肌肉神经的萎缩，营养状况恶化，消化能力下降，各种功能减退，但余热依然存在，表现为低热、盗汗、尿黄、舌红等。大病后、体弱多病者、高龄老人、儿童最为多见。传统解释有"余热留于肺胃之间"（王旭高）、"胃虚津伤，余热未尽"（熊曼琪主编《伤寒论》）、"伤寒解后，余热不清，气液两伤"（李培生主编《伤寒论讲义》）等。

三、适用人群

本方证多见于发热性疾病的恢复期、消耗性疾病的晚期患者，其人多营养不良，极度消瘦是其特征。

1. 极度消瘦

面色苍白，精神萎靡或烦躁，肌肉萎缩，腹壁菲薄或腹部凹陷如舟底状，皮肤枯燥，体重下降明显。高龄老人、儿童比较多见。

2. 食欲不振

不思饮食，或饥不欲食，甚至恶心欲吐。口干渴，喜饮水而不解渴。

3. 多汗尿黄

怕热多汗，多有盗汗且量大。王旭高说能治"但欲睡眠，合目则汗"（《退思集类方歌括》）。或有低热，尿液浓稠色深黄。浅田宗伯经验，"热性病，小便色赤者，竹叶石膏汤效佳"（《橘窗书影》卷二）。

4. 脉数无力

脉数无力，或细数，或洪大而数，但大多按之弱，或空大。"仲景虽未言脉，若察其脉虚数而渴者，当以竹叶石膏汤主之"（《伤寒溯源集》）。脉缓，心动过缓者慎用。

5. 口燥舌红苔剥

口干舌燥，口渴，口舌干燥，好冷饮，或呷水不已；或口腔干燥无津，或口腔糜烂，或眼睛干燥。舌红嫩，舌苔少，或舌裂苔剥，舌体多瘦小萎缩。

四、适用病症

以低热持续或消瘦并伴有咳嗽呕吐为表现的疾病，可以考虑使用本方。

1. 热病恢复期

本方主治"伤寒解后"，在肺炎、乙脑、麻疹、流感、病毒性心肌炎等发热持续较长时间以后，常常出现本方证。此时患者消瘦或精神萎靡，食欲不振，或呕吐咳嗽，盗汗自汗，低热持续，小便多黄。

2. 癌症晚期

如肺癌、喉癌、口腔癌晚期、肿瘤放化疗后，出现消瘦、食欲不振、盗汗者。干咳，合玄麦甘桔梗汤。心悸动，本方可与炙甘草汤等合用。

3. 肌肉萎缩性疾病

以消瘦为特征的慢性疾病，如肌萎缩侧索硬化（ALS）、脊髓炎、多发性硬化症（MS）、帕金森病等。可加地黄、阿胶、龟板、牡蛎等。

4. 口腔溃疡

热病后，或放化疗后，或手术后，或大病后，口舌糜烂，伴食欲不振者，小儿老人多见。

5. 儿科大病后

儿童大型手术后，特别是骨科手术后，消瘦、多汗、食欲不振、便秘、失眠等，可以用本方。幼儿吐泻后，食欲不振，烦渴，可以用本方。本方有增加体重、开胃进食、润肠通便等功效。

五、方证鉴别

1. 本方与白虎加人参汤

两方都能清热生津，白虎加人参汤证烦渴明显，本方证消瘦明显。白虎加人参汤证无呕吐，有食欲不振；本方证有食欲不振，还有呕吐咳嗽等。关键是本方有麦冬、半夏，能止呕养胃。麦冬、人参、甘草合用，更能长肉。

2. 本方与麦门冬汤

两方都能养阴开胃。本方证余热未清，或多汗，或低热持续，脉多细数。麦门冬汤胃阴不足,食欲不振,口干无津,舌多淡红少苔。本方有竹叶、石膏,故偏于清热;彼方无竹叶、石膏,且有大枣,故偏于滋养。

3. 三首石膏方的特征

从方证特征上看:白虎汤汗出如雨、脉滑而厥,白虎加人参汤口干欲饮、精神萎靡,竹叶石膏汤虚羸少气、气逆欲吐、舌光少苔。从擅长疾病看:白虎汤擅治脑炎、脊髓炎,白虎加人参汤擅治糖尿病、甲亢,竹叶石膏汤擅治肌萎缩、不欲食。

六、参考用量

竹叶 15g,生石膏 30g,制半夏 10g,麦冬 30g,西洋参 10g 或生晒参 10g,生甘草 10g,粳米 30g 或山药 30g。以水 1000mL,煮取汤液 500mL,分 2～3 次温服。

第四节 风引汤

风引汤为古代的热瘫痫病方,传统的清热息风、定惊安神方,具有止抽搐、疗风瘫、治癫痫的功效。风引汤证以抽搐、多汗、狂乱为表现特征,多见于神经系统疾病。

一、经典配方

大黄、干姜、龙骨各四两,桂枝三两,甘草、牡蛎各二两,寒水石、滑石、赤石脂、白石脂、紫石英、石膏各六两。上十二味，杵，粗筛，以韦囊盛之。取三指撮，井花水三升，煮三沸，温服一升。(《金匮要略》)

井花水，为清晨最先汲取之井水或泉水。

二、经典方证

大人风引，少小惊痫瘛疭，日数十发，医所不疗，除热之。

除热瘫痫。(五)

1. 惊痫

此多指小儿癫痫。

2. 风引瘛疭

此指手脚痉挛、口斜眼歪，也叫"抽风"，语出《黄帝内经》："病筋脉相引而急，病名曰瘛疭。""热病数惊，瘛疭而狂。"风引与瘛疭同义。莫枚士说："引者，一缓一急之谓。"(《经方例释》)多纪元简说："风引即风痫掣引之谓。"(《金匮玉函要略辑义》)森立之说："风引即掣纵，而为中古之俗称呼。"(《金匮要略考注》)

3. 热瘫痫

"瘫"，风瘫，筋脉拘急，麻痹不仁；也指脑瘫，行走困难，肢体无力。"痫"，谓癫痫，与前面的惊痫风引同类。陆渊雷认为："除热瘫痫四字义未允。刘氏《幼幼新书》作除热去癫痫，楼氏《纲目》作除癫痫(王氏《准绳》同)。其改瘫作癫于理为得矣。"(《金匮要略今释》)

张锡纯认为："风引汤方下之文甚简，似非仲景笔墨。"(《医学衷中参西录》)根据后世医家应用风引汤的医案归纳，风引汤多用于抽动、痉挛、头痛、麻木类疾病，或癫痫抽搐，或惊狂失眠，或肌肉震颤拘挛，或麻木偏瘫，或头痛头晕，或舌强失语。传统的解释有"风火交织"（王旭高）、"风邪内并则火热内生，五脏亢甚进归入心"（徐彬）、"热风而乘血虚中人，邪正相搏，木火互证，风化为热，则心热炽盛，血脉痹着"（沈明宗）、"阳热内盛，风邪内动"（《金匮要略》新世纪第四版）。

三、适用人群

1. 怕热多汗

烦躁怕热，自汗盗汗，出汗量大。口干口苦，喜饮水，喜食水果西瓜等。

2. 大便干结

便秘，大便如粒状，数天一解。其人腹皮灼热，或有明显的腹主动脉搏动等。

3. 脉长而大

脉按之浮大，尺脉浮露明显，或脉弦急，心率偏快。

四、适用病症

以抽动、头痛、烦躁、肢体麻木为表现的病症，可以考虑使用本方。多出现在发热性疾病及精神神经系统疾病中。

1. 小儿癫痫

本方对小儿脑发育不良的癫痫、多动以及舞蹈病等症有效。适用于多汗、便秘者。

2. 高血压病

本方适用于头痛、眩晕、面红、大便干结、四肢麻木、脉弦大者。赵锡武用风引汤加磁石、龟板、鳖甲、生铁落治疗半身不遂见血压高者。（《赵锡武医疗经验》）

3. 脑炎

"永嘉二年，大人小儿频行风痫之病，得发例不能言；或发热，半身掣缩，或五六日，或七八日死。张思惟合此散，所疗皆愈。"（《外台秘要》卷十五）根据此病发热、抽搐，而且发病率高、死亡率高的特点，推断当年流行的可能是脑炎。刘树农回忆"每遇小儿暑痫，均治以风引汤，不妄事增损，二三日即痊愈"（《名老中医之路》）。小儿暑痫，应该是乙型脑炎。同时具备"热瘫痫"三证者，非乙脑莫属。李发枝用此方治病毒性脑炎引起的高热抽搐及手足口病合并中枢神经系统感染。（《李发枝方证辨证选录》）

4. 脑器质性损害

本方适用于如小儿脑瘫、智力低下、脑炎、高血压、脑卒中及其后遗症，或大脑慢性退行性疾病的阿尔茨海默病、脑萎缩、帕金森病等见抽动痉挛、头痛麻木、脉浮大弦数者。

五、方证鉴别

本方与白虎汤、白虎加人参汤、竹叶石膏汤

四方均有清热功效，以脉数大、多汗怕热者为宜。白虎汤主汗，其人多热汗，脉滑而厥；白虎加人参汤主渴，其人口干舌燥，善饮；竹叶石膏汤主瘦，其人羸瘦，少气欲吐；本方主抽，其人必抽搐、惊痫。

六、参考用量

　　大黄 10 ～ 20g，干姜 20g，桂枝 15g，甘草 10g，龙骨 20g，牡蛎 10g，寒水石 30g，滑石 30g，赤石脂 30g，白石脂 30g，紫石英 30g，生石膏 30g。以水 800mL，煎取 300mL，分 2 ～ 3 次服用。或按上述比例，为细粉，每次取 30g，布包，沸水泡服。汤液淡砖红色，混浊，静置后分层（上层淡褐，下层淡砖红色），味辛辣、甜。本方矿物药很多，不可用散剂或丸剂口服。食欲不振、大便不成形者慎用。

第八章

茯苓类方

　　茯苓类方是以茯苓为主要药物的一组处方。茯苓主治眩悸、口渴而小便不利者。茯苓类方中代表性的有五苓散、苓桂术甘汤、茯苓饮、猪苓汤等。

第一节　五苓散

　　五苓散是经典的利水方，传统的通阳化气、健脾利水方，具有止口渴、利小便、止吐、止泻、止汗、定眩、治头痛等功效。五苓散证以口渴、小便不利为临床特征，多见于代谢障碍类疾病、病毒性疾病、自身免疫性疾病、局部水肿性疾病。

一、经典配方

　　猪苓十八铢，泽泻一两六铢，白术十八铢，茯苓十八铢，桂枝半两。上五味，捣为散，以白饮和，服方寸匕，日三服。多饮暖水，汗出愈。

　　古代 24 铢为一两，则五苓散的配比应为猪苓 3：泽泻 5：白术 3：茯苓 3：肉桂 2。

　　方寸匕系古代量取药末的器具名。其形状如刀匕，大小为古代一寸正方，故名。一方寸容量约为 1.5mL［熊云长．东汉铭文药量与汉代药物量制．中华医史杂志，2018（6）：323］，盛草木药末在 1.5g 左右。

　　白饮，指米汤，亦作面汤水。

二、经典方证

若脉浮，小便不利，微热消渴者，五苓散主之。（71）

发汗已，脉浮数，烦渴者，五苓散主之。（72）

伤寒汗出而渴者，五苓散主之。（73）

渴欲饮水，水入则吐者，名曰水逆，五苓散主之。（74）

痞不解，其人渴而口燥烦，小便不利者，五苓散主之。（156）

霍乱，头痛，发热，身疼痛，热多欲饮水者，五苓散主之。（386）

脉浮，小便不利，微热，消渴者，宜利小便，发汗，五苓散主之。（十三）

假令瘦人，脐下有悸，吐涎沫而癫眩，此水也，五苓散主之。（十二）

黄疸病，茵陈五苓散主之。（十五）

1. 口渴

口渴是五苓散证的主要特征，其具体表现有：①渴感严重，消渴或烦渴。②口渴而喜饮热水。③喝水即吐，或胃内不适或有振水声。此水为所饮之水未被吸收，超出胃容纳范围而吐出，为多次饮水而一次性吐出，吐水之前可以没有恶心。④口渴但无舌焦干燥。

2. 小便不利

此症常与口渴相伴，其具体表现有小便量少，或次数少，或浮肿，或浮肿倾向以及体内积液等，是五苓散证的关键。原文："渴欲饮水，水入则吐者，名曰水逆。五苓散主之。""小便不利，微热消渴者，五苓散主之。"根据两条原文比对，五苓散不仅仅是治疗口渴，小便不利才是目标。吴谦也说："五苓散非治水热之专剂，乃治水热小便不利之主方也。"（《订正伤

寒论注》卷一）

3. 脉浮

浮脉，轻取即得，举之有余，按之不足。主表，可汗之脉，太阳病的主脉。提示患者的整体状态较好。成无己说："浮为轻手得之，以候皮肤之气，内经曰：其在皮者，汗而发之。"（《注解伤寒论》）尤在泾说："浮者，病在经也。凡阴病在脏者宜温，在经者则宜汗。"（《伤寒贯珠集》）

4. 或然证

（1）汗出："伤寒汗出而渴者"，为自汗，汗出量多如水。

（2）呕吐："渴欲饮水，水入则吐者"，为吐出清水或痰液。

（3）悸动："脐下有悸"，包括心悸或腹部的上冲感、肌肉跳动或痉挛等。

（4）头痛："霍乱，头痛"，为头痛头晕、视力模糊等，伴有呕吐、腹泻、浮肿等。

（5）癫眩："吐涎沫而癫眩"，如精神错乱、言语行动失常、抽搐、感觉障碍、意识模糊等。眩，还包括畏光、眼花缭乱、视物模糊、头晕等，常伴有恶心、呕吐。《备急千金要方》用本方"主时行热病，但狂言烦躁，不安精彩，言语不与人相主当者"。

（6）霍乱：即水泻，类似于今天的急性胃肠炎。吐泻为主要临床表现，也包括便溏。

（7）黄疸：皮肤、巩膜黄染，常有食欲不振、恶心、呕吐、腹泻或便秘等症状。

根据经典原文可见，五苓散证的或然证虽然较多，但"小便不利"是核心证据。所以，五苓散证与"水"的关系十分密切，后世解释有"太阳邪热入腑，水气不化"（吴谦）、"水与热结"（尤怡）、"阳不通而聚水者"

（程门雪）、"蓄水"（李培生主编《伤寒论讲义》）。这是一种以口渴、小便不利为临床表现特征的水液潴留状态。该状态的形成，急性病中与吐泻大汗有关，慢性病中多与激素、保健品、化疗药以及饮食太肥美、长期大量饮酒、滥用味精等食品添加剂有关。西医学的抗利尿激素分泌异常综合征（SIADH）、正常容量性低钠血症等与此证相类似。代谢障碍类疾病、病毒性疾病、自身免疫性疾病、局部水肿性疾病多见本症。

三、适用人群

本方适用于各类人群，无性别、年龄差异，口渴而浮肿多见，舌象有特异性。多与过用抗生素、激素、保健品、化疗药及饮食太肥美、长期大量饮酒、滥用食品添加剂，以及各种疾病刺激有关。

1. 面黄浮肿貌

面色多黄白，或黄黯，一般无油光；浮肿貌，或大眼袋。体型不一，胖瘦均有。虚胖者，腹部松软，易浮肿，多汗；实胖者，腹部硕大，易腹泻，头晕；瘦者，腹部平软，胃内振水音。皮肤湿润，易出汗，或大汗后。

2. 胖大舌、厚腻苔

舌淡胖大，质嫩边齿痕；苔白厚腻，或水滑苔。

3. 口渴喜热饮

口渴，渴感明显，茶杯不离身，常喝水润口，尤其喜欢喝热水；或喝水后呕吐，或胃内不适，或有振水音。

四、适用病症

代谢障碍类疾病、病毒性疾病、自身免疫性疾病、局部水肿性疾病多见本症,临床适用范围较广。应用的条件是患者的消化吸收功能低下,或胃内停水,或肠道腹泻。

1. 水泻

泻下如水、小便黄短者,适用本方。如胃肠型感冒、急性肠炎、流行性腹泻、消化不良、婴幼儿腹泻等,可单独使用本方,也可根据病情配合半夏厚朴汤、平胃散、六一散、藿香正气散等。胃肠型感冒,配半夏厚朴汤、藿香正气散最好,尤其对于那些使用抗生素无效的夏秋季腹泻最有效果。从报道来看,五苓散原方对婴幼儿腹泻效果肯定。《济生方》在本方中加车前子,治伏暑热二气及冒湿泄泻注下,或烦,或小便不利。腹泻多为水样泻,通常无腹痛。

2. 水逆症

本方适用于如酒后呕吐、急性胃肠炎呕吐、妊娠呕吐、新生儿呕吐、溺水后呕吐等患者。其呕吐多见水入即吐,特别是大量饮酒以后出现饮水则恶心呕吐、腹泻、口渴、少尿、面部潮红浮肿、头昏胸闷等,用五苓散有效。

3. 头痛类疾病

本方适用于如偏头痛、三叉神经痛、顽固性头痛、颅内压增高性头痛、脑垂体瘤、梅尼埃综合征及酒醉以后的头痛等患者。这些患者,大多脸色黄,易浮肿,舌多胖、有齿痕;或易腹泻或大便不成形,或口渴而不能多饮水。

头痛是脑部肿瘤的常见症状,脑垂体瘤多伴有肥胖、闭经、溢乳、浮肿、头痛、视力下降等症状,可以考虑使用五苓散加怀牛膝等。脑胶质瘤导致的颅内压增高症状，多有头痛、复视等，也可以考虑五苓散，其中泽泻、白术可以大量使用。

根据日本医家的经验，剧烈头痛，用常规方法无效时，可以试用五苓散。(《汉方辨证治疗学》)

4. 小便不利类疾病

本方适用于如急慢性肾小球肾炎、肾病综合征、急慢性肾盂肾炎、泌尿道感染、早期肾功能不全、输尿管结石、特发性水肿、心源性水肿、阴囊水肿、肝硬化、手术后膀胱麻痹、前列腺肥大、癃闭等患者。一些长期使用抗生素而无效的患者，可以服用五苓散，并加上猪苓汤。腹胀严重，可以合用真武汤、防己黄芪汤等。

5. 体腔内积液

本方适用于如肝硬化腹水、心包积液、脑积水、关节腔积液、盆腔积液、胸腔积液、鞘膜积液、羊水过多等患者。梅尼埃综合征为内耳迷路水肿，也属于体腔的积液，照样可以使用本方，或合用真武汤、济生肾气丸等。胃潴留、肾积水等器官内水液潴留也有应用本方的机会。

6. 代谢障碍类疾病

本方适用于如糖尿病、高脂血症、脂肪肝、痛风等患者。

糖尿病患者伴有的口渴、黏腻感，以及呕吐清水和间歇性腹泻也不少。与五苓散证的口渴、吐水、水泻相重合。根据传统经验，如口黏腻，舌苔厚者，五苓散中用苍术为好。

高脂血症患者多有肥胖、多汗、口渴、腹泻腹胀等，其人舌体胖大有齿痕、经常水泻者，适用五苓散。方中泽泻当重用。加茵陈蒿，可以减肥。

痛风者，大多饮食肥美，其人多怕热多汗、腹泻、口渴，可以常服五苓散。足肿痛，加怀牛膝；关节红肿，加黄柏；疼痛剧烈，不可触碰，加附子；汗多、浮肿，合越婢加术汤。

7. 口渴多饮类疾病

本方适用于如尿崩症、小儿多饮症、糖尿病、干燥综合征等患者。干燥综合征患者口眼干涩，甚至舌红无苔，但不能多喝水，经常胃内饱胀，胃内有水声，同时伴有面浮足肿、大便不成形、吃水果即腹泻、舌胖有齿痕等，这类患者用养阴生津的药物往往无效，可用五苓散合小柴胡汤，有缓解口干、消除疲劳、止泻等功效。

8. 眼病

五苓散治"眩"，眼科疾病常见的畏光、复视、视力下降等就属于此范围。白内障、玻璃体混浊、飞蚊症以及青光眼、过敏性角膜炎、角膜水肿、葡萄膜炎、青光眼、中心性浆液性视网膜炎、视神经乳头水肿、黄斑水肿、急性泪囊炎等有应用的机会，特别是头痛头晕、步履不稳、浮肿、口渴者。眼科疾病围手术期也可使用。苓桂术甘汤、当归芍药散、肾气丸等是常用的合方。

9. 皮肤病

本方适用于扁平疣、黄色瘤、荨麻疹、脂溢性皮炎脱发、多形性红斑、脓疱疮、水痘、带状疱疹、顽固性湿疹、手足的水疱性湿疹等皮肤病。原文有"肉上粟起"的记载，可知本方证也可见于皮肤改变，或合用小柴胡汤。

五、方证鉴别

本方与白虎加人参汤

两方均用于发热、汗出、口渴者。其鉴别在于：一是脉象不同：白虎加人参汤证脉洪大或数，本方证脉缓；二是舌象不同：白虎加人参汤证津伤舌红干燥，本方证舌胖齿痕；三是渴感不同：白虎加人参汤证口渴异常、欲饮水数升，本方证渴不欲饮或喜热饮。

五苓散证或吐水，或下利，是胃肠道水液的吸收障碍；白虎加人参汤证口干舌燥是由于体表发汗而失水，但胃肠道功能正常。五苓散证是水液代谢异常，白虎加人参汤证是体温升高而代谢亢进。

六、参考用量

猪苓 20g，泽泻 30g，苍术或白术 20g，茯苓 20g，桂枝 15g 或肉桂 10g。以水 1000mL，煮取汤液 300mL，分 2～3 次温服。也可制成散剂（用肉桂），每服 5g，日 2～3 次，用米汤调服或热开水冲服。徐灵胎认为："此乃散方，近人用以作汤，往往鲜效。"(《兰台轨范》)浅田宗伯认为："此方应按本法制为末，效优于煎剂，胃苓汤、柴苓汤等不在此列。"(《勿误药室方函及口诀》)

古方无白术、苍术之分，白术偏于健脾，苍术偏于化湿。莫枚士认为："五苓散，术亦当是苍术。"(《经方例释》)

根据张仲景"多饮暖水，汗出愈"的经验，五苓散服用后要饮热开水。此外，服五苓散后不宜食冰冷食物。吐水患者宜散剂，无上消化道症状者用汤剂。

第二节　苓桂术甘汤

苓桂术甘汤是经典的痰饮病方，传统的温阳化饮方，具有利水、定悸、定眩的功效。苓桂术甘汤证以眩悸为临床特征，多见于循环系统疾病、消化道疾病、精神心理疾病以及眼病等。

一、经典配方

茯苓四两，桂枝三两，白术、甘草（炙）各二两。上四味，以水六升，煮取三升，分温三服，小便则利。（《伤寒论》《金匮要略》）

二、经典方证

伤寒若吐若下后，心下逆满，气上冲胸，起则头眩，脉沉紧，发汗则动经，身为振振摇者，茯苓桂枝白术甘草汤主之。（67）

心下有痰饮，胸胁支满，目眩，苓桂术甘汤主之。（十二）

夫短气有微饮，当从小便去之，苓桂术甘汤主之，肾气丸亦主之。（十二）

1. 气上冲胸

此指自觉有气从少腹部上冲胸部，常伴有剧烈的心悸、胸闷、头晕等。但也有他觉症状，即按压脐腹部有搏动感。"此方以动悸为的候。"（《方函口诀》）

2. 心下逆满、胸胁支满

自觉有气上逆，上腹部甚至胸胁部闷胀，或重压感，自觉气不往下，伴有嗳气、食欲不振等。心下逆满可以理解为胃的逆蠕动。

3. 起则头眩目眩

"起则头眩"是体位改变时出现的症状，由平卧位转为坐位或立位时出现头部晃动感，视物旋转而站立不稳，通常为体位性低血压的表现。"目眩"推测是眼外肌痉挛导致视物模糊或复视。

4. 短气有微饮

呼吸短促，不能接续。"凡食少饮多，水停心下，甚者则悸，微者短气。"（十二）这些症状都与水停心下有关。本方证不仅有严重的心悸，并有食欲不振、腹胀胸闷、呕吐清水、腹中有辘辘水声等。

5. 心下有痰饮

心下，即上腹部；痰饮，是清稀的水。"心下有留饮，其人背寒冷如手大"（八）、"水在心，心下坚筑，短气，恶水，不欲饮"（三）、"心下有支饮，其人苦冒眩"（二十五）等经典原文的描述中，本方证不仅有明显的消化道症状，并有小便不利、背冷、口不渴、恶饮水、头重目眩等症。

苓桂术甘汤证是古代所说的痰饮病的一种。痰饮病，指水停留在身体某一部位所导致的疾病，苓桂术甘汤证是水饮停留心下，并出现心悸、胸闷、腹胀、头晕、震颤等症状的状态。本方证多在慢性病的基础上，因感受外邪、精神刺激、心身疲劳等诱因而引起，发作有无定时、时好时坏的临床特点。其临床表现复杂多变，故经典原文中对此证的描述也较多。传统的解释有"阳虚而动肾水之症"（徐灵胎）、"伤寒邪解而饮发之证"（尤怡）、"痰饮停留心下"（《金匮要略》新世纪第四版）、"中阳不足，饮停心下"（《方剂学》新世纪第四版）。根据经典方证的"起则头眩""气上冲胸"

等描述推测，本方证是以低血压为特征的循环系统功能障碍的一种综合征。

三、适用人群

本方适用人群中瘦人多见，焦虑症状明显。体型、脉象、腹证有特异性。

1. 体瘦长

面色黄白，轻度浮肿貌或眼袋明显，焦虑貌；或面色黧黑或面见棕褐色或黑褐色斑点，其色黯滞。

2. 腹部症状明显

易吐水或胃内有振水声，多有口渴而不能多饮水，按压腹部软弱，腹主动脉搏动明显。小便少，易腹胀，易腹泻。胃下垂多见。

3. 头部症状明显

易心悸眩晕，特别是直立性眩晕；喜平躺，易突发胸闷、气短；易于惊吓，睡眠多梦。

4. 舌胖大

舌淡红，胖大，有齿痕。舌质淡嫩，舌苔水滑。

5. 脉弱

脉弱无力，或空弦，或细软，或沉细弱，但也有脉沉紧者。血压偏低。

四、适用病症

本方临床适用面较广，符合上述适用人群的循环系统疾病、消化系统疾病、精神心理疾病以及眼病可以考虑使用本方。

1. 心悸类疾病

本方适用于如风湿性心脏病、冠心病、高血压性心脏病、肺源性心脏病、心律失常、心脏神经官能症、心脏瓣膜病、心肌炎等患者。以心悸为突出表现，伴有胸闷、短气、喘息，且有入夜胸闷等症状加重的倾向。大多伴有焦虑倾向，尚见头晕目眩、咽噎耳鸣、睑肿面浮等症，多加大枣。如常突发心悸、黑蒙、眼前冒金花者，加五味子。

2. 眩晕类疾病

如焦虑症、耳源性眩晕、高血压性眩晕、低血压、椎 – 基底动脉供血不足、颈椎病等伴有心悸、颤抖、腹胀、肠鸣者，可以考虑使用本方，合用真武汤等。

3. 胃肠道疾病

胃下垂、消化性溃疡、慢性胃炎、神经性呕吐、胃肠神经官能症等表现为进食后上腹部不适、恶心伴呕吐清水、腹泻、腹部冷等消化道症状，并伴有面色苍白、头昏、眩晕、晕厥、颤抖、心悸、出汗等植物神经失调症状者，即可考虑使用本方。如进食后腹胀明显、胃内振水音者，合外台茯苓饮。如咽喉异物感、舌苔黏腻满布、腹胀嗳气者，合半夏厚朴汤。

4. 咳喘类疾病

急慢性支气管炎、支气管哮喘、百日咳、胸膜炎、心包积液等多见胸闷、短气者，本方作为平素调理方，有利于改善体质，缓解症状。咳吐清稀白痰者，可配干姜、细辛、五味子。

5. 眼病

本方适用于如白内障、结膜炎、病毒性角膜炎、视神经萎缩、中心性浆液性脉络膜视网膜病变等患者。尾台榕堂说："治饮家眼目生云翳，昏暗疼痛，上冲头眩，睑肿眵泪多者，加苈（车前）尤有奇效。当以心胸动悸、胸胁支满、心下逆满等症为目的。"（《类聚方广义》）陆渊雷说："胃水常引发目疾，赤痛而多眵，本方加车前子，奇效。"武简侯说："遇到眼结膜红肿而多眵泪者，每有眩晕、尿少、背冷之症，用本方加车前子，有殊效。"（《经方随证应用法》）通常合用五苓散、当归芍药散等。

五、方证鉴别

1. 本方与五苓散

两方均能治疗头晕、心悸。本方证偏气上冲胸，彼方证偏水入即吐。

2. 本方与真武汤

两方均能治疗头眩身振动。本方证是冲逆动摇，彼方证是汗出、身热、四肢沉重，一是阳亡于外，一是阳不安于中，病变程度有轻重之别。

六、参考用量

茯苓 20g，桂枝 10g，肉桂 5g，白术 10g，炙甘草 10g。以水 600mL，煮取汤液 300mL，分 2～3 次温服。

第三节　茯苓饮

茯苓饮是古代的痰饮病方，传统的健脾理气化痰方，具有消痰气、去宿水、除腹胀、令能食的功效。茯苓饮证以腹胀、食欲不振、胃内有停水为临床特征，多用于消化系统疾病。

一、经典配方

茯苓三两，人参二两，白术三两，生姜四两，枳实二两（炙），橘皮二两半（切）。上六味，以水六升，煮取一升八合，分温三服，如人行八九里进之。忌酢物、桃李、雀肉等。（《外台秘要》《金匮要略》）

《外台秘要》卷八痰饮食不下及呕逆不食门《延年》茯苓饮后注"仲景《伤寒论》同"，可见本方是仲景方。

二、经典方证

治心胸中有停痰宿水，自吐出水后，心胸间虚，气满不能食，消痰气，令能食。（《外台秘要》）

胸痹，胸中气塞，短气，茯苓杏仁甘草汤主之，橘枳姜汤亦主之。（九）

1. 心胸中有停痰宿水

此指从消化道吐出较多的痰液或水，或干呕恶心，或反流吐水。宿水，停留在胃中的水。患者可以出现胃内辘辘水声。"痰即淡字之俗谓，停其淡薄之宿水也"（《经方例释》）。吐水，即吐胃内停留的胃液酸水等，患者多有恶心呕吐等。促进胃液的吸收，止吐水，是本方的主要功效。

2. 气满、不能食

气满，指胸满腹胀。不能食，关键是气满腹胀导致不敢进食，或食欲不振，或只能少量进食，或进食诱发或加重呕吐。消除腹胀胸闷，催人食欲是本方的功效。

3. 胸中气塞、短气

此是橘枳姜汤证。因本方中含有橘枳姜汤，故推测本方证当有胸闷气短。本方证有两种表现，水饮多时以吐水为主症，水饮少时则以气塞、胀满为主症。

茯苓饮证的临床表现基本集中在上消化道，原文的提示也明确，是"心胸中有停痰宿水"。后世的解释有"治痰饮善后最稳当之方"（徐彬）、"痰饮吐后，邪少虚多"（《金匮要略译释》）、"为后世所谓留饮之主药"（浅田宗伯）、"脾虚痰滞"（李文瑞）等。

三、适用人群

本方证瘦人多见，消化道疾病多见。体型体貌、腹证有特异性。

1. 消瘦

体型瘦高或瘦小；面色黄白或黄黑，缺乏光泽，或面部轻度浮肿，或眼袋明显；疲倦貌，说话有气无力，瘦弱的成年女性多见。

2. 胃内振水音

腹部扁平，腹壁软弱无抵抗，或腹壁虽拘急但按之无底力，有明显的胃内振水音。胃镜下胃内水液潴留等。吐出后则振水音不明显。

3. 多胸闷、失眠、眩悸

容易头晕头重，眼花黑蒙；容易胸闷，心悸，气短；大多失眠，烦躁焦虑。

4. 消化道症状多

食欲不振，腹胀，反酸吐水，嗳气，或咽喉有异物感，多有便秘或大便稀溏。胃下垂、胃炎患者多见。

5. 脉弱无力

脉多弱无力。血压偏低，四肢冷。

6. 齿痕舌

舌苔薄白或较厚，舌面较湿润，舌体胖大或瘦小、边有齿痕，但也有不明显的。

四、适用病症

以腹胀、食欲不振为表现的病症，符合上述人群特征者，可以考虑使用本方。

1. 胃肠病

本方适用于如胃下垂、胃动力不足、幽门梗阻、慢性胃炎、胃溃疡、厌食症、慢性肠炎、肠易激综合征、习惯性便秘、慢性胰腺炎等见胸满腹胀、呕吐痰水、心慌气短、小腹坠胀、胃内振水音、食欲不振者；或服用黄芪等反而更加难受者。本方有消除腹胀、促进食欲的功效。脉弱，血压低，加桂枝或肉桂、甘草。嗳气多痰，咽喉有异物感者，合半夏厚朴汤。呕吐剧烈、烦躁头痛者，合吴茱萸汤。极度消瘦，可配合薯蓣丸。尾台榕堂经验："治老人常苦痰饮，心下痞满，饮食不消，易下利者。又治小儿乳食不化，吐下不止，及百日咳心下痞满、咳逆甚者，均加半夏，有特效。"（《类聚方广义》）

2. 胸闷咳喘

呼吸道疾病有应用机会，如王九峰医案中有用本方加半夏、杏仁、苏梗、甘草、枇杷叶治疗多食胸闷的咳喘。心脏疾病也有应用机会。如临床见呼吸困难，常欲深呼吸而不得；同时有心下痞满，饮食不香，胃口不佳，口干欲饮者，可用本方。

3. 眩晕症

本方适用于低血压眩晕、短暂缺血性眩晕、梅尼埃综合征、体位性眩晕、晕车晕船等患者。血压低，体型瘦高者，合苓桂术甘汤。

4. 睡眠障碍

本方适用于伴有腹胀、腹泻、食欲不振、胃内有振水音的失眠证患者。其睡眠多梦，多易醒；或者有流口水，早上口苦，舌苔厚等症。

五、方证鉴别

1. 本方与吴茱萸汤

两方均治吐水，区别在疼痛有无。本方证通常以胀满为主，吴茱萸汤证则以腹痛，或头痛，或胸痛为多。

2. 本方与半夏厚朴汤

两方证均多见咽喉梗阻感、胸闷腹胀等，易混淆，但观其人体型体貌可以分辨。本方证面色黄、人消瘦，彼方证面色红润、油腻，但两方合用机会多。

六、参考用量

茯苓 15 ～ 40g，党参 15g，白术 15g，生姜 20g 或干姜 10g，枳壳 15 ～ 30g，陈皮 15 ～ 30g。以水 1100mL，煮取 400mL，分 2～3 次服用。

第四节 猪苓汤

猪苓汤是经典的淋病方，传统的清热利水方，具有利小便、止血、除烦助眠的功效。猪苓汤证以尿频、尿急、尿痛、排尿窘迫、尿失禁等一系列尿路刺激症状为临床特征，多见于泌尿系统疾病。

一、经典配方

猪苓、茯苓、泽泻、阿胶、滑石各一两。上五味，以水四升，先煮四味，取二升，去滓，内阿胶烊消。温服七合，日三服。(《伤寒论》《金匮要略》)

二、经典方证

若脉浮发热，渴欲饮水，小便不利者，猪苓汤主之。(223)

阳明病，汗出多而渴者，不可与猪苓汤，以汗多胃中燥，猪苓汤复利其小便故也。(224)

少阴病，下利六七日，咳而呕渴，心烦，不得眠者，猪苓汤主之。(319)

1. 小便不利

本方证的主证，泛指尿频、尿急、尿痛、排尿窘迫、尿失禁等一系列尿路刺激症状。莫枚士说此方"为治小便不利之专方"（《经方例释》）。日本汉方医也认为本方"治淋病点滴不通，阴头肿痛，少腹膨胀作痛者"（《类聚方广义》）、"清解下焦蓄热，利尿之专剂"（浅田宗伯）。本方证当有尿血。原文"淋家，不可发汗，发汗必便血"（84），告诫淋家非常容易尿血。再从方用阿胶推测，也提示这个特征。猪苓汤证的尿血，可以为肉眼血尿，但更多的则是显微镜下血尿或潜血。此外，小便不利提示患者浮肿，或有浮肿貌等。

2. 脉浮发热，渴欲饮水

这是内热的表现，即脉象轻按即得，患者自觉发热，或面红。小便不利与五苓散证相同，但口渴能饮水与之相异。提示患者有明显的渴感，并且能饮较多的水，不会出现胃内停水、入水即吐的现象。口渴与白虎加人参汤证相同，但汗不多、舌不干燥与之相异，所谓"阳明病，汗出多而渴者，不可与猪苓汤"（224）。猪苓汤证，能耐阿胶者，其人胃肠功能佳，水液吸收没有问题，问题在于尿路充血所致的排尿不畅利。

3. 下利

下利即腹泻，从原文"下利六七日"来看，其腹泻慢性化，常规疗法无效。再从方用阿胶推测，猪苓汤主治的腹泻，可能有便血。

4. 心烦不得眠

睡眠障碍，或多梦易醒，或烦躁难眠。

5. 咳而呕渴

此为猪苓汤证的或然证，提示猪苓汤证可出现咳嗽、恶心呕吐、口渴的症状。

猪苓汤证的传统解释有"热上壅则下不通，下不通热益上壅"（汪昂）、"水热相结而不行"（汪苓友）、"阴虚有热，水气不利"（熊曼琪主编《伤寒论》）、"少阴阴虚生热，水热互结"（刘渡舟）、"阳明津伤水热互结"（李培生主编《伤寒论讲义》）等。

三、适用人群

本方适用人群整体状况较好，但尿路刺激症状明显。体征无特异性，重在辨病。

1. 营养状况较好

面色黄或苍白，眼睑不红，皮肤细腻。面部或有浮肿，或有明显的眼袋。人有燥热感，出汗不多。饮食无碍，气息如常，重要脏器无病变。成年女性多见，体型无特殊。

2. 舌体胖

舌体胖，或齿痕明显；舌质淡红，或舌苔白，或舌苔少。口渴，口干，或口苦，口黏腻等。

3. 尿道刺激症状明显

本方证易有尿频、尿急、尿痛等尿路刺激症状；小便黄短，排尿不畅，尿道灼热感，或尿血；膀胱炎、前列腺炎、尿路感染、尿路结石的患者多见。

四、适用病症

本方多用于小便不能通利的病症，根据病症不同和个体差异，可以适当加味或合方。

1. 尿路感染

本方适用于如膀胱炎、尿道炎、急慢性肾盂肾炎或急慢性肾小球肾炎、紫癜性肾炎、肾积水、肾结石、膀胱结石、前列腺肥大、多囊肾等伴有感染等患者。小便痛涩、心烦失眠者，加连翘、栀子。黄带、脚癣者，加黄柏、栀子、甘草。和田东郭经验，大小便不通，大便出血，本方加大黄（《东郭医谈》）。

2. 尿路结石

本方可配芍药甘草汤、四逆散、生薏苡仁、大黄、金钱草等。胡希恕经验，治疗结石以本方加生薏苡仁一两、大黄四分（《中医临床家胡希恕》）。

3. 尿血便血

本方适用于膀胱癌、放射性膀胱炎、前列腺癌、血小板减少等出现的尿血便血者。舌红脉数，烦躁者，合黄连阿胶汤、白头翁汤、黄芩汤。大便不通，加大黄。白细胞、血小板、血红蛋白低，加墨旱莲、女贞子。

4. 下肢水肿

本方适用于如丹毒、淋巴结炎等出现局部红肿者。其人怕热，舌苔黄腻，可去阿胶，加黄柏、连翘、苍术等。

5. 顽固性剧咳

水热互结，在下为小便不利；在上为咳嗽气喘。本方适用于夜间咳嗽明显，影响睡觉；咳嗽剧烈，咳到呕吐；有尿路刺激症状，或口渴，大便不成形者。

五、方证鉴别

本方与五苓散

两方均有茯苓、猪苓、泽泻，都可以用于小便不利。但五苓散主治水逆证、水泻证，以全身性的脱水为主，范围广；猪苓汤主治淋证以及尿血便血，以泌尿系黏膜的炎性疾病为主，范围窄。五苓散证是寒湿，口渴而小便不利，需肉桂、白术通阳利水；猪苓汤证是湿热，小便不利或出血，需滑石、阿胶清热止血。

六、参考用量

猪苓 15g，茯苓 15g，泽泻 15g，阿胶 15g，滑石 15g。以水 1000mL，煮沸后调至文火再煎煮 40 分钟，取汤液 300mL，化入阿胶，分 2～3 次温服。

第九章

半夏类方

半夏类方是以半夏为主要药物的处方。半夏主治呕而不渴者，兼治咽痛、失音、咽喉异物感、咳喘、心下悸等。因为配伍的不同，半夏类方的治疗方向有各自的特色。半夏类方的代表方有小半夏汤、大半夏汤、半夏厚朴汤、温胆汤、半夏泻心汤等。

第一节　小半夏汤

小半夏汤是经典的止呕方，具有止呕降逆的功效。小半夏汤证多见于反复呕吐、口不干渴的患者。小半夏汤加茯苓多用于呕吐而眩悸者。

一、经典配方

半夏一升，生姜半斤。上二味，以水七升，煮取一升半，分温再服。

二、经典方证

诸呕吐，谷不得下者，小半夏汤主之。（十七）。

呕家本渴，渴者为欲解；今反不渴，心下有支饮故也，小半夏汤主之。（十二）《千金》云：小半夏加茯苓汤。《千金》作呕家不渴，渴者为欲解，本渴今反不渴。

卒呕吐，心下痞，膈间有水，眩悸者，半夏加茯苓汤主之。（十二）

先渴后呕，为水停心下，此属饮家，小半夏茯苓汤主之。（十二）

1. 诸呕吐，谷不得下者

呕有恶心、干呕、喜呕、胃反之分，均为半夏主治，提示小半夏汤是止呕剂。莫枚士说："此为治呕之专方，亦主方也，为诸半夏、生姜同用之祖。其用生姜者，以为呕家之圣药，非是制半夏毒使然，与生姜半夏汤不同。凡心下痞、肠鸣、呕吐等症，并皆宜之。"（《经方例释》）在此，"呕吐"不仅仅是一个症状，也可以理解为先有恶心，然后吐出胃内容物这两个动作的一类疾病。"谷不得下"是食物不能入口之意，为咽喉部敏感，入口即吐。

2. 呕家不渴

"呕家不渴，渴者为欲解；本渴今反不渴，心下有支饮故也。"此条《金匮要略》原文有误，应按照《备急千金要方》版本理解，"本"字应为"不"字。"呕家"，是容易呕吐、经常呕吐的人群。这种呕吐是慢性病，经常发作，但不会影响生命，推测功能性消化不良可能是呕家的一种类型。神经性厌食表现颇似呕家。呕家通常是不渴的，所谓的不渴，为口腔无明显干燥感，也没有明显的口渴感，甚至经常泛吐清稀的唾液或胃内水液，其舌面也可见湿润黏腻的舌苔。相反，如果患者有严重的口渴感，或者舌面干燥无津，虽然有呕吐，也不宜使用半夏。另外，如果除吐水外，尚有头晕目眩心悸者，必须加茯苓，这就是小半夏茯苓汤。如果用了小半夏汤后感到干渴，是疾病向愈的反应。此外，"不渴"提示患者没有脱水症状，也是与五苓散证重要的鉴别点。

经典方证的表述明确小半夏汤证是呕吐，但呕吐的类型较多，"不渴"成为重要的鉴别点。传统解释有"饮多而呕"（尤怡）、"寒饮上逆"（高学山）、"饮邪停聚于胃"（《金匮要略》新世纪第四版）等。

三、适用人群

本方证以容易呕吐为特征，多见于营养状况较好的患者。面证、舌证有特异性。

1. 营养状况较好，肥胖者居多

肤色滋润或油腻，或黄黯，或有浮肿貌；目睛大而有光，眼神飘忽。

2. 易于恶心呕吐

大多有恶心呕吐或恶心感、咽喉异物感、胸闷不适感，易腹胀，或心下有水声，或吐水及黏液，或咳嗽、痰多质稀。

3. 主诉较多而怪异

多为自觉症状。易精神紧张，好疑多虑，易惊恐，易眩晕，易心悸，易失眠多梦，易肢体麻木、疼痛等。

4. 舌苔白腻或水滑

舌象多数正常，舌苔偏厚，或白腻，或黏腻满布，或水滑。

5. 脉滑

脉象大多正常或滑利，提示体质状况良好。

四、适用病症

以呕吐为表现的病症，可以考虑本方。但临床兼证较多，需要合方。

1. 呕吐类疾病

本方适用于功能性胃病、神经性呕吐、内耳眩晕症、妊娠恶阻、外科手术后呕吐以及消化道肿瘤导致的呕吐者。尾台榕堂说："诸病呕吐甚，或病人恶汤药，呕吐恶心，不能服对证方者，皆宜兼用此方（小半夏汤）。"

（《类聚方广义》）

2. 情志病

本方适用于如抑郁症、焦虑症等导致的恶心呕吐、眩晕失眠等患者。《严氏济生方》有玉液汤，即小半夏汤加沉香水，不拘时候服用。治七情伤感，气郁生涎，随气上逆，头目眩晕，心嘈忪悸，眉棱骨痛（卷十八痰饮）。可见，半夏不仅止呕，还有镇静、止痛作用。

五、参考用量

姜半夏 25g，生姜 40g。以水 1400mL，煮取 300mL，日分 2～3 次服用。

原方煎煮法"以水七升，煮取一升半"，提示需要久煎浓缩，服用量也比较小。

附录：

小半夏加茯苓汤（《金匮要略》）：半夏一升，生姜半斤，茯苓三两（一法四两）。上三味，以水七升，煮取一升五合，分温再服。主治呕吐痰水，并有眩晕心悸者。本方再加陈皮、甘草，便是二陈汤。后世对痰饮引起的咳嗽、呕吐、眩晕、动悸、心下痞等症，无不在二陈汤的基础上加减化裁。

第二节　大半夏汤

大半夏汤是经典的胃反病方，传统的润燥降逆方，具有止呕、润燥、理虚的功效，适用于反复呕吐、体质虚弱、消耗明显的患者。

一、经典配方

半夏二升（洗完用），人参三两，白蜜一升。上三味，以水一斗二升，和蜜扬之二百四十遍，煮药取二升半。温服一升，余分再服。（《金匮要略》）

半夏注明"洗"，提示是生鲜半夏。生半夏有毒，对口腔、咽喉黏膜的刺激大，需久煎，或与生姜同用。

此方半夏二升（十两），如按汉代一两等于 15.625g 计算，当重 150g 以上。如按生半夏与干半夏 3∶1 的比例，则应该在 50g 左右。

二、经典方证

胃反呕吐者，大半夏汤主之。（十七）

胃反不受食，食入即吐者。（《备急千金要方》）

治呕，心下痞硬者。（《外台秘要》）

1. 胃反呕吐者

胃反，古病名，以"朝食暮吐，暮食朝吐，宿谷不化"（十七）为特征。朝暮到两餐之间隔为 6～10 小时，而暮食到朝食之间隔则要更长。"宿谷不化"提示胃的腐熟功能下降和排空障碍。反胃病是一种比较严重的消化功能障碍，现代临床上抗生素呕吐、幽门梗阻、贲门失弛缓症、放化疗后胃肠道反应、妊娠呕吐等可以见到。李东垣说："服小半夏汤不愈者，服大半夏汤立愈，此仲景心法也。"（《成方切用》）叶天士擅用大半夏汤，《临证指南医案》《未刻本叶氏医案》《叶氏医案存真》中有 80 则病案用大半夏汤加减治疗痞满、呕吐、胃病、噫嗳、噎嗝及妇女经产、温病等。

2. 呕而心下痞硬者

心下痞，上腹部闷胀堵塞感；硬，腹肌无弹性或有抵抗感，消瘦者多见。多伴有饮食减少而大便量少、干结难解。大半夏汤方证多见于体质虚弱、消耗明显的患者。或反复呕吐，或长期禁食，或屡用苦寒攻下药物，体内津液丢失殆尽。

大半夏汤证的病理机制，传统解释有"胃虚不能消谷"（徐忠可）、"气阴大伤，胃火下降，津液枯槁，上下无以濡润"（程门雪）等。

三、适用人群

本方证多见于或长期禁食，或屡用苦寒攻下药物，或用大量抗生素，或久病体弱患者，或高龄患者。体型体貌有特异性。

1. 消瘦干枯

消瘦，形容枯槁，上腹部板硬、缺乏弹性，或气短乏力。

2. 反复呕吐

反复呕吐，旷日持久；胃中振水音，或肠鸣；食欲不振或无法进食。

3. 舌光无苔

舌光无苔，舌面干燥无津液。

4. 大便干结

或数日不便，或大便干结难出。

四、适用病症

大半夏汤是一首润燥养胃的止呕方。符合上述人群特征者，以呕吐为表现的疾病，如胃炎、胃癌、食道癌、不完全性幽门梗阻、神经性呕吐、厌食症、抗生素呕吐、贲门失弛缓症、胃食管反流症、消化性溃疡、放化疗后胃肠道反应、滥用抗生素后体重下降、妊娠呕吐、肠粘连、青光眼等，有用本方的机会。

五、方证鉴别

本方与小半夏汤

两方均能治疗呕吐类疾病。本方证的津液不足明显，如形容枯憔、大便干燥等；体质虚弱、久病高年者多见。彼方证的痰饮证比较明显，故有不渴、呕吐清水、心下有水声、眩晕、动悸等。

六、参考用量

姜半夏 15～50g，生晒参 15g 或党参 30g，蜂蜜 250g，用水 1200mL，煎药前将蜂蜜与水充分混合均匀后入煎。服药时，少量缓缓咽下。

方中白蜜的功效不容忽视。白蜜，即土蜂所酿的蜜，是古代的营养极品。本方使用白蜜不仅仅是为了通便，还有滋补营养的功效。《伤寒论》蜜煎导，单用蜂蜜熬制成饴状，外治大便结。《伤寒论》猪肤汤，用白蜜与猪皮、米粉熬制成羹，治阴虚咽痛。《本草经集注》主"食饮不下"，莫枚士说能"缓药势，益脾气"（《经方例释》）。对于瘦弱之人的胃肠道功能

减退，特别是便秘干结不食者，蜂蜜不可或缺。程门雪说："近人以半夏性
燥，每多忌用，殊不知半夏得参、蜜，则不燥而专行降逆之功。"（《金匮
篇解》）

第三节 半夏厚朴汤

半夏厚朴汤是经典的情志病方，传统的理气化痰方，具有利咽喉、止
呕吐、除胀满、止咳喘、定眩悸等功效。半夏厚朴汤证以咽喉异物感为临
床表现特征，多见于精神心理疾病、消化系统疾病、咽喉病、呼吸系统疾
病等。

一、经典配方

半夏一升，厚朴三两，茯苓四两，生姜五两，干苏叶二两。上五味，
以水七升，煮取四升，分温四服。日三服，夜一服。（《金匮要略》）

二、经典方证

妇人咽中如有炙脔，半夏厚朴汤主之。（五）

1. 咽中如有炙脔

此是一种咽喉异物感的形象表述，张仲景识别半夏厚朴汤证的着眼
点。"胸满心下坚，咽中帖帖如有炙脔，吐之不出，吞之不下"（《备急千

金要方》)。炙为火烤之意，脔是小肉块。炙脔，类似于今天的烤肉串。咽中如有炙脔，意指咽喉部有异物感、堵塞感，患者频频做吞咽动作以缓解之。临床上患者的主诉不一，如球塞感、瘙痒感、紧迫感、黏着感、烧灼感、蚁行感、无咽下困难的吞咽梗阻感等均有，甚至颈部不适感、压迫感等也可以看作是咽喉异物感的延伸。

"咽中"可以放大至口腔、鼻腔、上消化道乃至全身。①口腔异物感，如口干燥感或舌体胖大感、麻木；舌痛、舌烫、舌苔厚腻等。②鼻腔的异物感，如鼻塞、鼻痒、鼻涕倒流感、经常擤鼻涕及清鼻、鼻腔异味感、空鼻症等。③胃肠道不适感，表现为腹胀、嗳气频繁、腹泻、食欲时好时坏，大多与情绪变化相关。④胸部的不适感，如胸闷、心悸、喜叹气、气喘等，特别是那种揪心感，有些人喜欢捶胸。⑤泌尿生殖器不适感，或尿频、尿急、尿痛、尿失禁，或小腹部疼痛拘急感。⑥皮肤的不适感，如瘙痒、红疹、苔藓化、麻木感、冷热感、蚂蚁行走感、多汗等。提示半夏厚朴汤除能治疗咽喉的异物感以及帮助吞咽外，还能消除躯体异常感觉。

2. 妇人

女性天生多愁善感，情志病多发，故本方证女性多见，提示半夏厚朴汤理气多用于调治情志病。但临床不限于女性，儿童、青年男性也多见本方证。

以药测证，半夏厚朴汤方证还有如下表现：

(1) 恶心呕吐：方证如小半夏汤治"诸呕吐，谷不得下者"(十七)。

(2) 眩悸：方证如小半夏加茯苓汤治"卒呕吐，心下痞，膈间有水，眩悸者"(十二)。所谓眩悸者，即眩晕、恍惚、心悸、肌肉跳动、易惊恐、失眠等。

(3) 腹满：方证如厚朴生姜半夏甘草人参汤治"发汗后腹胀满者"

（66）、厚朴七物汤"病腹满……饮食如故"（十）。

半夏厚朴汤是情志病的重要方剂。宋代《太平惠民和剂局方》记载："治喜怒悲思忧恐惊之气，结成痰涎，状如破絮，或如梅核，在咽喉之间，咯不出，咽不下，此七气之所为也。或中脘痞满，气不舒快，或痰涎壅盛，上气喘急，或因痰饮中积，呕逆恶心，宜并治之。"宋代《三因极一病证方论》："治喜怒不节，忧思兼并，多生悲恐，或时震惊，致脏气不平，憎寒发热，心腹胀满，旁冲两胁，上塞咽喉，有如炙脔，吐咽不下，皆七气所生。"清代《医方集解》："治七情气郁，痰涎结聚，咯不出，咽不下，胸满喘急，或咳或呕，或攻冲作痛。"咽喉部神经末梢丰富，因此，该处容易出现这些敏感症状。从今天视角看，半夏厚朴汤证即为焦虑症的表现之一。

半夏厚朴汤证的病理机制，传统解释有"凝痰结气，阻塞喉嗌之间"（尤怡）、"病得于七情郁气，凝涎而生"（吴谦等）、"七情郁结，痰气交阻"（《方剂学》新世纪第四版）等。

三、适用人群

本方适用人群有明显焦虑情绪，大多有情感波动、烦劳过度、紧张惊吓等诱因。女性、儿童多见。舌苔有特异性。

1. 眉头紧皱、眨眼频繁

营养状况较好，毛发浓密，肤色滋润或油腻。表情丰富，眉头紧皱，眨眼频频，或口吃，或说话时紧张，清嗓、吞口水。

2. 主诉零乱怪异

话语滔滔不绝，主诉零乱重复，表述细腻、怪异、夸张。大多为躯体的不适感和异样感。

3. 多疑多虑

患者有较长的求诊史。不断地询问为什么，或常常怀疑医生的诊断或用药。有些人对药物非常敏感，并且多有成见，正如明代李中梓所说："有参术沾唇惧补，心先痞塞；硝黄入口畏攻，神即飘扬。此成心之为害也。"（《医宗必读·不失人情论》）

4. 苔黏满布

舌苔黏腻满布。舌质无异或舌尖红点，或边见齿痕；舌面可见两条由细小唾沫聚成的白线，有人称之为"半夏线"。

四、适用病症

本方证以咽喉异物感、胸闷腹胀为表现特征。与精神心理、神经、呼吸、消化、循环等系统的疾病交叉互见，临床发病率高。根据不同疾病和个体差异，临床多加味或合方。

1. 神经症

本方适用于以咽喉异物感为特征的多种神经症，如梅核气、舌觉异常、抑郁症、焦虑症、强迫症、恐惧症、胃神经症、心脏神经症、神经性呕吐、神经性尿频、神经性皮炎、肠易激综合征、心因性勃起功能障碍等患者。以咽喉部异物感、胸闷窒息感为特征者有效。本方能缓解咽喉异物感、胸闷腹胀等症状，给患者以疾病向愈的良性暗示。

2. 胃肠病

本病与情绪变化相关，腹胀嗳气者适用本方，或伴有抑郁倾向的各种胃肠道疾病均可应用本方，如慢性胃炎、胃溃疡、肠易激综合征、胃下垂、厌食症、胃肠型感冒等。有消除腹胀、抑制反流、改善吞咽等功效，常合用四逆散。半夏厚朴汤成为后世温病家"芳香化湿"的常用方，三仁汤、藿香正气散、藿朴夏苓汤等方都可以看作是本方的类方。

3. 咽喉病

如咽异感症（梅核气）、反流性咽喉炎、声带水肿、声带麻痹等以咽喉痒明显、黏痰多、呼吸困难感、焦虑惊恐者为适用。咽干痛，加桔梗、甘草。胸闷抑郁，合栀子豉汤。但需要排除咽喉部肿瘤等器质性疾病。

4. 咳喘病

如急慢性支气管炎、哮喘、慢阻肺、气胸、胸腔积液等见咽喉痒、有黏痰、齿痕舌者适用。咳嗽反复，遇风即咳，合小柴胡汤，名柴朴汤。哮喘痰多、腹胀满，合大柴胡汤。咳喘慢性化，加当归、川芎、肉桂等，方如苏子降气汤。

五、方证鉴别

本方与小半夏加茯苓汤

两方证均能治疗眩悸、呕吐。小半夏加茯苓汤证重在恶心吐水，而本方证重在咽喉的异物感，并有腹胀。

六、参考用量

姜制半夏 15～25g，茯苓 20g，厚朴 15g，干苏叶 10g 或苏梗 15g，生姜 25g。以水 700mL，煮取汤液 300mL，分 3～4 次温服。汤液呈淡褐色，稍辛辣。

感冒怕风、皮肤痒、咽喉痒，用苏叶；腹胀嗳气，用苏梗。

第四节　温胆汤 ————————————————————

温胆汤是古代的情志病方，传统的清热化痰和胃方，具有壮胆、助眠、止呕、定眩悸、宽胸等功效。温胆汤证以心胆虚怯、虚烦不得眠、眩悸等为临床特征，多见于精神神经心理疾病。

一、原典配方

半夏（汤洗七次）、竹茹、枳实（麸炒，去瓤）各二两，陈皮三两，甘草一两（炙），茯苓一两半。上为剉散。每服四大钱，水一盏半，加生姜五片，大枣一枚，煎七分，去滓。食前服。（《三因极一病证方论》）

二、原文方证

治心胆虚怯，触事易惊，或梦寐不祥……或短气悸乏，或复自汗，四肢浮肿，饮食无味，心虚烦闷，坐卧不安。（《三因极一病证方论》）

卒呕吐，心下痞，膈间有水，眩悸者，半夏加茯苓汤主之。（十二）

哕逆者，橘皮竹茹汤主之。（二十三）

胸痹，胸中气塞，短气，茯苓杏仁甘草汤主之，橘枳姜汤亦主之。（九）

治大病后，虚烦不得眠，此胆寒故也，宜服温胆汤方。（注：此方无

茯苓、大枣）（《外台秘要》）

温胆汤虽然是宋代方，但从组成来看，其实为小半夏加茯苓汤、橘皮竹茹汤、橘枳姜汤 3 首经方的组合，而且唐代的文献也有近似方。因此，《金匮要略》三方的经典方证及后世文献可以作为方证研究的参照。

1. 心胆虚怯

这是一种焦虑恐惧的心境，特别是容易惊恐、胆小、焦虑不安，所谓"触事易惊，心虚烦闷，坐卧不安"。提示温胆汤有消除恐惧的功效，可以用于焦虑性疾病的治疗。

2. 虚烦不得眠

此为睡眠障碍，多噩梦，多幻觉。提示温胆汤是助眠方，特别是消除噩梦。明代《古今医鉴》高枕无忧散，即用温胆汤加人参、石膏、麦冬、酸枣仁、龙眼肉而成。主治心胆虚怯，昼夜不睡，百方无效者。

3. 眩悸

眩，头晕目眩，也包括幻觉；悸，心慌心跳，也包括脐腹部以及肌肉的跳动。提示温胆汤能定眩定悸，消除幻觉。

4. 呕吐、哕逆

哕逆，为欲吐不得，俗称干呕，或嗳气不畅。橘皮竹茹汤除人参外，其组成均与温胆汤相同，故也可将"哕逆"视为温胆汤证。此外，治疗呕吐的小半夏汤的组成也与温胆汤相同。"饮食无味"也是重要抓手，表现为味觉下降以及口干、唾液腺分泌减少，以及情绪低落而食欲低下。推测还有舌苔厚腻。提示温胆汤有止呕和胃的功效。

5. 胸痹、短气

胸痹，即有胸闷、气塞感；短气，为呼吸微弱而气促感。此为橘枳姜汤证，因本方中含有陈皮、枳实、生姜，故提示温胆汤有宽胸功效。

温胆汤证的病理机制，传统解释有"少阳胆热移于胃，胃热蒸痰是病因""痰热扰乱心神"（王旭高）、"胆胃不和，痰热内扰"（《方剂学》新世纪第四版）等。

三、适用人群

本证患者是一种易惊恐的体质，大多有焦虑或抑郁心境，发病与过度惊恐、突发性事件过多有关。儿童、青年、女性多见。眼神有特异性。

1. 圆脸大眼

体型偏胖，皮肤油腻有光泽，圆脸居多；目睛大而明亮，有光彩，眼神飘忽不定。

2. 胆小易受惊吓

易惊恐，常有恐高、黑暗恐惧、宠物恐惧等。易失眠，多噩梦。缺乏安全感，大多有受惊吓史。

3. 易眩晕

易眩晕，如晕车、晕船、晕机、酒后眩晕等，也包括幻觉。大多伴有恶心，甚至呕吐。

4. 易胸闷心悸

易胸闷、气短，与情绪相关。易心悸脐跳，肌肉易抽动，如癫痫、面肌眼肌痉挛等。

5. 擅长形象思维

外向开朗，但容易急躁。喜欢绘画、摄影、唱歌，擅长形象思维。画家、歌唱家、演员多见。

四、适用病症

以心胆虚怯、虚烦不得眠、眩悸抽动等为表现的病症，可以考虑应用本方。多用于精神心理疾病和消化道疾病。

1. 创伤后应激障碍

此指受到异乎寻常的威胁性或灾难性心理创伤后，数日至数月（不超过6个月）出现强烈和持久的严重心理反应。如情绪极度激动、紧张和恐惧、烦躁、压抑悲伤；常整夜失眠，或在梦境中反复再现创伤景象；不能集中注意力，完全或部分丧失工作能力。女性发病率高于男性，症状更严重。这些情况，正与中国民间所说的"胆小""胆怯""吓破胆""胆战心惊"相似，与温胆汤证相符合。温胆汤能改善睡眠，消除恐惧感，止呕，降低血压，消除躯体症状。

2. 焦虑症

整天紧张不安，恐惧情绪者多用。青年期与老年期发病者居多，女性多见。大多睡眠多梦，甚至噩梦连连。咽喉有异物感者，合半夏厚朴汤。焦虑恍惚、失眠、唇干红、舌少苔的老年人，合酸枣仁汤。脐跳、紧张多汗、腹泻者，合柴胡桂枝干姜汤。

3. 小儿抽动症

本症患者通常用原方，或与甘麦大枣汤、小建中汤等分别服用。体格壮实者，或经常遗尿者，加麻黄3～5g，或合麻杏石甘汤。

4. 精神分裂症

本方可使思维清晰，幻觉减少，睡眠改善。如服用过多精神病药物导致抑郁、呆滞、面黄、闭经者，可加麻黄。

5. 高血压病

本方适用于临界高血压或初期高血压。面色滋润、体胖的年轻人居多，血压波动大，伴失眠多梦、恐惧感。舌红、烦躁、面红油、脉滑数者，加黄连。胸闷烦躁，舌苔黏腻者，加栀子、厚朴。

6. 其他

如以眩晕、幻觉、失眠、认知功能减退为表现的疾病，如精神分裂症、眩晕症、一氧化碳中毒迟发脑病、中风后遗症、阿尔茨海默病、抑郁症、食欲异常等都有应用的机会。

五、方证鉴别

本方与半夏厚朴汤

温胆汤证以精神症状为主，如失眠、眩晕、心悸、惊恐等；半夏厚朴汤证以躯体症状为主，咽喉、口腔及上消化道的症状明显。前者是痰热，后者是痰气。

六、参考用量

姜制半夏 15g，茯苓 15g，陈皮 20g，生甘草 5g，枳壳 15g，竹茹 10g，生姜 20g，红枣 15g。以水 800mL，煮取汤液 300mL，分 2～3 次温服。

第五节　半夏泻心汤

半夏泻心汤是经典的胃肠病方，传统的和胃降逆方，具有止呕、除痞、止利、除烦的功效。半夏泻心汤证以呕、痞、利、烦为临床表现特征，多用于消化道疾病及精神心理疾病。成年人多见。

一、经典配方

半夏半升，黄芩三两，干姜三两，人参三两，甘草（炙）三两，黄连一两，大枣十二枚。上七味，以水一斗，煮取六升，去滓，再煎取三升，温服一升，日三服。（《伤寒论》《金匮要略》）

半夏半升有误。《经方例释》指出："《外台》五两，《千金》云半夏一升，洗毕称五两为正。必此方本用一升。"此外，《外台》有桂心三两。

二、经典方证

呕而肠鸣，心下痞者，半夏泻心汤主之。（十七）

但满而不痛者，此为痞……宜半夏泻心汤。（149）

其人下利，日数十行，谷不化，腹中雷鸣，心下痞硬而满，干呕，心烦不得安……甘草泻心汤主之。（158）

1. 心下痞

本方证有胃脘部痞塞不通感、满闷不适感，但按之柔软。痞，多有热。患者常有口干口苦、口臭，以及失眠、烦躁、胸闷、头昏等不适感，故有"热痞"之称。黄连、黄芩是除痞组合。成无己说"泻心者，攻痞也""泻心下之邪也"（《伤寒明理论》）。

2. 呕

呕，胃气上逆的表现，是一组症状。除恶心、呕吐外，还包括食欲不振、进食后上腹部发胀、消化液反流、口苦等。

3. 肠鸣、下利

肠鸣，即肠蠕动高度亢进的声音。下利，即腹泻，严重时可以日数十行；也有大便黏臭，大便后肛门疼痛出血者。

4. 心烦不得安

心胸间烦闷不适，大多伴有失眠障碍，或头昏，或胸闷，或心慌心悸，或注意力分散等。

半夏泻心汤证可以用"上呕、中痞、下利、内烦"四个关键词来概括。呕、痞、利，提示本方证集中在消化道，半夏泻心汤适用于恶心呕吐、反流吐酸、不能进食、胃痛嘈杂、腹泻便溏、便黏不畅者。"内烦"一词，提示患者伴有心烦失眠、焦虑头昏等精神症状，也提示半夏泻心汤可用于治疗一些精神心理疾病。

半夏泻心汤证的病理机制，传统解释有"寒热之气互结"（柯韵伯）、"少阴表邪误下之，寒反入里，阻君火之热化，结成无形气痞"（王晋三）、"寒热交结之痞"（王旭高）、"胃脘虚寒，肠中浮热"（高学山）、"表邪乘虚陷里，与胸中素有之湿浊交相互结"（张秉成）等。半夏泻心汤证的实质可能是在焦虑心境下消化道黏膜充血、胃蠕动减慢而肠蠕动亢进，上缓下急的状态。

三、适用人群

本方证有消化道症状、焦虑失眠、生活没有规律（酗酒、抽烟、熬夜）的成年人多见，唇舌有特异性。

1. 唇红眼充血

营养状况较好，焦虑神情，语速快，情绪急躁，眼睑充血，咽喉红，唇厚红或黯红，肿大或起皮。

2. 易腹泻、大便黏臭

容易腹泻，或排便次数较多而量少；大便黏臭如泥，或深黄色或黑酱色，挂马桶，冲不净；肛门口灼热、疼痛、坠胀，或出血等。

3. 易口腔溃疡

容易出现口腔黏膜溃疡、牙龈出血、口干苦黏，有口气。女性月经期溃疡多发或加重。

4. 黄腻苔

舌苔黏腻，根部厚，或黄或白。

四、适用病症

本方多用于消化道疾病，以及伴有消化道症状的精神心理疾病、皮肤病等。

1. 热痞

本方是热痞专方，凡上腹部不适，按之柔软不痛，脉滑浮，口苦心烦，恶心嗳气，舌红苔黄者适用。不拘腹部怕冷与否，不拘胃病久暂，凡用温药补药无效者，均可用本方。有报道本方对慢性胃炎、胃及十二指肠溃疡、胃肠神经症、幽门梗阻、慢性胆囊炎等消化道疾病有效。原方即有效果，面色黄、舌质黯淡，加肉桂。舌苔黄厚，腹痛，或出血，加制大黄。

2. 宿醉

对饮酒过量的呕吐、上腹部烧灼感、头昏、烦躁，或者口干、口苦、口臭、舌苔黄腻以及腹泻等，本方有效。腹痛加肉桂，头痛、头昏加葛根。

3. 肠炎腹泻

本方对肠炎、肠易激综合征、肠息肉等肠道疾病也有效。通常有比较明显的肠鸣音。"治老小下痢，水谷不消，肠中雷鸣，心下痞满，干呕不安。"(《备急千金要方》)特别适用于大便黏滞不爽，肛门灼热疼痛，或大便秽臭者。

4. 焦虑症

本方适用于睡眠易醒、多梦，白天头昏、疲乏等伴有消化道症状者。凡是有焦虑失眠以及消化道症状的其他疾病，如皮肤病、肛肠病、精神病、妇科病等，均可使用本方。

5. 口腔溃疡

"狐惑之为病，状如伤寒，默默欲眠，目不得闭，卧起不安，蚀于喉为惑，蚀于阴为狐，不欲饮食，恶闻食臭……甘草泻心汤主之。"(三)狐惑，一种口腔、咽喉、外阴黏膜损害的疾病。甘草泻心汤与半夏泻心汤仅仅是甘草用量的不同，故临床上半夏泻心汤也能用于复发性口腔溃疡、白塞病等口腔黏膜病。

6. 皮肤病

湿疹、皮炎等见睡眠障碍、焦虑不安、消化道症状明显者。

五、方证鉴别

1. 本方与半夏厚朴汤

两方均可用于胃病。但主治部位有上下不同，一是咽中，一是心下。主治疾病谱不同，一是中虚热痞，一是痰气交阻。半夏厚朴汤有厚朴、苏叶理气，促进肠管蠕动；本方有参、姜、枣、草驱寒养胃，能抑制肠管蠕动亢进。

2. 本方与大柴胡汤

两方均可用于胃病反流呕吐，但两者适用人群的体型有壮实与否之别，按压后有满痛与柔软之别。

3. 本方与黄连汤

两方的组成十分相近，仅仅是黄芩与桂枝的有无，故主治亦多相同。不同的是，黄连汤证有桂枝证的汗出、动悸，而半夏泻心汤证无此症。胃肠症状虽然大体相似，但黄连汤证以腹痛为多，半夏泻心汤证以心下痞为主。

4. 本方与大半夏汤

两方均能治疗呕吐反胃。鉴别点：①营养状况不同，本方证滋润有红光，大半夏汤证憔悴瘦弱。②本方证呕吐、胃痛或有腹泻；大半夏汤证呕吐不欲食，有便秘。一是中虚热痞，通降失常；一是胃液枯槁。

六、参考用量

姜制半夏 15 ～ 25g，黄连 5g，黄芩 15g，党参 15g 或人参 5 ～ 10g，干姜 5 ～ 15g，炙甘草 5 ～ 15g，大枣 20g。以水 1000mL，煮取汤液

300mL，分 2 ～ 3 次温服。

原方黄连一两，提示黄连量不可大。大量黄连除烦，小量黄连治痞，是经方例。

附录：生姜泻心汤

组成：生姜四两，甘草三两，人参三两，干姜一两，黄芩三两，半夏半升，黄连一两，大枣十二枚。上八味，以水一斗，煮取六升，去滓，再煎取三升，温服一升，日三服。(《伤寒论》)

主治：伤寒汗出解之后，胃中不和，心下痞硬，干噫食臭，胁下有水气，腹中雷鸣，下利者。(157)临床多见半夏泻心汤证同时伴有明显的肠鸣、嗳腐气、水泻者，急性胃肠炎、消化不良多见。

第十章

黄芪类方

　　黄芪类方是以黄芪为主要药物的一组方剂。黄芪主治汗出而肿，肌无力者，以黄芪为主的处方大都针对水肿及汗出性疾病，黄芪方均见于《金匮要略》。黄芪类方中代表性的方有黄芪桂枝五物汤、防己黄芪汤、黄芪建中汤、玉屏风散。

第一节　黄芪桂枝五物汤

　　黄芪桂枝五物汤是经典的血痹病方，传统的补气通阳活血方，具有通血痹、疗恶疮、止汗的功效。黄芪桂枝五物汤证以肢体麻木、自汗而浮肿为临床特征，多见于循环系统疾病、免疫系统疾病、代谢病、慢性肾病、皮肤病等慢性疾病。

一、经典配方

　　黄芪三两，桂枝三两，芍药三两，生姜六两，大枣十二枚。上五味，以水六升，煮取二升，去滓，温服七合，日三服。（《金匮要略》）

二、经典方证

　　血痹，阴阳俱微，寸口关上微，尺中小紧，外证身体不仁，如风痹状，黄芪桂枝五物汤主之。（六）

　　问曰：血痹病从何得之？师曰：夫尊荣人骨弱肌肤盛，重困（《千金》为因）疲劳，汗出，卧不时动摇，加被微风，遂得之。但以脉自微涩，在

寸口、关上小紧，宜针引阳气，令脉和紧去则愈。（六）

黄汗之病，两胫自冷。……若汗出已，反发热者，久久其身必甲错；发热不止者，必生恶疮。……桂枝加黄芪汤主之。（十四）

黄汗之为病，身体肿，发热汗出而渴，状如风水，汗沾衣，色正黄如柏汁，脉自沉……宜芪芍桂酒汤主之。（十四）

1. 血痹

此为古病名。血痹的临床表现特征：①外证：体表的痈疽、溃疡。②身体不仁：身是指躯干部，体指四肢，"身体不仁"应该是半身不遂，有麻木感、僵硬感，尤怡所谓："肌体顽痹，痛痒不觉。"（《金匮要略心典》）③如风痹状：风痹，是一种以关节疼痛并活动受限为特征的疾病。《金匮要略》："夫风之为病，当半身不遂，或但臂不遂者，此为痹。"《晋书·宣帝纪》谈到司马懿"帝知汉运方微，不欲屈节曹氏，辞以风痹，不能起居。魏武使人夜往密刺之，帝坚卧不动"。如风痹状，是说血痹表现很像风痹病，或有关节疼痛，或有运动受限，但感觉功能减退是其特征。

2. 尊荣人

尊荣人指养尊处优，喜食肥甘，缺乏体力劳动的人群，也是好发血痹的一种体质类型。其人特征为"骨弱肌肤盛"，即赘肉多、肥胖、肌肉不发达。"重困疲劳"提示疲乏无力，身体困重，耐力差。"汗出"，是指易于出汗、多汗。"脉自微涩"，指脉搏的力度不够，不流利，提示心律不齐，循环障碍，老人多见，糖尿病导致的动脉粥样硬化者多见。

"血痹"与糖尿病及其并发症非常相似。"重困疲劳""汗出"是糖尿病常见症状。"尊荣人"这种体型多见于肥胖型糖尿病患者。提示黄芪桂枝五物汤可以用于晚期糖尿病的治疗，也可以用于治疗中老年人的心脑血管疾病。

3. 恶疮

恶疮，经久难愈的皮肤溃疡。黄芪乃疮家要药。与黄芪桂枝五物汤仅一味之差的桂枝加黄芪汤就用于恶疮。《易简方》保元汤：肉桂二钱，生黄芪四钱，生甘草一钱，主治阴疽。《圣济总录》黄芪当归散：黄芪十两，当归八两，为末，每服三钱匕，温酒调下，不拘时。治石痈久不差。提示黄芪桂枝五物汤可用于皮肤溃疡。

4. 黄汗

日本医家饭田鼎认为："黄汗犹云太汗，谓汗出之甚也。注家以为黄色之汗，可谓妄矣。黄皇通用。黄，厚也。皇，大也。"（《金匮要略考证》）从黄芪桂枝五物汤主治的血痹病临床表现看，汗出也是特征之一。再看同为黄芪类方的黄芪芍药桂枝苦酒汤主治"黄汗之为病，身体肿，发热汗出而渴"（十四），桂枝加黄芪汤主治"身重汗出"以及"腰以上必汗出"（十四），则黄芪用于治疗自汗无疑，提示黄芪桂枝五物汤也能止汗。

黄芪桂枝五物汤证的病理机制，传统解释有"其风留着于络，遏其营气"（莫枚士）、"气虚血滞，营卫不和"（《金匮要略》新世纪第十八）、"营卫气血俱不足"（陈纪藩主编《金匮要略》）等。根据经典方证以及后世临床文献，可以推测本方证的病理状态为以代谢紊乱为前提，以外周微血管破坏，进而末梢循环不良、末梢神经营养不良导致的肢体麻木、肌肉挛缩，以及汗腺分泌异常为表现的疾病。

三、适用人群

本方证以面黄浮肿、唇舌紫黯为多见，可见于心脑血管疾病、慢性肾病、代谢病等慢性病中。面黄的老年人多见。糖尿病患者多见。腹、脉、舌均有特异性。

1. 黄肿肥胖

体型偏胖，面色黄，缺乏光泽；皮肤松弛，肌肉萎缩，颈部有赘肉，浮肿貌；疲劳困重的中老年人多见。

2. 唇舌紫黯

舌胖大紫黯，嘴唇紫黯、干瘪。

3. 腹大松软

腹大而松软，按之无抵抗，食欲旺盛但不耐饥饿。

4. 脉微弱或涩

脉无力，或沉弱，或脉微细小，心功能不全；或脉涩，如刀刮竹，不流利，提示心律不齐。

5. 易患血管病

易患糖尿病、冠心病、高血压、脑梗、心肌梗死等；骨关节病、肥胖、肾炎、贫血等也常见。

四、适用病症

本方适用于代谢紊乱并有血管病变的综合征，与循环系统疾病、免疫系统疾病、代谢病、慢性肾病、皮肤病等慢性疾病交叉互见。老年人多见，糖尿病患者多见。以肢体麻木、关节疼痛、浮肿为表现的疾病可以考虑应用本方。

1. 糖尿病并发症

本方是晚期糖尿病的基本方。反复发作性低血糖，可以重用肉桂、黄芪。糖尿病周围神经病变，肢体麻木、疼痛、怕冷，加附子。糖尿病足，合四味健步汤、桂枝茯苓丸。糖尿病多汗，重用黄芪 60～120g。糖尿病合并心脑血管病，合葛根、川芎、丹参。糖尿病肾病，合桂枝茯苓丸、四味健步汤。

2. 脑供血不足

本方证多见于脑血管疾病，高血压、脑动脉硬化、椎-基底动脉供血不足是常见原因。常伴有视力模糊、思维迟钝、记忆力减退、面部及四肢麻木、感觉异常等症。通常加葛根、川芎。面黯红，合桂枝茯苓丸。面红油亮、腹胀痛、口干苦者慎用。

3. 冠心病

本方能改善心脏供血，保护心肌，是冠心病心绞痛患者治疗以及心肌梗死患者后期康复的重要配方。适用者多脸黄无光泽，疲劳感明显，心率缓慢。用本方时应排除焦虑以及抑郁。汗越多，黄芪量越大。桂的量要大，可达 20g 以上。舌紫黯者，用赤芍。后背拘急加葛根。头痛胸闷加川芎、丹参。用本方有效后，持续服药 3～6 个月。

4. 慢性肾病

本方适用于糖尿病肾病、高血压肾病、慢性肾炎、肾病综合征（大量蛋白尿、低蛋白血症、高度水肿、高脂血症）的治疗，有消肿、控制蛋白尿、降低血肌酐以及降压等功效。易于感冒自汗者，合玉屏风散。浮肿不明显、脸黯红、便秘者，可与桂枝茯苓丸（加大黄方）交替服用。病程久，持续蛋白尿，常规方药初服有效，续服效果不明显时，加附子 5～15g，或合真武汤。腹痛、便秘、腰痛、下肢肿，或闭经者，加怀牛膝 30g。糖尿病肾病伴有糖尿病性周围神经病变和血管病变者，合四味健步汤（怀牛膝、石斛、赤芍、丹参）、桂枝茯苓丸。本方治疗肾病，不可加甘草、人参，以防浮肿加重、血压升高。

5. 颈腰椎病肢麻

本方适用于如颈椎病、腰椎间盘脱出、骨质增生症、肩周炎、坐骨神经痛等见肢体麻木者，老年人多见。通常加葛根、川芎、怀牛膝。

五、方证鉴别

本方与大柴胡汤证

两方证人均体型硕大。鉴别点：①腹胀反流有无。大柴胡汤证有反流呕吐；本方证食欲良好，无腹痛腹胀。②腹壁力度强弱不同。大柴胡汤证按压上腹部充实，甚至疼痛；本方证腹壁松软，按之无抵抗。

六、参考用量

生黄芪 30～60g，桂枝 10g，肉桂 5g，赤芍 15g，生姜 30g 或干姜 10g，大枣 20g。以水 900mL，煮取汤液 300mL，分 2～3 次温服。汤液微辣。

黄芪大量使用，可以抑制食欲，但也有患者会发生胀气及食欲不振，可减少用量。

第二节　防己黄芪汤 ————————————————————

防己黄芪汤是经典的风水病方，传统的补气祛风利水方，具有固肌表、消水肿、利腰膝的功效。防己黄芪汤证以下肢关节痛、浮肿为临床特征，多用于骨关节病、代谢病等。

一、经典配方

汉防己四两，甘草二两，黄芪五两，生姜、白术各三两，大枣十二枚。上六味，㕮咀，以水六升，煮取三升，分三服，服了坐被中，欲解如虫行皮中，卧取汗。(《金匮要略》)

注：日本医家丹波元简认为《金匮要略》上的用量是后人改动，而《备急千金要方》所载却是原方。此处所录的防己黄芪汤为《备急千金要方》卷八风痹门所载方)。

二、经典方证

风湿脉浮，身重汗出恶风者，防己黄芪汤主之。(二)

风水，脉浮身重，汗出恶风者，防己黄芪汤主之。(十四)

治风水，脉浮为在表，其人或头汗出，表无他病，病者但下重，从腰以上为和，腰以下当肿及阴，难以屈伸。(十四)

风水，古病名。一种以浮肿、关节痛为临床特征的疾病。风水多表现为全身性的水肿，下肢尤为严重，由此导致身体沉重。"面目肿大，有热，名曰风水，视人之目窠上微拥，如蚕新卧起状，其颈脉动，时时咳，按其手足上，陷而不起者，风水""风水，脉浮身重""风水……腰以下当肿"(十四)都强调了这一临床特征。提示本方可以用于浮肿类疾病。

关节疼痛、屈伸不利是风水病的又一临床表现特征。"太阳病，脉浮而紧，法当骨节疼痛，反不疼，身体反重而酸，其人不渴，汗出即愈，此为风水""风水，其脉自浮，外证骨节疼痛，恶风""风水……腰以下当肿，及阴，难以屈伸"（十四）。《备急千金要方》将此方收录于风痹门，莫枚士说："此方乃痹之主方。"（《经方例释》）。提示本方可以用于痛风、骨关节炎等。

防己黄芪汤证的病理机制，传统解释有"风湿在表"（尤怡）、"脾胃素虚，正不胜邪，外风内湿"（徐彬）、"风湿兼气虚"（《金匮要略》新世纪第四版）等。

三、适用人群

本方证多见于中老年女性，以下肢关节痛、多汗、浮肿为特征，其形成与遗传、饮食、闭经、高龄等有关。其人浮肿明显，水在肌表，犹如水囊。

1. 肤色黄白浮肿

生活富裕而缺乏运动的中老年女性多见。体型偏胖或肥胖，肤色黄白。易浮肿，下肢尤其明显。身体困重，有明显的疲劳感。

2. 腹大松软

腹大而松软，平卧时腹部中心下凹，两侧向外凸出，呈"蛙腹"状。臀腿松坠硕大。

3. 汗多

易出汗，腋臭多见；夏天湿热时，症状易发。

4. 关节病多

腰、膝、踝关节疼痛，下肢浮肿，常致走路困难。检查多见骨质增生或关节腔积液。

四、适用病症

本方主治范围比较固定，适用于以下肢关节肿痛为表现的骨关节病，以多汗、浮肿为代表的代谢病、循环系统疾病等，可以考虑使用本方。中老年女性多见。没有浮肿者通常无效。

1. 老年膝盖痛

本方是治疗老年人膝盖痛的专方，多有膝关节肿胀、变形、积液、无力，下肢浮肿等，肥胖粗壮的老年人多见。也可以用于痛风、骨关节炎等，以下肢浮肿、疼痛为特征，夏季湿热季节多见此方证。本方能减少关节渗出，缓解疼痛。加麻黄效果更好。痛剧，加附子。若体格壮实，食欲正常者，合越婢加术汤，能加强利水消肿止痛的效果。脸色黄暗、极度疲倦者，合真武汤。

2. 特发性水肿

本病是指病因不明、以体重增加及全身浮肿为特征的一组临床综合征。本方多合用越婢加术汤、真武汤、五苓散等。

3. 单纯性肥胖

本方证患者多生活富裕，锻炼少；50 岁以上女性多见；多伴膝关节疼痛，下午下肢浮肿。本方常合用五苓散。

4. 多汗症、腋臭

本方适用者大多汗量大，服药后尿量增加方能有效。

五、方证鉴别

1. 本方与越婢加术汤

两方均能治疗下肢关节肿痛。本方证以肿为主，彼方证以痛为主。本方证人多肌松肉柔，彼方证人多皮厚粗壮。

2. 本方与五苓散

两方均能治疗浮肿。但本方证多有关节肿痛，彼方证多有吐水腹泻。

3. 本方与黄芪桂枝五物汤

两方均有黄芪，均能治疗浮肿多汗等。其方证鉴别点在血水不同。黄芪桂枝五物汤治血痹，麻木、恶疮居多，老年人居多，糖尿病、心脑血管疾病多用；防己黄芪汤治风水，关节肿痛浮肿、多汗居多，肥胖女性居多，代谢病、风湿病多用。

六、参考用量

粉防己 20g，生黄芪 30g，白术 15g，生甘草 5g，生姜 15g，红枣 20g。以水 600mL，煮取汤液 300mL，分 2 ～ 3 次温服。汤液色淡黄，味稍甜。

本方中防己的品种应采用防己科多年生藤本植物粉防己的根，此又称汉防己，饮片名粉防己。广防己因含有易导致肾功能不全的马兜铃酸，不宜使用。

第三节　黄芪建中汤

黄芪建中汤是经典的虚劳病方，传统的甘温理虚方，具有止腹痛、治恶疮、止自汗的功效。黄芪建中汤证以面黄肌瘦、浮肿为特征，多见于营养不良性疾病、消化道疾病、血液系统疾病等，为经方中重要的营养剂与强壮剂。

一、经典配方

桂枝三两（去皮），甘草三两（炙），大枣十二枚，芍药六两，生姜三两，胶饴一升，黄芪一两半。上七味，用水七升，煮取三升，去滓，温服一升，日三服。（《金匮要略》）

二、经典方证

虚劳里急，诸不足，黄芪建中汤主之。（六）

疗男女因积冷气滞，或大病后不复常，苦四肢沉重，骨肉酸疼，吸吸少气，行动喘乏，胸满气急，腰背强痛，心中虚悸，咽干唇燥，面体少色，或饮食无味，胁肋腹胀，头重不举，多卧少起，甚者积年，轻者百日，渐致瘦弱，五脏气竭，则难可复常，六脉俱不足，虚寒乏气，少腹拘急，羸瘠百病，名曰黄芪建中汤，又有人参二两。（《备急千金要方》）

1. 虚劳

此为古病名，一种慢性衰弱性、消耗性疾患。其人通常面黄肌瘦，乏力少气，所谓"吸吸少气，行动喘乏……面体少色……多卧少起，甚者积年，轻者百日，渐致瘦弱"。吸吸少气、行动喘乏、胸满气急、心中虚悸、咽干唇燥、面体少色颇似重度贫血表现，头重不举、多卧少起疑似低血压症状。

2. 诸不足

此指各种功能减退低下，所谓的"五脏气竭""六脉俱不足""羸瘠百病"，通常见于虚劳久病。尤怡说："阴阳诸脉并俱不足，而眩、悸、喘、喝、失精、亡血等症相因而至也。"（《金匮要略心典》）

3. 里急

在虚劳、诸不足中，"里急"成为黄芪建中汤证的特征，以此与理虚方薯蓣丸相区别。尤怡说："里急者，里虚脉急，腹中当引痛也。"（《金匮要略心典》）里急，当有腹痛，特别是脐腹部的疼痛。也表现为二便不畅或急迫。

黄芪建中汤证可以看作是小建中汤证加上黄芪证。黄芪主治"身体肿"，吉益东洞所谓："黄芪主治肌表之水也，故能治黄汗、盗汗、皮水，又旁治身体肿或不仁者。审仲景之处方，皆以黄芪治皮肤水气，未尝言补虚实表也。"（《药征》）黄芪还治"汗出"，或"汗出而渴"（十四）或"汗出恶风"（二）。黄芪还能治疗"痈疽、久败疮"（《神农本草经》）。以上主治也应该体现在黄芪建中汤证中。

黄芪建中汤证的病理机制，传统解释有"阴阳两虚偏于气虚"（《金匮要略译释》）、"脾气虚弱"（《金匮要略》新世纪第四版）等。

三、适用人群

本方适用人群多有因疾病、饥饿、疲劳等导致极度营养不良的形象。其人体型体貌有特异性。

1. 面黄瘦、浮肿貌

面色萎黄，或黄黯，或苍白，口唇淡白干燥，有浮肿貌；肌肉消瘦、松弛，皮肤干燥发凉、失去弹性，毛发干枯脱落。也有见到手掌发黄者。

2. 浮肿多见

或全身浮肿，或两下肢浮肿，尤以足背为显著。下肢的水肿显著，与胸背及上肢的瘦削相比，适成对照。

3. 慢性腹痛

此为脐腹部的坠胀感、拘急感、阵发性的疼痛等，往往疲劳后加重，行走、站立、活动后加重，平卧减轻，瘦弱者多见。多伴有小便无力、频数或排大便不畅等。

4. 有大病、重病、久病

或长期饥饿、极度疲劳、营养不良、生长发育迟缓，或长期腹泻、低热、咳嗽等，或疮疡经久不愈，或产后失血、体力未复，或多次手术、失血、放化疗等。

四、适用病症

符合上述适用人群的消化道疾病、血液系统疾病、循环系统疾病、营养不良等，可以考虑用此方。

1. 虚寒腹痛

本方多用于虚寒腹痛而见腹痛日久，痛处喜按，空腹痛甚，得食痛减，喜热怕冷，或痛引少腹，脉虚缓或虚弦，舌苔淡白者。以慢性腹痛为主要症状的胃及十二指肠溃疡、慢性胃炎、血卟啉病、溃疡性结肠炎等多见本方证。《古今录验》黄芪汤（即本方）主"虚劳里急，引少腹绞痛极挛，睾丸肿缩疼痛"。

2. 虚劳

本方适用于以形寒微热、自汗盗汗、面黄虚浮为症状的贫血、结核病、糖尿病、溶血性黄疸、自主神经功能失调、低热、心脏病、甲状腺功能低下等患者。叶秉仁经验：在三年困难时期，浮肿病、虚劳病，用黄芪建中汤起效甚捷。（《上海中医药杂志》2019 年 53 卷第 5 期）

3. 慢性疮疡

本方适用于诸疮疡新肉不生，脓液清稀如水，溃疡难愈者。如久病褥疮、糖尿病足、骨结核等，使用本方的前提是消化吸收功能较好。

五、方证鉴别

1. 本方与小建中汤

本方是小建中汤加黄芪，其方证应该是小建中汤证的"虚劳""腹中急痛""心中悸而烦""发黄"等的同时，有面黄、浮肿、多汗等黄芪证的表现特征。

2. 本方与桂枝加龙骨牡蛎汤

两方均能治疗自汗、失精等症。但本方证的消化道症状明显，如腹中痛、面黄黯、浮肿；桂枝加龙骨牡蛎汤证的精神症状明显，如心悸、失眠、多梦等，其人体质并非严重虚弱，较黄芪建中汤证者强壮。

六、参考用量

黄芪 15g，桂枝 15g，生白芍 30g，生甘草 10g，生姜 15g，红枣 30g，饴糖 30g。以水 700mL，煮取汤液 300mL，将饴糖溶入药液，分 2～3 次温服。

关于黄芪的用量：《金匮要略》是一两半，《备急千金要方》是三两，《古今录验》是四两，可见黄芪的用量是可以变化的。浮肿明显，或出汗量多，应该重用黄芪。

本方可以加味。月经量少者，加当归。虚赢少气，食欲不振者，加人参。

第四节　玉屏风散

玉屏风散是古代的止汗方，传统的补气固表方，具有止汗、止喷嚏、治风病等功效。玉屏风散证以自汗、恶风为特征，多见于过敏性疾病、自身免疫性疾病和一些虚弱性体质。

一、原典配方

防风一两，黄芪（炙）、白术各二两。上吹咀，每服三钱重，水一盏，枣一枚，煎至七分，去滓热服，食后。（《医方类聚·伤寒门》引《管见大

全良方》）

玉屏风散最早记载于宋代《管见大全良方》十卷，陈自明撰于 1271 年。此方为煮散，煎服法为宋代流行剂型，故此方当为宋代方，后世应用较多。

二、原典方证

治男子妇人，腠理不密，易感风邪，令人头目昏眩，甚则头痛项强，肩背拘倦，喷嚏不已，鼻流清涕，续续不止，经久不愈，宜服此方。（《管见大全良方》）

治表虚自汗。（《景岳全书》）

治卫虚自汗，易感风邪。（《张氏医通》）

1. 喷嚏不已，清涕不止

喷嚏连连，鼻子痒、眼睛痒以及皮肤痒，中医学多认为是风邪作怪，颇似过敏性鼻炎的表现。玉屏风散的祛风功效是非常明显的。清代柯韵伯说："防风遍行周身，称治风之仙药，上清头面七窍，内除骨节疼痹、四肢挛急，为风药中之润剂，治风独取此味，任重功专矣。（《古今名医方论》）

2. 自汗、盗汗

自汗、盗汗，以及怕风等都责之表虚，是肌腠不致密的缘故。玉屏风散中的黄芪、白术都能止汗，全方就有固表的功效。

玉屏风散证的病理机制，传统解释有"气虚"（吴崑）、"表虚不能卫外"（张秉成）、"汗之因风得之者，恒至虚其卫气而久恋"（莫枚士）、"虚人腠理不固"（《方剂学》新世纪第四版）等。

三、适用人群

本方适用人群多有一种以自汗、易感冒及过敏为临床特征的虚性体质。儿童、老人多见。面色有特异性。

1. 面黄浮肿

面色黄黯或黄白，缺失光泽，也有见黯红者；浮肿貌。"黄芪补元气，肥白而多汗者为宜。若面黑形实而瘦者，服之令人胸满。"（《丹溪心法》）

2. 易过敏

易感冒，或喷嚏，或咳喘，或目痒，或皮肤瘙痒、渗液，或易于腹泻、腹痛，或头昏目眩、身体疼痛。

3. 易出汗

易于出汗，动辄出汗，甚至自汗、盗汗。皮肤比较湿润。

四、适用病症

符合上述人群特征者的过敏性疾病、呼吸道疾病、自身免疫性疾病、皮肤病等，可以考虑使用本方。

1. 过敏性鼻炎

过敏性鼻炎即变应性鼻炎。典型症状主要是阵发性喷嚏、清水样鼻涕、鼻塞和鼻痒，部分伴有嗅觉减退。可与小柴胡汤、桂枝汤、麻黄附子细辛汤、小青龙加石膏汤等合用。

2. 儿童反复感冒

本方适用于呼吸道症状，如咳嗽、气喘、鼻塞等，常规方药无效者。

屡散不愈的感冒，或稍动即汗，汗后即感冒，感冒后汗更多，如此反复，缠绵难愈者，原方或合用桂枝汤。

3. 多汗症

本方适用于肿瘤化疗放疗、大病以后以及手术后的多汗、小儿多汗证。适用于汗出量大、怕风、反复伤风感冒者。大多有发汗药误用、滥用的诱因，可合用桂枝汤、真武汤、龙骨牡蛎等。岳美中提出：治疗表虚自汗，需要小剂量、长期服。"我往年尝以玉屏风散做汤用，大其量，治表虚自汗，3～5剂后即得汗收的效验。但不日又复发，再服再效，再复发，似乎此方只有短效而无巩固的长期作用。后见我院蒲辅周老医师治疗这种病证，用散剂每日服9g，坚持服到一个月，不独汗止，且疗效巩固，不再复发。"（陈可冀.岳美中医学文集，北京：中国中医药出版社，2000.）

4. 皮肤病

玉屏风散在皮肤科应用广泛，如慢性荨麻疹、慢性湿疹、手脚掌皮肤皲裂、儿童过敏性紫癜、带状疱疹等。适用于局部瘙痒、面黄浮肿貌者。

5. 糖尿病

本方适用于儿童、年轻人的糖尿病。无明显"三多"症状，疲劳易感冒，面黄浮肿貌。

6. 慢性肾病

慢性肾病，特别是儿童的慢性肾炎、肾病综合征等常因感冒而诱发或加重，可以配合使用玉屏风散减少复发。

7. 过敏性结膜炎

过敏性结膜炎常见的症状是眼痒，眼睛黏液性分泌物较多，这与玉屏风散治疗的"喷嚏不已，清涕不止"同类。

8. 其他

再生障碍性贫血、溶血性贫血、多发性疖肿、郎格汉斯细胞增生症（LCH）等都有应用的机会。

五、方证鉴别

本方与黄芪桂枝五物汤、防己黄芪汤

黄芪桂枝五物汤补气活血、通阳散寒，老人多用，糖尿病、心脑血管疾病多用；防己黄芪汤消水肿、利关节，肥人及女性多用，关节病、水肿病多用；玉屏风散固表祛风，儿童多用，免疫性、过敏性疾病多用。

六、参考用量

黄芪 30g，白术 20g，防风 15g。以水 1000mL，煮沸后调文火再煎煮40 分钟，取汤液 300mL，分 2～3 次温服。

第十一章　甘草类方

甘草类方是以甘草为主要药物的一组处方。甘草主治羸瘦，兼治咽痛、口舌糜碎、咳嗽、心悸，以及躁、急、痛、逆诸症，主治范围非常广，《伤寒论》入 70 方次，《金匮要略》入 88 方次。但作为甘草类方的处方，大多为以甘草命名，或甘草用量很大，能体现甘草临床功效特征的方，代表性的有甘麦大枣汤、甘草泻心汤、炙甘草汤、麦门冬汤。

第一节　甘麦大枣汤

甘麦大枣汤是经典的脏躁病方，传统的安神养心方，具有止哭泣、止躁动、止汗、缓急的功效。甘麦大枣汤证以神情恍惚、喜悲伤为特征，多见于女性、儿童的精神心理疾病。

一、经典配方

甘草三两，小麦一升，大枣十枚。上三味，以水六升，煮取三升，温分三服。（《金匮要略》）

二、经典方证

妇人脏躁，喜悲伤，欲哭，象如神灵所作，数欠伸。（二十二）

1. 妇人脏躁

此为古病名，即西医学的"癔病性情绪障碍"。此病有如下特点：发病突然，常因精神刺激而诱发；感情色彩浓厚，表现多样化，程度也轻重不一；暗示倾向明显，周围有人围观时症状更加剧烈。

脏躁，是女性专属的病种。岳美中说："甘麦大枣汤治妇人脏躁，是方是病，医籍屡载，唯男子患此且以本方治愈者罕见。"（《岳美中医案集》）尾台榕堂说："脏者，子宫也。此方治脏躁以缓其急迫。孀妇室女，平素忧郁无聊，夜夜不眠等人多发此证。发则恶寒发热，战栗错语，心神恍惚，坐卧不安，悲泣不已，服此方立效。又癫痫、狂病，与前证类似者，亦有奇验。"（《类聚方广义》）

2. 喜悲伤欲哭

"喜"，容易之义，与"心烦喜呕"的"喜"同义，不作为描述情绪的词。因为在脏躁的症状中，多为"悲伤"的负面情绪，不应该出现开心喜悦的情感形式。"悲伤"为情绪低落，明显的抑郁倾向，表现为意兴阑珊，暗自流泪或低声抽泣。"欲哭"，欲，想要之意，为情感诉求。《说文解字》"哭，哀声也"，则是情感暴发的意欲强烈。此处为两个症状，即"喜悲伤"与"欲哭"，为症状之轻，尚未暴发的状态。

3. 象如神灵所作，数欠伸

"象"，形状，样子之意。"如"，好像，如同。"神灵所作"即神灵附体作怪，表现为行为怪异、言语失常，整个人失去自控，这是描述情感暴发时的症状。

"数"音朔，频数也，有屡次之义。"欠伸"为动词，打呵欠，伸懒腰。"数欠伸"是频频呵欠与伸懒腰之义，也可以引申为多动不安、异动震颤、肌肉强直等。"志倦则欠，体倦则伸"，欠伸其实是一个综合性动作，打哈欠时不自主会双臂张开，躯干后挺，属于疾病发作、疲劳的表现。通常出现欠伸时，为脏躁结束或告一段落的信号。该条文描述了脏躁发作的过程，从轻症到重症，再到发作结束的动态表现。

甘麦大枣汤经典方证，除"喜悲伤欲哭""数欠伸"比较具体外，还必须在"象如神灵所作"上领会脏躁的临床表现特征。此外，根据以药测证的原则，可以从甘草主治上扩大甘麦大枣汤方证的范围。

甘麦大枣汤的方证病理机制，传统解释有"七情所伤，则心不得静，而神躁扰不宁"（吴谦）、"心阴不足，肝气失和，心神失宁"（《方剂学》新世纪第四版）、"脏阴不足，虚热躁扰"（《金匮要略》新世纪第四版）等。

三、适用人群

本方证以"急""躁"为特征，包括心理层面的躁动不安、焦虑、脏躁，生理层面的肌肉痉挛及紧张、抽动等。妇人、儿童多见。腹证有特异性。

1. 消瘦、面色无华

消瘦，脸色缺乏红光，贫血貌。女性多见，年轻女性尤为多见，大多有精神刺激诱因。饮食如常，腹部无不适，喜甜食。

2. 经常落泪、神情恍惚

平素面带哭貌，性情不开朗，神志恍惚，言行失常，无故悲伤，易于落泪，或哭叫无节。表现怪异，感情色彩浓厚，反复无常。大多有受惊吓或情感受挫等诱因。

3. 肌肉紧张

全身肌肉紧张，或四肢僵直，或腹直肌多拘挛如板状，但亦有软弱者。汤本求真说："本方以有甘草大枣，于腹证上是右腹直肌挛急。若有此腹证，不问老少男女，与本方颇佳。"（《皇汉医学》）浅田宗伯说："此方虽为妇人脏躁之主药，但凡右腋下、脐旁拘挛或结块者，使用此方有效。"（《勿误药室方函口诀》）

四、适用病症

有喜哭泣、言行失常、情感色彩明显的精神心理疾病，可以考虑使用本方，甘草的用量宜大。

1. 抑郁症

"喜悲伤欲哭"，生动地描绘了抑郁症患者的神态。女性较男性容易患上抑郁症。《备急千金要方》淡竹茹汤用本方加竹茹、麦冬、生姜，谓"治产后虚烦、头痛、短气欲绝、心中闷乱不解，必效"。清代名医王孟英用甘麦大枣汤加藕，治抑郁、纳呆、神疲，见药生畏者。女性憔悴经枯，合百合地黄汤。失眠、舌光、便秘、出汗，合酸枣仁汤。心悸震颤，合桂甘龙牡汤。惊恐头晕苔腻，合温胆汤。此外，有抑郁情绪、睡眠障碍、神情恍惚的更年期综合征、焦虑症、精神分裂症、癔病、癫痫、抽动症、异动症等，也有应用的机会。此方最常应用于癔病、神经衰弱症。患者无故悲痛哭涕，不能安眠，甚至昏迷或发生惊狂症状。或在癫痫、神经病等猛烈发作，几无间断之激症，用之有奇效。

2. 小儿脑病

如小儿癫痫、小儿夜惊症、小儿夜啼、小儿多动症、神经性厌食、夜游症等，瘦弱者宜之。

3. 多汗症

莫枚士说："此为诸清心方之祖，不独脏躁宜之。凡盗汗、自汗等可用。"（《经方例释》）特别适用于女性及小儿盗汗，可以合用桂枝汤、桂枝加龙骨牡蛎汤、百合知母汤等。

五、方证鉴别

本方与温胆汤

两方均能治疗失眠。温胆汤证以惊恐为主，本方证以悲伤欲哭为主。温胆汤适用人群皮肤油腻，本方适用人群憔悴黄瘦。

六、参考用量

炙甘草 10 ～ 30g，淮小麦或浮小麦 30 ～ 100g，大枣 10 枚。水煎服，分三次服，每服 100mL。

本方甘草量宜大，但有浮肿者，用量宜少。此外，从后世应用来看，合方者多，单用者少。

第二节　甘草泻心汤

甘草泻心汤是经典的狐惑病方，传统的清热解毒利湿方，具有黏膜修复、止泻、除烦的功效。甘草泻心汤证以消化道、生殖道、眼睛等黏膜充血、糜烂、溃疡为特征。

一、经典配方

半夏半升，黄芩三两，干姜三两，人参三两，甘草（炙）四两，黄连一两，大枣十二枚。上七味，以水一斗，煮取六升，去滓，再煎。温服一升，日三服。（《金匮要略》《伤寒论》）

二、经典方证

狐惑之为病，状如伤寒，默默欲眠，目不得闭，卧起不安。蚀于喉为惑，蚀于阴为狐，不欲饮食，恶闻食臭，其面目乍赤、乍黑、乍白，蚀于上部则声喝（yè）。（三）

伤寒中风，医反下之，其人下利，日数十行，谷不化，腹中雷鸣，心下痞硬而满，干呕，心烦不得安。（158）

1. 狐惑

此为古病名，以咽喉、外阴糜烂为特征，"蚀于喉为惑，蚀于阴为狐"。溃疡深大，疼痛剧烈，愈合慢，常常反复发作。提示本方可用于黏膜修复。不仅仅是口腔糜烂、溃疡，也包括从口腔到肛门的消化道黏膜的糜烂、溃疡等，以及生殖道的溃疡、眼睛的溃疡都可以使用，比如妇女的子宫颈糜烂。

2. 其面目乍赤、乍黑、乍白

这是对皮肤损害的描述，如红斑、疱疹、丘疹、痤疮、多形红斑、脓疱等都有可能。提示本方可用于各种皮肤病。

3. 下利

下利，即腹泻，"其人下利日数十行"，提示腹泻严重，而且伴有"谷不化，腹中雷鸣，心下痞硬满，干呕。"（158）等消化道症状。浅田宗伯说："此方主胃中不和之下利，以谷不化、雷鸣下利为目的。若谷不化，无雷鸣而下利者，应用理中、四逆之类……又用于产后口糜泻有奇效。"（《勿误药室方函口诀》）谷不化，为粪便中含有不消化食物，多为发酵性腹泻；腹中雷鸣，即明显的肠鸣音，多见于消化不良、急性胃肠炎等。从原文来看，这种腹泻可以出现在发热性疾病过程中。

4. 心烦不得安、目不得闭、卧起不安

本方适用于如烦躁、头痛、失眠、焦虑、抑郁及意识障碍、感觉障碍、精神障碍等患者。古代还有用于梦游等患者。

甘草泻心汤证以黏膜、皮肤损害为特征，并伴有消化道症状和精神症状，可以出现在发热性疾病过程中。对其方证病理机制，传统解释有"湿热毒所为之病"（徐彬）、"胃虚气结之痞"（王旭高）、"脾胃气虚，升降失常，阴阳不调，上热下寒"（李培生主编《伤寒论讲义》）、"湿热化生虫毒"（《金匮要略》新世纪第四版）等。

三、适用人群

本方证以黏膜充血、糜烂为临床特征，通常伴有消化道症状，多见于青年人。其诱因多为生活缺乏规律，如熬夜、醉酒、饮食辛辣等。

1. 唇舌红、消瘦的青壮年人

营养状况一般，唇舌黯红，结膜充血，上腹部按压缺乏弹性，腹直肌拘急，消瘦的青壮年患者居多。

2. 容易口舌糜烂

易口腔、咽喉、直肠黏膜糜烂，或阴道炎，或外阴部溃疡，或有皮肤损害。

3. 容易腹泻、胃痛

消化道症状比较多见，易腹泻，甚至日十多次，或大便黏臭、黏滞不爽；易上腹部不适，或恶闻菜味，食欲不振；或口干咽燥，吐涎沫不止等。

4. 心烦失眠

大多患有焦虑、抑郁、睡眠障碍等病。

四、适用病症

以黏膜溃疡、腹泻、失眠为表现的精神心理疾病、皮肤黏膜病，可以考虑使用本方。

1. 白塞病

白塞病（Behcet's disease，BD）是一种全身性、慢性、血管炎症性疾病，主要表现为复发性口腔溃疡、生殖器溃疡、眼炎及皮肤损害，与狐惑病极为相似。本方为治疗白塞病的常规用方，特别适用于有腹泻、肠鸣等消化道症状者。对伴有虹膜炎者也可用。便秘可加生地。外用苦参煎汤外洗。

2. 复发性口腔溃疡

此病最常见于儿童、青壮年，女性的比例较高。复发性口腔溃疡有自愈性和周期性，不经特殊治疗，一般 7 ~ 10 天可逐渐愈合，间歇期长短不等，几天到数月，此起彼伏。本方是复发性口腔溃疡常规用方。青壮年效果好，老人、贫血患者效果差。有胃痛、腹泻等消化道症状者效果好。口腔溃疡严重者，甘草量可达 30g 以上。局部疼痛，可加桔梗。

3. 腹泻类疾病

本方适用于如急性肠炎、溃疡性结肠炎、肠易激综合征、直肠溃疡、直肠炎等患者。如便血严重，可重用黄芩；腹痛，加白芍。

4. 皮肤病

本方适用于如结节性红斑、疱疹、丘疹、痤疮、多形红斑、脓皮病、银屑病等患者。甘草用量 30g，加石膏 60 ～ 90g。潮红脱屑，加生地黄至 90g。

5. 情志病

本方适用于抑郁症、神经症、创伤后应激障碍、癔病等患者。其中年轻女性多见，大多有精神刺激的诱因，舌红，经常口腔溃疡、大便黏滞。

五、方证鉴别

本方与甘麦大枣汤

两方都能治疗女性的精神病。鉴别点：①消化道症状有无之别；②舌苔厚薄之别；③体质强弱之别。

六、参考用量

炙甘草 15 ～ 30g，黄连 5g，黄芩 15g，姜制半夏 10g，干姜 10g，党参 15g，大枣 20g。以水 1000mL，煮取汤液 300mL，分 2 ～ 3 次温服。

第三节　炙甘草汤

　　炙甘草汤是经典的虚劳肺痿病方，传统的滋阴方，具有理虚、复脉、止血的功效。炙甘草汤证以虚赢肤枯、贫血、脉结代、心动悸为特征，多见于消耗性疾病晚期。

一、经典配方

　　甘草四两（炙），生姜三两，人参二两，生地黄一斤，桂枝三两，阿胶二两，麦门冬半升，麻子仁半升，大枣三十枚。上九味，以清酒七升，水八升，先煮八味，取三升，去滓，内胶烊消尽，温服一升，日三服。（《伤寒论》《金匮要略》）

二、经典方证

　　伤寒脉结代，心动悸，炙甘草汤主之。（177）
　　治虚劳不足，汗出而闷，脉结悸，行动如常，不出百日，危急者十一日死。《金匮要略·第六篇·附方》（六）
　　治肺痿涎唾多，心中温温液液者。《金匮要略·第七篇·附方》（七）

1. 虚劳不足、汗出而闷

　　虚，是消瘦；劳，是乏力、疲劳。不足，也是消瘦。虚劳是一种慢性消耗性疾病，其表现为动即头额汗出，汗出黏，皮肤湿冷苍白；或胸闷气短，常张口抬肩，无法活动，表情淡漠疲倦者比较适用本方。提示甘草汤是强壮理虚方。

2.肺痿、咳唾脓血

肺痿，古病名，其临床表现为"涎唾多""咳唾脓血，脉数虚"。肺痿的成因"亡津液"（七）。"亡津液"者，其人必定虚羸少气。推测肺痿与消瘦、慢性咳嗽的肺结核、肺癌相类似。如日本汉方的经验："骨蒸劳嗽，抬肩喘息，多梦不寐，自汗盗汗，痰中血丝，寒热交发，两颊红赤，巨里动甚，恶心愦愦而欲吐者，宜此方。"（《类聚方广义》）提示炙甘草汤有滋补止血的功效。

3.心动悸、脉结代

心悸心慌的同时伴有脉律不齐。古代解释，通常止无定数为结脉，止有定数为代脉。推测古代用于发热性疾病中出现严重心律不齐，同时体质虚弱的患者，也可能用于抢救一些失血性休克和循环衰竭。"心动悸，脉结代"，是循环衰竭的重要信号。炙甘草汤是一张集止血、强心、强壮为一体的大复方。方中大剂量的生地黄、阿胶是重要的止血药，人参、桂枝、炙甘草、麦冬是强心定悸药，30枚大枣能给机体充足的糖分能量。这对于那些已经处在体液匮乏几绝的患者来说，无疑是一支有效的强心剂和强壮汤。所以，这张配方又称为"复脉汤"。但后世就不仅仅用于止血了，对于那些瘦羸无力的虚劳患者，炙甘草汤也是常用的。

临床经验，"心动悸"的重要性远胜于"脉结代"。也就是说，如果有"心动悸"，即使没有"脉结代"也可以使用。但如果仅有"脉结代"，没有"心动悸"，则要慎重使用。对于那些有早搏，但没有任何不适的老患者，炙甘草汤有可能无效。

以上虚劳、肺痿、脉结代、心动悸，不是单个症状，而是一种病理状态。这种状态就是血脉空虚，血容量不足，血液营养匮乏，血压偏低，正如清代徐灵胎所说，此方"治血脉中血液空竭"（《兰台轨范》）。传统的解释还有"滋养真阴、回枯润燥、和营散邪之剂"（张璐）、"五脏痿弱，营卫涸流"（汪昂）、"营卫涩少"（尤怡）、"津涸燥淫"（王晋三）、"邪少虚多"（张秉成）、"久病血虚，心阳不振"（曹颖甫）、"阴血不足，阳气虚弱"（《方剂学》新世纪第四版）等。其状态形成的原因，有失血、营养不良、极度疲劳、大病消耗等。

三、适用人群

本方证多见于大病后，或大出血后，或高龄，或营养不良者，或极度疲劳者，或晚期的肿瘤患者。消瘦的老年人比较多见。体型体貌及脉象有特异性。

1. 羸瘦、贫血、唇舌淡

肌肉萎缩，皮肤干枯，表情淡漠，面色憔悴；贫血貌，或萎黄，或苍白；口唇淡白，舌淡苔少。

2. 心律不齐、血压低

心律失常，或快或慢，经常有心悸气短感，或汗出而胸闷，呼吸浅表，不耐疲劳，疲倦。血压低，脉细弱，或数或缓，以脉数为多见。

3. 大便干结难解

大便干结难解，每次排便时气短心慌、虚汗淋漓。

4. 胃口好

使用大剂量地黄，需要消化功能健全者。

肥胖水肿者、高血压患者、有血栓或高黏血症者，慎用炙甘草汤。

四、适用病症

以消瘦、贫血、心律失常、出血为表现的病症，可以考虑使用本方。

1.创伤性休克

如创伤性大出血、重度烧伤休克等。炙甘草汤能止血、调心律、升压、增加血容量、提供热能，故名复脉汤。方中生地黄止血，"主治妇人崩中血不止……瘀血，留血，衄血，吐血，皆捣饮之"（《名医别录》）。阿胶主"心腹内崩，劳极，洒洒如疟状，腰腹痛，四肢酸疼，女子下血安胎"（《神农本草经》）。

2.癌症晚期

本方适用于癌症晚期出血者，消耗呈恶液质者，肿瘤放化疗后体质极度虚弱、贫血者，长期素食或忌口导致营养不良者。以食管癌、胃癌、口腔癌、肾癌、肺癌应用较多。

3.心悸类病症

本方适用于多种原因导致的心悸（如心脏病、新陈代谢异常、情绪、失血、营养不良、药物等）见消瘦、贫血、脉细弱者，或有严重饥饿感者。心悸有心律失常者，也有心律无异常但有明显心悸心慌者。本方有调整心率的功效。《经方实验录》认为："本汤证脉象数者居多，甚在百至以上，迟者较少，甚在六十至以下。服本汤之后，其数者将减缓，其缓者将增速，悉渐近于标准之数。盖过犹不及，本汤能削其过而益其不及，药力伟矣。"炙甘草汤适合于以心悸为突出表现的代谢亢进状态，如舌红嫩、手足烦热、大便干结等。精神萎靡而末梢循环不良者，即使有心悸也不能使用。慎用炙甘草汤的心律失常者：体型肥胖者；有血栓或高黏血症者；舌深红、面紫黯、眼圈黑、肌肤甲错者。

4. 甲状腺功能亢进症

本方适用于消瘦，或皮如涂油者；明显的动悸感，心悸或脐下悸者；有明显疲劳感者；有明显的饥饿感者。

5. 口腔黏膜病

本方适用人群复发性口腔溃疡等多见，局部黏膜黯淡不红。其人有贫血、消瘦、便秘者，或过度节食或刻意素食者。老年人多见。

6. 便秘

《餐英馆治疗杂话》："老人、虚人，津液枯，大便闭者，此汤主之。"

五、方证鉴别

本方与桂枝加龙骨牡蛎汤

两方均能治疗瘦弱之人的心悸。但桂枝加龙骨牡蛎汤证有多梦、头昏、盗汗、自汗，以精神神经症状为主；而本方证有贫血、短气、便秘，以心血管系统症状为主。前者脉空大，后者脉细弱不齐。

六、参考用量

炙甘草 20g，人参 10g 或党参 15g，麦冬 15g，生地黄 15～30g，阿胶 10g，肉桂 15g，生姜 15g，火麻仁 15g，红枣 60g。以水 1200mL，加入黄酒或米酒 250mL，煮取汤液 300mL，化入阿胶，分 2～3 次温服。汤液深褐色，味甜、稍辛。

本方中有地黄、阿胶、麦冬，剂量过大可能导致食欲下降和腹胀腹泻。必须用炙甘草汤，但食欲素差、体质柔弱者，可减少用药量。使用本方，以原方为好。

第四节　麦门冬汤

　　麦门冬汤是经典的肺痿病方，传统的润燥降逆方，具有止咳、止呕、增进食欲、补充营养的功效。麦门冬汤证以咳逆上气、干呕、食欲不振、咽喉不利而羸瘦为临床特征，多用于慢性消耗性疾病或营养不良的患者。

一、经典配方

　　麦门冬七升，半夏一升，人参二两，甘草二两，粳米三合，大枣十二枚。上六味，以水一斗二升，煮取六升，温服一升，日三夜一服。（《金匮要略》）

　　《外台秘要》麦门冬汤的麦冬是"二升"，《备急千金要方》的麦门冬汤是"麦门冬汁（三升）"。由此推测，原方中麦门冬七升可能是鲜品，《外台秘要》方中麦门冬可能是干品。

二、经典方证

　　火逆上气，咽喉不利，止逆下气者，麦门冬汤主之。（七）

　　原文关键词"火逆上气，咽喉不利"，可以理解为以下三种情况：

　　（1）呼吸困难，主要表现为咳嗽气喘，而且是久咳久喘，出现端坐呼吸与张口呼吸，吸气时相短而呼气时相延长。或呼吸无力，张口抬肩。痰液黏稠不容易咳出，咳吐呈丝状，牵扯不断，可以伴有喉中痰鸣。

（2）吞咽困难，主要表现为食欲不振、口干舌燥、无唾液导致进食困难。

（3）发音困难，主要表现为声音嘶哑、气短声低等。其人大多极度消瘦。

上述三种情况中，呼吸困难最多见，其原因是咳喘日久，肺功能下降，同时体力衰减，食欲不振。大剂量麦冬能稀释痰液，用人参、甘草、大枣、粳米补充体力。但从后世文献看，形成呼吸困难、吞咽困难、发音困难的原因，也与全身病变有关，如久病年高、营养不良、疾病消耗导致肌肉萎缩。所以，消瘦、食欲不振是麦门冬汤适用患者的必见体征和症状。麦门冬汤的功效也以止呕下气、长肉、生津液为主。

关于本方证的病理机制，传统解释有"肺痿之主方"（沈明宗）、"胃中津液干枯，虚火上炎"（喻嘉言）、"火热夹饮致逆"（尤怡）、"肺虚有热津短"（魏念庭）、"肺胃阴虚，虚火上炎，肺气失于清肃"（《金匮要略》新世纪第四版）、"虚热肺痿，胃阴不足"（《方剂学》新世纪第四版）等。

三、适用人群

本方证多见于高龄老人，或消瘦不能进食者。体型有特异性。

1. 消瘦

肌肉萎缩，皮肤干枯而缺乏弹性，舌头颤动萎缩。

2. 进食困难

或恶心呕吐，或吞咽困难，或食欲不振、大便秘结难解。

3. 口腔干燥

唾液少，咽喉干燥，舌干红，舌苔少或剥苔。

4. 呼吸困难

或干咳久咳，或久喘气馁，或声音嘶哑，吐词不清。

四、适用病症

以食欲不振、呕吐、咳嗽并且日渐消瘦为临床特征的病症，可以考虑使用本方。

1. 肿瘤晚期

本方适用于恶性肿瘤中晚期等，特别是晚期的肺癌、喉癌、胃癌、食道癌、鼻咽癌、口腔癌等见消瘦、咳嗽痰黏、呕吐无法进食者，可合用小柴胡汤。本方清香可口，能开胃滋补、提振食欲、增进体力。

2. 高龄老人反胃

本方特别适用于高龄老人消瘦不能进食，呕吐不止者。浅田宗伯说："治老人津枯枯槁，食物难咽，似膈症者。"（《勿误药室方函口诀》）

3. 口腔干燥

本方适用于高龄老人或消耗性疾病过程中口腔干燥，食欲不振，或唾液减少，或频吐涎沫，或吞咽困难者。麦冬擅治口腔干燥。《备急千金要方》治虚劳口干方：麦门冬二两（末），大枣三十枚（肉）。上二味，一蜜一升和令热，五升米夏蒸之，任性服。

4. 痿证

本方适用于以肌肉萎缩为表现的疾病，如视神经脊髓炎、肌萎缩、肌营养不良、帕金森病、老年性肌肉萎缩等。沈明宗曰："余窃拟为肺痿之主方，一切痿证，皆可有效。老人及虚人，亦应此方证为多。其人声音嘶哑，构音不全。"

5. 慢性咳嗽

本方适用于以久咳为表现的疾病，如慢性咽喉炎、百日咳、支气管扩张症、肺炎、肺结核、肺不张、急慢性支气管炎、支气管哮喘等。其人咽喉干燥，痰难咳出，或灼热。

五、方证鉴别

本方与炙甘草汤

两方均能用于肺痿。炙甘草汤证重在心动悸、脉结代，本方证重在咽喉不利气逆。炙甘草汤证是贫血，本方证是少津液。

六、参考用量

麦冬 30 ～ 70g，制半夏 10g，人参 10g，生甘草 10g，粳米 20g 或山药 30g，大枣 20g。以水 1500mL，煮沸后调文火再煎煮 50 分钟，取汤液 300mL，分 2 ～ 3 次温服。

从剂型看，本方是一种药粥。煮取量也比较大，适合少量多次服用。

第十二章　干姜类方

干姜类方是以干姜为主要药物的一组处方。干姜主治多涎唾而不渴者。但根据疾病的不同，干姜可以有不同的配伍，从而扩大其治疗范围。干姜类方中，甘草干姜汤是温中祖方，理中汤擅治虚寒腹泻及胸痹，甘姜苓术汤擅治腰腹冷及尿失禁，小青龙汤擅治寒饮咳喘，大建中汤擅治虚寒腹痛等。

第一节　甘草干姜汤

甘草干姜汤是古代温中祖方，具有止吐、止血、止涎唾、缩小便、治眩等功效。甘草干姜汤证以烦躁厥冷、口不干渴、脉迟苔白滑为临床表现，多用于消化系统疾病。

一、经典配方

甘草四两（炙），干姜二两（炮）。上二味，以水三升，煮取一升五合，去滓，分温再服。（《伤寒论》《金匮要略》）

二、经典方证

伤寒脉浮，自汗出，小便数，心烦，微恶寒，脚挛急，反与桂枝，欲攻其表，此误也。得之便厥，咽中干，烦躁吐逆者，作甘草干姜汤与之，以复其阳……（29）

肺痿，吐涎沫而不咳者，其人不渴，必遗尿，小便数。所以然者，以

上虚不能制下故也。**此为肺中冷，必眩，多涎唾，甘草干姜汤以温之。若服汤已渴者，属消渴。**（七）

1. 吐逆

吐逆是本方的主治，多为呕吐清水或泻下大便清稀如水，或吐血便血，血色黯淡等。临床以有物有声谓之呕，有物无声谓之吐，无物有声谓之干呕，临床呕与吐常同时发生，故合称为呕吐。甘草干姜汤偏于止吐，吐食物、口水、清涎、黑血等。"《备急》正作干姜甘草汤：姜二分，甘一分，治吐逆、水米不下神验。"（《经方例释》）浅田宗伯也说："无烦躁，但吐逆，难服苦药者，用此方缓解有速效。"（《勿误药室方函口诀》）

2. 眩

头晕目眩，或有眼花视力下降，或走路不稳。"老人平日苦小便频数，吐涎短气，眩晕难起步者，宜此方。"（《类聚方广义》）提示本方适用于血压低、脉弱迟、心动过缓、脑供血不足的眩晕，以及老年人、瘦弱体型者、胃内停水者的眩晕。

3. 小便数

小便清长量大，次数多，甚至尿失禁。浅田宗伯说："无咳嗽，咽中不渴，遗尿，小便数之证，投与此方必有奇效。"（《勿误药室方函口诀》）提示本方可治疗小便清长频数的疾病，如老年尿失禁、小儿尿床等。如果小便黄短，或疼痛，或血尿，也非本方适用。

4. 烦躁、自汗出、微恶寒

患者烦躁不安，并出现畏寒、出汗等，这是全身性症状。患者可有身体困重、精神萎靡、胸闷气短等症。

5. 多涎唾、吐涎沫

"涎"，从水，为从口角流出的唾液；"唾"，从口，为从口中吐出的唾液。"沫"，为含有泡沫的口中分泌物。本方重要的客观指征，口腔及呼吸道分泌物增多，色白清稀，咳喘不明显，甚至胃肠道分泌物量多清稀、无臭秽气味。浅田宗伯说："凡肺痿之冷证，其人肺中冷，气虚，不能温和津液，津液聚而为涎液，故多唾而出，然非若热证之唾凝重浊。"（《勿误药室方函口诀》）唾液腺分浆液腺与黏液腺，此处应该是浆液腺分泌亢进。

6. 不渴

无渴感，口水多，清稀。而服用本方后，患者出现口干想喝水，是疾病向愈的表现。不渴属于阴性信息，作为排除其他方证而设。

甘草干姜汤证的形成，大多与极度疲劳、寒冷刺激、疾病以及滥用泻下药物、寒凉药物等有关。甘草干姜汤是"专复胸中之阳气……胃虚夹寒之圣剂"（陈尧道），能"回其衰弱之虚阳"（钱璜），适用于"脾阳不运"（《伤寒论方解》）、"素体阳虚，病从寒化，或虚热肺痿迁延不愈，阴损及阳演变而来"（《金匮要略译释》）等。

三、适用人群

本方证临床以分泌物清稀、量多多见，舌象有特异性。

1. 面色黄黯或苍白

患者大多面色黄黯，或发黑，或苍白无光泽，精神萎靡。或烦躁不安，或四肢厥冷、出汗等。多见于血压低、心动过缓等病，以及误服下剂及凉药而伤阳者。或因为腹泻呕吐导致疲惫色黄黯。"依全书通例当云干姜甘草汤。经方例凡经误下者，皆用干姜，不独治烦、吐也。"（《经方

例释》)

2. 手足冷

手足冰冷，血压低。特别是伴有腹泻、呕吐时。

3. 口不渴、涎沫多

"多涎唾""吐涎沫"，为本方重要的客观指征。涎沫，即清稀的唾液及痰沫。其人多无渴感或虽渴而所饮不多，或满口清涎。

4. 白滑苔

舌苔必白厚或腻，或白滑，舌面若罩一层黏液，可称此种舌象为"干姜舌"。

四、适用病症

以呕吐、痰涕多、尿失禁为表现的病症，可以考虑本方。临床结合疾病和个体差异，需要加味或合方。

1. 吐泻类疾病

本方适用于呕吐清水、泻下物水样或溏便类疾病，如急慢性胃炎、上消化道溃疡、肠炎等患者。如"疗吐逆，水米不下"（《外台秘要》引《备急千金要方》）。

2. 痰涕类疾病

本方适用于痰涕多且清稀如水的疾病，如慢性支气管炎、哮喘、肺炎、肺不张、鼻炎、花粉症等患者。龙野一雄将甘草干姜汤用于支气管哮喘见咳喘程度不严重，但痰量多，小便频多，脉沉弱者。（《中医临证处方入门》）。

3. 尿失禁

本方适用于小便清长、频数的疾病，如老年尿失禁、小儿尿床等。

4. 虚寒出血

本方适用于鼻衄、吐血、崩漏、咯血等见血色黯淡者。《仁斋直指方》以之"治男女诸处出血，胃寒，不能引气归原，无以收约其血"。《朱氏集验方》谓本方为二神汤："治吐血极妙……用药甚简。每服二钱，水一中盏，煎至五七沸，带热呷，空心日午进之，和其气血荣卫，自然安痊，不可不知。"具有"火神"之称的四川名医郑钦安也有类似经验，谓无论吐衄血、牙血、二便血，先不分阴阳，都先止其血，大剂甘草干姜汤加血余炭，屡用屡效。

5. 阳虚自汗

本方适用于烦闷不适、自汗、四肢厥冷为表现的疾病，如冠心病、心绞痛、风心病，以及误服下剂及凉药而伤阳者。

五、参考用量

炙甘草20g，炮干姜10g。以水600mL，煮取300mL，日分两次服用。甘草的剂量应大于干姜一倍之上。不过，从后世的文献来看，有等量的，也有干姜大于甘草的治验，但总以甘二姜一的比例为好。如用于出血，干姜炮黑。

第二节　理中汤（人参汤）

理中汤是经典的太阴病方，传统的温中驱寒方，具有治胸痹、止涎唾、止泻、疗口疮的功效。理中汤证以吐利、食不化、心下痞硬、口不干渴、喜唾为临床特征。

一、经典配方

人参、干姜、甘草（炙）、白术各三两。上四味，捣筛，蜜和为丸，如鸡子黄许大。以沸汤数合，和一丸，研碎，温服之，日三四，夜二服；腹中未热，益至三四丸，然不及汤。

汤法，以四物依两数切，用水八升，煮取三升，去滓，温服一升，日三服……服汤后，如食顷，饮热粥一升许，微自温，勿发揭衣被。（《伤寒论》《金匮要略》）

二、经典方证

霍乱，头痛，发热，身疼痛，热多欲饮水者，五苓散主之；寒多不用水者，理中丸主之。（385）

大病差后，喜唾，久不了了，胸上有寒，当以丸药温之，宜理中丸。（395）

胸痹，心中痞气，气结在胸，胸满，胁下逆抢心，枳实薤白桂枝汤主之，人参汤亦主之。（九）

太阳病，外证未除而数下之，遂协热而利。利下不止，心下痞硬，表里不解者，桂枝人参汤主之。（163）

1. 霍乱、利下不止

"霍乱"为急性吐泻性疾病；"利下不止"为频繁地排便，但每次排便量未必很多。《赤水玄珠》中用理中汤治小儿吐泻后，脾胃虚弱，四肢渐冷，或面有浮气，四肢虚肿，眼合不开。提示本方既用于救治急性腹泻，也用于腹泻后的调理。

2. 喜唾、寒多不用水

喜，数之意。喜唾，即频繁地吐唾液，提示唾液腺分泌亢进。寒，有代谢低下之意。不用水，即不愿意多喝水。寒多不用水，指口不干渴或口干而不思饮，口腔内涎唾多而清稀。提示本方用于大病以后的调理，患者口水多、唾液清稀满口、胸腹有冷痛是其临床表现。本方也能用于其他消化液分泌过多者，如胆汁分泌过多、胃液分泌过多等。

3. 胸痹

胸闷气短，甚至汗出、畏寒、精神萎靡。提示本方可治胸闷痛，既有可能是消化道疾病的症状，也可能是心脏病的表现。

4. 心下痞硬

心下痞硬虽然是桂枝人参汤的方证，但也可以视为理中汤体质的重要特征。心下痞，是指上腹部不适，自觉痞闷或发凉；硬，指按压后腹肌僵硬扁平，缺乏弹性，多见于消瘦的人，或经过吐泻后脱水的人。

经典方证虽然以"霍乱""胸痹"为理中汤的主病，但"心下痞硬""喜唾""寒多不用水"则点出方证的病理机制是脾胃虚寒，这是一种以消化能力下降为特征的病理状态。传统有"脾胃虚弱"（钱璜）、"脾阳虚而寒邪伤内"（张秉成）、"伤寒之霍乱，表实里虚"（莫枚士）、"太阴虚寒"（李培生《伤寒论讲义》）等术语来解释。喻嘉言说得更明白："理中丸乃区分阴阳、温补脾胃之善药，然仲景差后病，外邪已尽，才用其方。在太阳邪炽之日，不得已合桂枝用之，即更其名曰桂枝人参汤。"（《尚论篇》）

三、适用人群

本方证以食欲减退或消化力低下、消瘦等为临床表现。大病后、老年人、儿童等多见。面证、腹证明显。

1. 面黄消瘦

消瘦，面色黄黯或苍白，无光泽。上腹部按压腹肌菲薄而缺乏弹性（心下痞硬），或腹软无力。

2. 不能食、口味淡

食欲不振或不消化，或呕吐，或腹胀。口味淡，喜食香咸的食物，如榨菜等。

3. 腹中冷

腹部冷痛，得暖则舒，按之皮温低，大便清稀不臭，或便秘，小便清长，尿频或失禁。

4. 舌淡苔白

舌体淡或胖大，舌苔白或水滑，口中唾液清稀量多。

四、适用病症

本方证多见于消化系统疾病。根据疾病与个体差异，需要加味或合方。

1. 虚寒性胃肠病

以腹痛、腹胀、腹泻为主诉的消化系统疾病多见本方证，如急慢性胃肠炎、消化性溃疡、功能性消化不良、胆道蛔虫症、肠易激综合征、慢性结肠炎（如溃疡性结肠炎）、慢性痢疾、口腔溃疡等。本方能解冷药伤胃，如服用大黄、石膏、黄连等寒凉药导致的腹中冷，手足厥逆，烦闷不适者。"伤寒腹痛有寒证，因服冷药过多，大便自利，腹中痛，手足冷者，可与理中丸，甚者与附子理中丸、理中汤。未效，用姜附汤多加甘草煎，用诸热药即止。"（《太平惠民和剂局方》）本方所主的"腹胀满"，诊腹时按之却不胀而软，患者胀满的痛苦程度与医者腹诊所得不相吻合，且其胀满时轻时重，不因矢气或泻下而减，此是虚寒性胀满的特点之一。其腹痛为绵绵作痛，时作时止，得温食或温物外敷可缓解。理中丸证多有大便溏，但也有便秘者，但多为先干后溏。脉沉弱，加附子。高龄老人便秘，舌淡，苔灰黑而腻，重用生白术 60g 以上。口疮、口苦者，加黄连。

2. 分泌亢进类病证

虚寒性疾病多伴有分泌亢进，临床表现为多涕、多涎、多尿、遗尿、胃酸多、痰多、妇人带下多等分泌物增多而清稀不臭者，运用理中丸（汤）的机会较多。可见于小儿多涎、过敏性鼻炎、口腔炎、消化性溃疡、胆汁反流性胃炎、慢性支气管炎、阴道炎、盆腔炎等。急慢性湿疹、皮炎等出现渗出物较多时，也有本方证的可能。

3. 儿科调理病

本方是儿科常用方，适用于食欲不振、面黄肌瘦、易腹泻、舌淡的儿童。如虚寒腹痛，薛立斋"一小儿庄夏，食生冷之物，腹中作痛，甚则发搐厥冷，用人参理中丸而愈"（《保婴撮要》）。又如虚寒血痢，其血色凝黑或晦淡，如苋菜汁。其人食欲不振，或多日粒米不进，面色萎黄。再有，脾虚腹胀也多有效。小儿虚热不退、小儿慢惊风、小儿肺炎肺不张、小儿消化不良、小儿口疮等病如伴消化道症状者，也常有使用本方的机会。

4. 虚寒出血

一些出血性疾患也有见理中汤证者，如功能性子宫出血、鼻衄、过敏性紫癜、血小板减少性紫癜、消化道出血等。其出血量均不多，且血色黯淡。这种情况可以用炮姜换干姜。传统经验，治疗出血，干姜须炒黑用之。脉弱，加附子。

5. 心脏病

本方适用于以胸痛、胸闷、气短为主诉的疾病，如冠心病、心绞痛等见烦躁不安、出冷汗、血压下降、上腹部不适、呕吐、腹泻者。通常重用干姜，人参用红参，加附子为佳。舌黯紫，加肉桂。胸痛，加枳实。

6. 大病后调理

本方适用于如手术后、大病后见口水多、胸腹冷痛、便秘、口味淡、食欲不振者。

五、方证鉴别

1. 本方与桂枝人参汤

本方加桂枝，为桂枝人参汤，可用于本方证伴有心悸腹痛者；加附子，为附子理中汤，可用于全身状况更差，脉微弱，精神萎靡者。

2. 本方与四君子汤

理中汤去干姜，换茯苓，名四君子汤，适用于脾胃虚弱的食欲不振、面色萎黄、大便溏薄等症。因没有干姜，故方证中无明显的恶寒、吐清水、腹泻、苔白腻等表现。

六、参考用量

人参15g或党参20g，干姜15g，白术15g，炙甘草15g。以水

800mL，煮取汤液 300mL，分 2 ～ 3 次温服。

本方的丸剂一般用于治疗慢性疾病，汤剂一般用于急性病。用大蜜丸剂，宜用沸水冲泡片刻，研碎，服后以腹中觉热为度，可每 2 小时服 1 ～ 4 丸，不必拘泥于常规服法。如改汤剂，服后过一刻钟，喝热稀粥一碗，以利药物吸收，也可和胃养胃。同时要盖衣被，避风寒，如觉全身回暖，也不可减衣揭被。凡是急症吐下，非上好吉林人参不愈。心悸腹痛、汗出、舌黯淡者，加肉桂。

第三节　甘姜苓术汤（肾着汤）

甘姜苓术汤是经典的肾着病方，传统的温中利水方，具有祛寒湿、治腰冷、治腹重、缩小便的功效。甘姜苓术汤证多见于以腰重而冷、浮肿、尿失禁为特征的疾病。

一、经典配方

甘草、白术各二两，干姜、茯苓各四两。上四味，以水五升，煮取三升，分温三服，腰中即温。（《金匮要略》）

二、经典方证

肾着之病，其人身体重，腰中冷，如坐水中，形如水状，反不渴，小便自利，饮食如故，病属下焦。身劳汗出，衣（一作表）里冷湿，久久得

之，**腰以下冷痛，腹重如带五千钱，甘姜苓术汤主之。（十一）**

1. 腰中冷

腰部及以下怕冷，疼痛，遇冷加剧，如坐在冰水里一般。"久处卑湿，雨露侵淫，为湿所着，腰重如石，冷如冰，喜热物熨，不渴便利，饮食如故，肾着汤加附子。"（《医学入门》外集卷四）"余近日用于妊娠腹中有水，下部冷者，奇验。"（山田业广）龙野一雄认为，本方可用于湿疹、溃疡、瘘管等分泌物稀薄而量多，肉芽生长不良，有贫血者，如有腰腿冷感则疗效更为可靠。（《中医临证处方入门》）

2. 腹重

腹部重坠，或为腹部松软、赘肉下垂，或是腹胀重坠感，也有腰背部的沉重无力感，如背重物。汉代的主流货币是"五铢钱"，重量是 2 ~ 4g。东汉末年，董卓专权铸造新"五铢钱"，平均重量只有 0.5g（周军. 乱世中的汉代"五铢钱". 上海金融报，2019-04-16），如此计算，五千的新五铢钱重 2.5kg，倘若原五铢钱则为 10kg 到 20kg。《张氏医通》记载，丹溪治一人，患湿气，背如负二百斤重。以肾着汤加桂心、猪苓、泽泻、酒芩、木通、苍术。《古今医统大全》曰："治肾冷湿，腰重不能起。"《张氏医通》记载："治腰以下重着而痛。"

3. 小便自利、不渴

此指无口干舌燥，无烦渴引饮，口腔湿润或口水多。患者小便畅通，尿液清白量多，甚至遗尿失禁。"胞痹，即寒淋，小便痛引脐腹，上有清涕，肾着汤。"（《医学入门》）"治老人平日小便失禁，腰腿沉重冷痛者。又男女遗尿，至十四五岁犹不已者。"（《类聚方广义》）提示本方适用于中老年人尿频急，淋漓不尽，甚至失禁者。大多尿液清长，入夜甚。产妇也多见。本方是甘草干姜汤的加强版。

　　适用甘姜苓术汤的患者大多或久居寒湿之地，或工作经常"身劳汗出，衣里冷湿"，或喜欢空调纳凉，或嗜凉茶瓜果，或经常单衣薄衫、露脐露腿，或年老体弱，或手术伤损等。传统解释是"寒湿留着于腰"（《金匮要略译释》）、"湿邪伤阴，肾亦在其中，与冬寒之直中者不同"（徐彬）、"肾受冷湿，着而不去"（尤怡）、"外感寒湿"（李珥臣）等。

三、适用人群

本方证腰腹部冷重有特异性，大多见舌胖。

1. 腰腹部松软无力

腰腹部多松软下坠，无抵抗感。常有腰腹部或腰背部冷痛沉重，或下半身酸困冷重感。常有小便无力或尿失禁。

2. 口不渴

口不渴，口水多，无口干舌燥，无烦渴引饮。分泌物多且清稀不臭。如小便清长，水样便，水样带下，或鼻涕如水。

3. 舌胖大、苔白厚

舌体胖大、边有齿痕，舌苔白厚或白滑，比较湿润。

四、适用病症

以腰腹冷痛、分泌物清稀、大小便不利或无力失禁等为表现的病症，可以考虑使用本方。

1. 尿失禁

有以上人群特征的尿失禁可以使用甘姜苓术汤。精神疲惫、脉沉，加附子。无贫血，心功能强健的，加麻黄。本方特别适用于中老年人尿频急、淋漓不尽，甚至失禁者，大多尿液清长、入夜甚。尾台榕堂说："治老人平日小便失禁，腰腿沉重冷痛者。"(《类聚方广义》) 李梴说："胞痹，即寒淋，小便痛引脐腹，上有清涕，肾着汤。"(《医学入门》)

2. 腰腿痛

本方适用于以腰冷为主诉的腰肌劳损、腰椎间盘突出、坐骨神经痛、风湿性纤维肌痛、膝骨关节炎等患者，通常加附子、桂枝。

3. 妇科病

本方适用于妇产科病，如妊娠水肿、妊娠恶阻、盆腔炎、性冷淡等见带下如水量多、腰冷重坠者。肾着汤治妊娠腰脚肿(《济阴纲目》)。

4. 便秘

本方证大便先硬后软，多见于老人、妇女。通常伴有尿失禁、脱肛等。可以合用当归芍药散，重用白术、芍药。

五、方证鉴别

1. 本方与理中汤

两方均能驱寒。鉴别点：①体质虚实之别：本方有茯苓，症见舌体胖大；理中汤有人参，其人多消瘦。②能食不能食之别：理中汤证其人消化不良，不能食；本方证其人饮食如故。

2. 本方与苓桂术甘汤

两方均有茯苓、白术、甘草，均能健脾利水。其不同点在于：①眩悸有无之别：桂苓配能治气上冲，故苓桂术甘汤治"心下逆满，气上冲胸""起则头眩"，可见心悸亢进，且心下有振水音。②下部寒冷有无之别：干姜配白术专去寒冷，故本方治腰痛腰冷、带下遗尿等症；苓桂术甘汤长于化饮，甘姜苓术汤长于化湿。

六、参考用量

炙甘草 20g，干姜 20g，茯苓 20g，白术 20g。以水 800mL，煮取汤液 300mL，分 2～3 次温服。汤液色淡黄，味辛辣。

本方是温化寒湿方，方中大剂量使用干姜、茯苓是关键。干姜可以用 30～40g。

第四节　小青龙汤

小青龙汤是经典的咳喘病方，传统的散寒化饮方，具有止咳喘、去心下水、治吐涎、发汗等功效。小青龙汤证以恶寒、口不渴及痰唾涕等分泌物量多、清稀为特征，多见于呼吸系统疾病。

一、经典配方

麻黄三两，桂枝三两，细辛三两，干姜三两，甘草三两，芍药三两，五味子半升，半夏半升。上八味，以水一斗，先煮麻黄，减二升，去上沫，纳诸药，煮取三升，去滓，温服一升。服后以口中微干为度。（《伤寒

论》《金匮要略》）

二、经典方证

伤寒表不解，心下有水气，干呕，发热而咳，或渴，或利，或噎，或小便不利，少腹满，或喘者，小青龙汤主之。（40）

伤寒，心下有水气，咳而微喘，发热不渴。服汤已渴者，此寒去欲解也，小青龙汤主之。（41）

肺胀，咳而上气，烦躁而喘，脉浮者，心下有水，小青龙加石膏汤主之。（七）

咳逆倚息，不得卧，小青龙汤主之。（十二）

病溢饮者，当发其汗，大青龙汤主之，小青龙汤亦主之。（十二）

妇人吐涎沫，医反下之，心下即痞，当先治其吐涎沫，小青龙汤主之。（二十二）

1. 咳而微喘、咳而上气、发热而咳、咳逆倚息

此提示咳喘是本方主治，但多咳与喘并见，先咳后喘。有时咳喘剧烈，导致咳逆倚息不得卧。提示本方可用于咳喘，如急慢性支气管炎、支气管哮喘、慢性阻塞性肺气肿等。

2. 心下有水气、吐涎沫

痰与鼻涕的性状在本方证的诊断中十分重要。其痰液、鼻涕等分泌物必须是量多清稀，轻轻一咳便吐出，呈黏液性，或如水样。同时，舌苔白滑，黏液满布。此外，大量哮鸣音或湿性啰音，也是"心下有水气"的延伸。提示小青龙汤治疗口内多黏液，或泡沫，口水清稀。如果痰液黄黏难

咯、舌苔干腻的咳喘，便不是小青龙汤证了。

3. 不渴

口水多，口不渴，虽有发热但不想喝水。服用汤药后转口渴，是疾病向愈的标志。不渴，是用以鉴别诊断所用。

4. 溢饮

溢饮，古病名，一种以无汗、身体困重及水肿为特征的疾病。"饮水流行，归于四肢，当汗出而不汗出，身体疼重，谓之溢饮。"（十二）吉益东洞说："凡中风寒邪，有水迎之，则其候有头痛、恶寒、汗出、痰涌、目泪、鼻涕、一身走痛等类，逐水则邪除，故汗出而愈。"（《皇汉医学》）提示小青龙汤有发汗消肿的功效。

小青龙汤证定位在肺，其性是寒，饮是因，而"不渴"是重要指征。传统的解释有"水寒相搏"（喻嘉言）、"太阳表里俱寒"（王晋三）、"素常有饮之人，一感外邪，伤皮毛而蔽肺气，则饮停于心下，而上下之气不利焉"（周扬俊）、"太阳伤寒兼里停水饮"（李培生《伤寒论讲义》）等。小青龙汤证的发生与遗传、受凉、饮冷、滥用抗生素或寒冷中药等有关。

三、适用人群

本方证以怕冷、面色无红光、分泌物清稀为特征。痰涕量多、清稀是其特征，舌证有特异性。

1. 脸色青灰无红光

面色多青灰，如被水浇，绝少面红光亮者；或面部黧黑，两眼眶发青；或面部浮肿貌，眼袋大。

2. 鼻涕及痰如水

咳嗽气喘，鼻涕、痰液水样或透明如鸡蛋清，或是泡沫样痰，量多，很容易咳出，吐在地上很快消失，喉间水鸡声。

3. 水滑苔

水滑苔是特异性舌证。患者无渴感，不愿多喝水，或喜喝热水。口内清稀的口水多，甚至伸舌时有水滴下，舌面湿润，灯光下有反光；舌苔多出现水滑苔或白厚苔，甚至灰黑苔。

4. 胸背部特别冷

恶寒怕冷明显，尤其是背部和胸部，背冷如掌大，或背部如浇凉水；衣被厚多，戴厚帽子，怀里经常揣着暖水袋；疲倦，身体困重，不喜动，动则气促；无汗常见，在寒冷的冬季，出汗更少。

舌红苔干燥者，或有出血倾向者，或咽干口燥者，或干咳无痰者，或身热多汗者，误用本方极易引起头痛、动悸、大汗、失眠、出血等副作用，应加以注意。

四、适用病症

以痰液清稀为特征的病症，可以考虑使用本方。

1. 外感痰喘

适用本方者，肺部啰音、哮鸣音持续存在；多种抗生素治疗无效；痰多色白泡沫者；鼻塞喷嚏不断，大多有受凉诱因。多见于慢性支气管炎急性发作、老年肺炎、小儿咳嗽变异性哮喘、慢性阻塞性肺疾病（COPD）等。有些患者有明显的背冷感。如发热烦躁、多汗、脉滑、咽喉红、唇舌红者，加生石膏。如咳喘重症，张口抬肩，端坐呼吸，不能平卧，危困欲绝，大多属于哮喘持续发作状态，或心源性哮喘和急性肺水肿。哮喘持续，大汗淋漓，加山萸肉、五味子。消瘦面白、心悸喘促者，可去麻黄。脉微弱，加附子。咳喘日久，痰多者，合苏子降气汤、半夏厚朴汤、桂枝茯苓丸等。

2. 过敏性鼻炎

适用本方者，以大量清涕为特征，如过敏性鼻炎、花粉症等，合用麻黄附子细辛汤、玉屏风散、小柴胡汤。

3. 其他

小青龙汤对感冒、春季眼炎、声带水肿、胸膜炎、急性肾炎、特发性水肿等也有有效的报道。

五、方证鉴别

1. 本方与桂枝加厚朴杏子汤

两方均能治喘。本方适用人群多怕风、无汗、背冷、痰涕量多清稀，咳喘不休；桂枝加厚朴杏子汤适用人群自汗痰少，遇风即咳，得暖可减。

2. 本方与麻杏石甘汤

两方均能治喘。麻杏石甘汤治疗"汗出而喘"，本方治疗无汗而喘；麻杏石甘汤证咳喘痰稠黏，本方证咳喘痰多清稀。

六、参考用量

干姜 10g，细辛 10g，五味子 10g，桂枝 10g，生甘草 10g，白芍 10g，炙麻黄 10g，姜半夏 10g。以水 1000mL，开盖煮取汤液 300mL，分 2～3 次温服。

本方服用后，可能出现痰涕、口水等分泌物变少，咳喘减轻，口干渴，是正常反应，不可饮用冷水或食用生冷水果。

第五节 大建中汤

大建中汤是经典的虚寒腹痛方，传统的温中散寒方，具有止痛、止呕的功效。大建中汤证以呕吐、饮食不进、腹冷痛等为临床表现特征，多见于消化系统疾病。

一、经典配方

蜀椒二合（去汗），干姜四两，人参二两。上三味，以水四升，煮取二升，去滓，内胶饴一升，微火煎取一升半，分温再服。如一炊顷，可饮粥二升，后更服。当一日食糜粥，温覆之。（《金匮要略》）

二、经典方证

心胸中大寒痛，呕不能饮食，腹中寒，上冲皮起，出见有头足，上下痛而不可触近，大建中汤主之。（十）

1. 心胸中大寒痛

"大寒痛"，为剧烈的腹部绞痛，常导致昏厥或四肢冰冷。莫枚士说"此方专治心腹寒急之症"（《经方例释》）。《外台秘要》引小品方当归汤，方用干姜、人参、蜀椒，治"心腹绞痛"，与大建中汤方证同。

2.上冲皮起，出见有头足，上下痛而不可触近

大寒痛发作时，腹部出现隆起波动的包块，疼痛而拒按，并有胸闷腹呕吐等，为大建中汤证的特征性体征。《备急千金要方》中的大建中汤为本方加半夏、甘草，干姜改用生姜，治"虚劳寒澼，饮在胁下，决决有声，饮已如从一边下，决决然也，有头并冲皮起，引两乳内痛里急，善梦失精气短"（《备急千金要方》卷十九），可与本方证互参。提示本方能用于腹部疼痛有鼓包现象的胃肠道疾病。

3.呕不能饮食

本方证有与腹痛相伴的呕吐，常常吐出酸水。食欲不振或因为腹痛、腹胀而无法进食。

4.腹中寒

"腹中"指脐腹部，"寒"有自觉的腹中冷感，也有他觉的脐腹部皮温降低，更有腹部疼痛等。

大建中汤证是以腹痛为表现特征的一类疾病。其痛势剧烈，部位广泛，发作时腹部有块状物上下起伏，攻冲作痛。大建中汤证的病理机制，属于腹中虚寒。传统的解释有"心胸中寒"（吴谦）、"心腹寒急"（莫枚士）、"脾胃阳虚，中焦寒甚，阴寒之气横行腹中，向上影响心胸胃"（《金匮要略译释》）等。

三、适用人群

本方证多见于消瘦、营养不良者，大病后、手术后、老年人多见。腹部冷、上冲样疼痛是其特征。

1. 消瘦或极度消瘦

消瘦或极度消瘦，面色苍白，常有腹部手术史。

2. 腹证明显

腹部扁平，可呈现舟状腹。全腹软弱无力且弛缓。肠内易停潴水和气体。腹部皮温低，用手掌触摸患者脐部温度较低。患者自觉腹中冷感，喜热恶寒。腹痛或腹胀，阵发性肠蠕动亢进，腹部常有隆起包块或蠕动波。

3. 便秘多见

常伴有大便干结，或便秘与腹泻交替出现。

四、适用病症

本方证以腹中痛为特征，多见于消化系统疾病。

1. 慢性腹痛

本方多用于肠粘连、肠扭转、肠梗阻、肠易激综合征、克罗恩病、难治性肠炎、肠功能紊乱、疝气、阑尾炎、腹膜炎、胆道蛔虫病等患者。

2. 肠道手术后

本方适用于腹部术后胃肠功能紊乱、肠粘连、肠梗阻、术后康复等患者，特别适用于肠道手术后的慢性腹痛、腹胀、呕吐、便秘以及体重不升等患者。

3. 胃病

本方适用于以呕吐、腹痛为表现的疾病，如慢性胃炎、胃溃疡、胃扩张、胃下垂、胃及食管反流症等患者。

4. 便秘类疾病

本方适用于如习惯性便秘、高龄老人便秘、孕妇便秘、儿童便秘、帕金森便秘、中风后便秘、肛门手术后便秘等患者。按传统经验，瘦弱的动力下降性便秘比较适合。

五、方证鉴别

本方与小建中汤

两方均有饴糖，都名建中，均治疗腹痛。小建中汤有桂枝、芍药、甘草、红枣，其症是腹中拘急、绵绵而痛、不呕吐；本方有干姜、川椒、人参，其症是腹痛剧烈、有物攻冲、呕吐明显。小建中汤以理虚为主，大建中汤以驱寒为主。

六、参考用量

川椒10g，干姜20g，人参10g，麦芽糖50g。以水900mL，煎取200mL，去滓，烊入麦芽糖，日分2次服用。服后喝热粥一碗，温覆，避风寒。

如人消瘦、食欲不振、大便干结、喜甜食者，合小建中汤。如痛势剧烈、冷汗出者，加附子10g。

第十三章

附子类方

附子类方是以附子为主要药物的一组处方。附子主治脉沉微与痛证，是回阳救逆、温阳扶阳的关键药物。附子方很多，临床上可根据不同的病情选用相应的附子配方。常用的附子类方有四逆汤、真武汤、附子理中汤、附子泻心汤等。

第一节　四逆汤

四逆汤是经典的霍乱病方，传统的回阳救逆方，具有止泻、治厥冷的功效。四逆汤证以下利清谷、四肢厥冷、脉微欲绝为特征，多见于循环系统、消化系统、内分泌系统的急危重症。

一、经典配方

附子一枚（生用，去皮，破八片），甘草二两（炙），干姜一两半。上三味，以水三升，煮取一升二合，去滓，分温再服。强人可大附子一枚，干姜三两。（《伤寒论》）

二、经典方证

伤寒脉浮，自汗出，小便数，心烦，微恶寒，脚挛急，反与桂枝汤，欲攻其表，此误也。……若重发汗，复加烧针者，四逆汤主之。(29)

伤寒医下之，续得下利，清谷不止，身疼痛者，急当救里……救里宜四逆汤。(91)

病发热，头痛，脉反沉，若不差，身体疼痛，当救其里，四逆汤方。（92）

脉浮而迟，表热里寒，下利清谷者，四逆汤主之。（225）

少阴病，脉沉者，急温之，宜四逆汤。（323）

少阴病……若膈上有寒饮，干呕者，不可吐也，当温之，宜四逆汤。（324）

大汗出，热不去，内拘急，四肢疼，又下利，厥逆而恶寒者，四逆汤主之。（353）

大汗，若大下利而厥冷者，四逆汤主之。（354）

下利，腹胀满，身体疼痛者……宜四逆汤。（372）

吐利汗出，发热恶寒，四肢拘急，手足厥冷者，四逆汤主之。（388）

既吐且利，小便复利而大汗出，下利清谷，内寒外热，脉微欲绝者，四逆汤主之。（389）

下利不止、厥冷、脉沉迟微、疼痛，张仲景勾勒了一个处在休克状态的急性吐泻患者。

1. 下利

这是比较严重的腹泻，泻下物为不消化物，或者是水，所谓"大下利""下利清谷不止"。

2. 厥冷

这是指手脚冰冷至肘过膝，全身畏寒喜暖，同时多伴有精神萎靡、嗜睡、意识淡漠，甚至突然晕倒、神志不清。厥冷多与下利相伴，所谓"下利厥逆而恶寒者"（353）、"大汗，若大下利而厥冷者"（354）。严重的呕吐腹泻，如果没有补充水分与电解质，会造成休克。

3. 脉沉迟微

由于严重泻吐引起体液与电解质的大量丢失，出现循环衰竭，表现为血压下降、脉搏微弱，所谓"脉反沉"（92）、"脉浮而迟"（225）、"脉沉者"（323）、"脉微欲绝"（389）、"利止脉不出者"（317）。在四逆汤证中，脉微欲绝是重要的客观指征，多见沉、细、微、软，或按之如游丝，或重按至骨方得，或空浮无力等。

4. 身体疼痛

腹泻使血液中钠钾等电解质大量丢失，患者出现全身性电解质紊乱。缺钠可引起肌肉痉挛，特别以腓肠肌和腹直肌为最常见，所谓"续得下利，清谷不止，身疼痛者"（91）、"病发热，头痛，脉反沉，若不差，身体疼痛"（92）。

尽管四逆汤在《伤寒论》中是用于救治急性吐泻的方剂，但这种状态并不是只有急性吐泻才有，而是一种非特异性的病理状态，一种机体功能处在极度低下和抑制的寒性状态，传统解释有"生气已离，存亡俄顷"（《名医方论》）、"直中阴寒"（张璐）、"真阳虚衰，阴邪肆虐"（钱璜）、"伤寒之少阴证"（费伯雄）、"寒邪直中，其来也骤，所见之证自表至里，皆寒邪充彻之象"（张秉成）、"少阴心肾阳衰，阴寒内盛"（《方剂学》新世纪第四版）等。这种状态可见于急性吐泻疾病中，也可见于慢性病中。抗生素滥用、输液过量、过食冷饮、饮食肥腻、衣着时髦单薄、熬夜、久居空调、缺少劳动及活动过量等，常常导致四逆汤证出现。

三、适用人群

本方证多见于大病重病过程中，重病面容，精神、脉象有特异性。

1. 面色晦黯，精神萎靡

面色晦黯，苍白黯黄，眼泡易浮肿；唇色黯淡干枯，肌肉松软无力，皮肤多干燥无光；精神萎靡不振，语言低微，表情淡漠，面带倦容，目睛无神，或烦躁不安，或嗜睡，或意识模糊。

2. 舌淡苔白

舌质淡胖而黯，多有齿痕，舌苔白厚，或黑润，或白滑。

3. 脉沉细微弱

或按之如游丝，或重按至骨方得，或空浮无力等。

4. 四肢冰冷

手冷至肘，足冷过膝，尤其以下半身冷为著；平时畏寒喜暖，易疲倦，好静恶动。

面色红润、口臭声粗、大便燥结、小便短赤、脉数滑有力、舌质红瘦、苔焦黄或黄腻者，慎用本方。

四、适用病症

重要脏器功能不全，以脉弱为特征的病症，可以考虑使用本方。

1. 心衰休克

本方适用于一切心源性、中毒性、失血性休克及急症导致的循环衰竭，症见冷汗淋漓、四肢冰冷、面色㿠白或萎黄青灰、唇舌指甲青紫、口鼻气冷、喘息抬肩、口开目闭、二便失禁、神识昏迷、气息奄奄、脉象沉微迟弱或散乱如丝或数急无伦者。

李可擅长重用四逆汤救治心衰重症，其经验方为破格救心汤：附子30～200g，干姜60g，炙甘草60g，高丽参10～30g，山萸肉60～120g，生龙骨、牡蛎粉 30g，活磁石粉 30g，麝香 0.5g（分次冲服）。病势缓者，加冷水 2000mL，文火煮取 1000mL，5 次分服，2 小时 1 次，日连服 1～2 剂；病势危急者，开水武火急煎，随煎随喂，或鼻饲给药，24 小时内，不分昼夜，频频喂服 1～3 剂（《李可老中医急危重症疑难病经验专辑》）。

2. 虚寒腹泻

《伤寒论》原文多次提到吐利，故消化系统疾病多见本方证。本方适用于虚寒腹泻，如霍乱、急性胃肠炎、慢性结肠炎、小儿秋季腹泻、抗生素腹泻、化疗后腹泻等，以腹泻剧烈、脉沉为特征。当重用干姜，可加黄连。

曹颖甫擅用四逆汤救治霍乱。章次公回忆：曩年负笈中医专校……曹拙巢夫子应诊同仁辅元堂，予侍诊三月，见以整个四逆汤，治愈垂毙霍乱症可五六人……生附子常七八钱至两许，炮姜亦五六钱，炙草最轻四钱。（《经方实验录》）

3. 阴黄

本方适用于慢性肝炎、肝硬化、胰腺癌等以黄疸色晦黯、腹泻、食欲不振为特征的患者。黄疸，加茵陈蒿；瘀黄，加赤芍、白芍；腹水，合当归芍药散、五苓散。

4. 精神病

本方适用于如精神分裂症、阿尔茨海默病、抑郁症等以表情淡漠、反应迟钝、嗜睡为特征的患者。

5. 其他

临床还有用本方治疗食物中毒、重症肝炎、毒血症持续高热、类风湿关节炎、鼻衄、子宫出血、前列腺炎等病的报道。

近现代有许多老中医有丰富的应用四逆汤经验，值得借鉴。如吴佩衡认为，四逆汤不仅可以回阳救逆，一切阳虚阴寒的病证均可服之，故内科、妇科、儿科诸疾均有用四逆汤的。如以四逆汤合麻黄、细辛、二陈汤治疗咳喘；合麻黄、细辛、桂枝治疗阳虚齿痛；合桂枝、细辛、苍术、薏苡仁等治风湿性关节疼痛；合甘姜苓术汤治疗寒湿腰痛；合茵陈蒿、肉桂、五苓散等治疗肝硬化腹水；合瓜蒌薤白汤治疗心痛；合肉桂、木香、吴茱萸、丁香、茯苓等治疗胃痛；合黄芪、当归、天麻治疗低血压；加肉桂、阳起石等治疗阳痿、早泄；合麻黄、细辛、桂枝、生姜治疗乳腺炎初期；加艾叶、黄芪、阿胶治疗子宫出血等。其辨证经验为阴阳辨证十六字诀：阴证：身重恶寒、目瞑嗜卧、声低息短、少气懒言；兼见口润不渴或喜热饮而不多、口气不蒸手。阳证：身轻恶热、张目不眠、声音洪亮、口臭气粗；又兼见烦渴喜冷饮、口气蒸手。使用四逆汤，必以阴证为用方着眼点（《著名中医学家吴佩衡诞辰一百周年纪念专集》）。

四川范中林亦是使用四逆汤的高手。从其医案可见，阳虚证的重症肌无力、功能性子宫出血、甲状腺肿大、慢性喉炎、肠伤寒高热、肾盂肾炎、前列腺炎及鼻衄、眩晕、头痛、哮喘等病证均可用四逆汤治疗。其辨证重视舌象，其舌质多淡或淡红、黯淡，舌体胖或有齿痕，舌苔白腻、灰腻、白滑。（《范中林六经辨证医案选》）

五、方证鉴别

本方与四逆散

手足厥冷是四逆散与四逆汤的共同指征，但方证性质有寒热虚实的不同。鉴别要点在于：①精神状态不同。四逆散证全身状态比较好，精神较饱满，思维清楚；本方证则精神萎靡，或状若蒙眬。②脉象不同。四逆散证的脉虽然细，但弦实有力；本方证则全属虚脉。③舌象不同。四逆散证的舌质红或黯红，多坚老，苔干黄；而本方证的舌质淡或淡红、黯淡，舌体多胖嫩，苔多白滑或白腻。

六、参考用量

制附子 15 ～ 30g，炙甘草 10g，干姜 10g。以水 600 ～ 800mL，先煎附子 30 ～ 60 分钟，再入他药，煮取汤液 200mL，分 2 ～ 3 次温服。

四逆汤所用的附子为生附子。生附子有毒性，但回阳力强，起效也快。出于安全考虑，临床建议用制附子。

附子的用量可以因人而异。"强人可大附子一枚，干姜三两"，提示本方附子、干姜的用量可变化，根据体质强弱、病情轻重而定。强壮者量大，羸弱者量小；年轻人量大无妨，老年人不宜大量。

大剂量使用附子时，应该久煎。

第二节　真武汤

真武汤是经典的水气病方，传统的温阳利水方，具有退水肿、定眩悸、止震颤、止痛、轻身等功效。真武汤证以精神萎靡、畏寒肢冷、脉沉细无力、浮肿或震颤为特征，多见于大病重症。

一、经典配方

茯苓三两，芍药三两，生姜三两，白术二两，附子一枚（炮，去皮，破八片）。上五味，以水八升，煮取三升，去滓，温服七合，日三服。（《伤寒论》）

二、经典方证

汗出不解，其人仍发热，心下悸，头眩，身𝘸动，振振欲擗地者，真武汤主之。(82)

腹痛，小便不利，四肢沉重疼痛，自下利者，此为有水气。其人或咳，或小便利，或下利，或呕者，真武汤主之。(316)

1. 心下悸

此症表现为剑突下、上腹部乃至全身出现一种明显的悸动感，与情绪无关，伴有出汗、烦躁、虚弱感，多见于心衰、虚脱的患者。提示真武汤能定悸。

2. 头眩，身𝘸动，振振欲擗地

𝘸，动的意思；振振，发抖的意思；擗地，歪倒的意思。提示头晕头重，甚至如坐舟车，无法抬头睁眼。肢体震颤，走路歪歪斜斜，欲倾倒。提示真武汤是定眩止颤方，适用于以眩晕、心悸、震颤为表现的疾病。

3. 四肢沉重疼痛

此提示四肢关节酸重疼痛，也提示极度疲劳，身体困重，多见于甲减、心肾功能不全等。极度疲劳，表现为表情淡漠，反应迟钝，语言低微，动作缓慢，步履蹒跚，站立不稳等。

4. 小便不利

小便不利，也是一个客观性体征，不仅仅提示小便量少，有全身性水肿，特别是下肢浮肿，也有体腔积液。在形体上出现浮肿貌、体态臃肿等，提示真武汤利水，能用于以浮肿、体腔积液为表现的疾病。

5. 自下利、腹痛

腹泻腹痛在真武汤证中出现的概率比较高，大塚敬节将本方用于慢性腹泻、因粘连致肠管狭窄而腹泻者、肺结核患者的腹泻、伴有腹泻的结核性腹膜炎、伴腹泻的阑尾炎（《汉方诊疗三十年》）。提示本方能用于以腹泻为表现的疾病。

本方经典方证采用了形象的描写法，心下悸，头眩，身瞤动，振振欲擗地，寥寥几笔，勾勒出一个因眩晕和心悸导致全身颤抖，无法站立的患者形象。这种患者，大多患有脑心肾疾病、消化系统及内分泌系统疾病，重要脏器功能常有损害。其病证涉及循环、呼吸、消化、神经、泌尿等各个系统。这种状态，传统解释有"肾气内虚，不能制水"（许宏）、"少阴病水饮内结"（张璐）、"卫分之真阳丧亡于外，周身经脉总无定主"（钱璜）、"阳虚水泛"（《方剂学》新世纪第四版）等。

三、适用人群

本方证以困倦、浮肿、眩晕、心悸、震颤为临床特征。脉象有特异性。体质的形成与疾病相关。

1. 面黄浮肿虚胖

面色黄或黄黑，无光泽，面部、颈部肌肉下垂，有浮肿貌。全身皮肤干燥粗糙，毛发脱落。体重不断增加，而体力日渐低下。

2. 极度疲劳，反应迟钝

或体重增加，或浮肿，或头重晕，或腰腿无力沉重，或嗜睡，或记忆力减退，反应迟钝。男性或性欲减退，女性或月经不调。

3. 脉沉微

脉沉细，脉沉弱，脉沉迟缓等。

4. 舌胖大

舌苔多淡白或淡黑，舌面水滑，舌质胖大、边有齿痕，舌苔白腻。

皮肤黯黑者、黄肿者、满面红光者慎用。

四、适用病症

以虚脱、眩晕、震颤、浮肿、体腔积液、功能低下、腹泻、极度疲劳为表现的病症，可以考虑使用本方。

1. 成人甲状腺功能减退

本方能促进代谢，从而消除疲劳感、控制体重、改善睡眠，而且比较安全，偶有心悸或心率加快，如有服用甲状腺素片者，可调整各自的服用量。体格壮实，皮肤干燥粗糙，闭经者，合用麻黄。

2. 更年期综合征

本方适用于多汗、浮肿、失眠、烦躁、头晕、关节痛的患者。其人多面色黄、浮肿貌。容易腹泻，容易体重上升，舌多淡胖。如烦躁、烘热出汗、脐跳明显者，合桂枝加龙骨牡蛎汤。

3. 痰喘

本方适用于痰喘，伴有心悸、出汗、虚弱等症状。多见于充血性心力衰竭、慢阻肺、肺心病、支气管哮喘、重症肺炎等。本方宜加不宜减。舌质紫黯，加肉桂。多汗、失眠、心率快，加甘草、龙骨、牡蛎。

4.肝硬化腹水

腹水明显，本方需大剂重用。附子可用至30g，白芍、赤芍同用各30g，白术可达60g。合济生肾气丸更好。

5.高血压并发心肾疾病

本方适用于年龄大、浮肿、心肾功能不全者，大多表现为头晕、心悸。适用于年龄大、浮肿、心肾功能不全者，大多表现为明显的头晕、心悸（重复出现），有头重脚轻感。服用本方后，小便量增加。

6.慢性肾病

本方适用于面色黄黯，下肢浮肿，大便不成形，持续蛋白尿者。通常合玉屏风散或黄芪桂枝五物汤。

7.阴证伤寒

真武汤是伤寒方，古代用于发热性疾病经过发汗后依然发热者，或发汗过量者。现代也用于发热反复，常规发汗方或输液无效者。其人多咽喉不红，发热时患者无明显烦躁，或精神萎靡者；或有腹泻、浮肿者。通常用原方，或合桂枝汤、麻黄附子细辛汤等。

8.阳虚失眠

阳虚失眠表现为入睡极其困难，常常似睡非睡，人极为疲倦，用清热安神药无效。多见于更年期女性，甲减患者多见，原方即可。如烦躁、出汗、多梦，合桂枝加龙骨牡蛎汤。

五、方证鉴别

1. 本方与四逆汤

两方均能回阳救逆。鉴别点在于：①慢病急症之别：真武汤温阳利水，用的是炮附子，多用于慢性心衰肾衰；四逆汤回阳救逆，用的是生附子，多用于急性心衰和休克。②有水无水之别：真武汤证有浮肿腹水，四逆汤证则腹泻脱水或大汗淋漓，故真武汤不用甘草，而四逆汤用甘草二两。

2. 本方与五苓散

两方均能治疗小便不利。鉴别点在于：①脏器虚弱不同：五苓散证是脾虚，而真武汤证多有心肾功能不全。②精神好坏之别：五苓散证多属正常，而真武汤证精神萎靡。③浮肿轻重之别：五苓散证较真武汤证为轻。

3. 本方与苓桂术甘汤

两方均能治疗水饮，但苓桂术甘汤证是桂枝证伴水饮证，故眩晕、心悸的同时有气上冲胸、心下逆满等症，且发病甚急，常因为精神刺激诱发，过则相安无事。而真武汤证是附子证伴水饮证，眩晕、心悸的同时有恶寒、精神萎靡、脉沉微弱、腹满腹痛、四肢沉重疼痛等症。

六、参考用量

制附子 15 ～ 30g，白术 10g，茯苓 15g，白芍或赤芍 15g，生姜 15g 或干姜 5g。以水 1000mL，先煎附子 30 ～ 60 分钟，再入他药，煮取汤药 300mL，分 2 ～ 3 次温服。汤液淡褐色，味酸、微涩、微辛。

第三节　附子理中汤 ————————————

附子理中汤是传统的温中驱寒方，具有止吐泻、止血、救厥脱等功效。附子理中汤证以呕吐腹泻、四肢厥冷、脉沉微为临床特征，多见于消化系统疾病、循环系统疾病等。

一、原典配方

煎丸方：附子（炮去皮脐）、人参（去芦）、干姜（炮）、甘草（炙）、白术各三两。上为细末，用炼蜜和为丸，每两作一十丸。每服一丸，以水一盏化破，煎至七分，稍热服之，空心食前。（《太平惠民和剂局方》）

煮散方：大附子（炮去皮脐）、人参、干姜（炮）、甘草（炙）、白术各等份。上为锉散。每服四大钱，水一盏半，煎七分，去滓，不以时服。（《三因极一病证方论》）

二、原典方证

治脾胃冷弱，心腹绞痛，呕吐泄利，霍乱转筋，体冷微汗，手足厥寒，心下逆满，腹中雷鸣，呕哕不止，饮食不进，及一切沉寒痼冷，并皆治之。（《太平惠民和剂局方》）

治五脏中寒，口噤，四肢强直，失音不语。（《三因极一病证方论》）

1. 吐利

理中汤可用于救治急性腹泻，"霍乱，头痛，发热，身疼痛……寒多不用水者，理中丸主之"（386）。"太阳病，外证未除而数下之，遂协热而利。利下不止，心下痞硬，表里不解者，桂枝人参汤主之。"（163）后世多加附子用于霍乱及小儿吐利。宋代阎孝忠用附子理中汤治"脾胃虚寒，风冷相乘，心痛，霍乱吐利转筋"（《阎氏小儿方论》）。明代孙一奎用理中汤治"小儿吐泻后，脾胃虚弱，四肢渐冷，或面有浮气，四肢虚肿，眼合不开"（《赤水玄珠》）。

"发汗，若下之，病仍不解，烦躁者，茯苓四逆汤主之。"（69）"恶寒，脉微而复利，四逆加人参汤主之。"（385）两方均有附子、干姜、人参、甘草，均用于下后病不解，其人或烦躁，或恶寒脉微，提示误用寒凉泻下药后的变证可用附子理中汤。

2. 厥脱

原文提示本方主治严重的消化道症状、突发的精神症状和循环障碍性症状。其中"体冷微汗，手足厥寒""口噤，四肢强直，失音不语"是中医学所说的厥脱。有消化道症状的同时，继发冷汗淋漓，甚至意识模糊或昏迷，脉沉弱模糊，血压下降，相当于现代所说的休克。"凡人暴中于寒，卒然口鼻气冷，手足厥冷，或腹痛下利清谷，或身体强硬，口噤不语，四肢战摇，此寒邪直中于里也，宜用附子理中汤加桂主之。"（《医学心悟》）"卒中阴寒，口食生冷，病发而暴，忽然吐泻腹痛，手足厥逆，冷汗自出，肉瞤筋惕，神气倦怯，转盼头项如冰，浑身青紫。"（《重订通俗伤寒论》）后世多用本方救脱。

3. 脉沉微

《伤寒论》："恶寒，脉微而复利，四逆加人参汤主之。"（385）"利止脉不出者……（通脉四逆汤）加人参二两。"（95）四逆加人参汤、通脉四逆汤加人参两方中均有附子、干姜、甘草，两方证均提及脉象。据此，附子理中汤的脉象也应该是脉沉微迟细弱。《医方考》中的附子理中汤的四个"主之"可以参考："脾肺虚寒，痰涎壅塞，少有动作，喘嗽频促，脉来迟细者，此方主之。形寒饮冷伤肺，肺伤则短气咳嗽，脉来微迟者，宜此方主之。口食冷物，客寒犯胃，中焦痛甚，脉沉迟者，急以此方主之。腹痛额头黧黑，手足收引，脉来沉下，无气以息者，中寒暴死也，此方主之。"

附子理中汤证是一种以消化道症状为主，并兼及循环功能失调为表现的综合征，与许多消化道疾病、循环系统疾病、免疫系统疾病交叉互见。附子理中汤证的病理机制，传统解释为"脾胃冷弱"（《太平惠民和剂局方》）、"五脏中寒"（《三因极一病证方论》）、"脾胃虚寒，脾肾阳虚"（《方剂学》新世纪第四版）等。

三、适用人群

本方证以吐泻及精神萎靡为临床表现，一般有过度疲劳复加受凉，或冷饮瓜果，或服用寒冷药物的诱因。舌苔、脉象有特异性。

1. 面晦黯、畏寒

面色晦黯、苍白或黯黄；精神萎靡，表情淡漠，或烦躁不安；畏寒怕冷，手足冰冷。

2. 舌胖苔白或黑

舌胖大、淡白而黯；舌苔白厚腻，或黑润，或白滑，或灰黑。

3. 脉沉微

脉沉、细、微、软，或按之如游丝，或重按至骨方得，或空浮无力等。

4. 腹中冷

腹部皮温低、胀满，腹痛隐隐、喜温喜按；食欲不振，口淡不渴；腹泻或大便不成形，遇冷加剧。

5. 分泌物清稀

唾、涕、尿、痰、胃酸、胆汁、肠液、白带等分泌物清稀量多。患者畏寒，无渴感。

四、适用病症

有严重的消化道症状的病症，以及突发精神症状和循环障碍性症状的病症，可以考虑使用本方。

1. 虚寒腹泻

本方适用于腹泻次数多，大便清稀，遇冷更剧；伴有腹胀腹痛，食欲不振，恶心呕吐者。其人疲惫感明显，或有脱肛，如功能性消化不良、肠易激惹综合征、溃疡性结肠炎、慢性痢疾、小儿秋季腹泻、抗生素腹泻、化疗后腹泻、旅途劳累腹泻等。

2. 虚寒腹痛

本方适用于腹痛遇冷加重，有服食冷物或冷药史，可见于肿瘤化疗后、胃炎胃溃疡、消化道肿瘤、酒后腹痛、肠易激综合征等患者。壮实的中年男子多用。如脐腹疼痛，加肉桂。

3. 胃寒呕吐

本方适用于呕吐病程长，呕吐物清稀，腹痛，食欲不振，全身状况差者。可见于慢性胃炎胃溃疡、化疗后呕吐、糖尿病性胃轻瘫、妊娠呕吐等。

4.阴黄

本方适用于慢性肝炎、肝硬化、肝癌、胰腺癌、胆囊癌等导致的黄疸者。其色如烟熏，称为阴黄，通常加茵陈蒿。

5.心脏病

本方可用于冠心病、心肌炎、心动过缓、房室传导阻滞等病的治疗。有心肌梗死发作征兆时，应该立即吞服大量附子理中丸，或煎服附子理中汤加肉桂。

6.虚寒出血

本方适用于以出血黯淡为特征的出血性疾病，如上消化道出血、过敏性紫癜、血小板减少性紫癜、失血性休克、功能性子宫出血、鼻衄等。出血色黯淡凝黑，如苋菜汁。其人食欲不振，或多日粒米不进，面色萎黄，脉象微弱，舌质黯淡。郑钦安谓："久病与素秉不足之人，忽然大便下血不止，此是下焦无火不能统摄，有下脱之势，急宜大剂回阳，如附子理中、回阳饮之类。"（《医法圆通》）范中林用大量干姜30g，配伍附子、甘草等治疗崩漏和鼻衄。根据传统用药习惯，止血用炮姜。舌质黯，加肉桂。如鼻衄、齿衄，或血小板减少性紫癜，合泻心汤。

7.口腔疾病

本方可用于口腔溃疡、牙周脓肿、口唇肿痛等。其人面黄黯，唇色、齿龈多紫红漫肿，或溃疡面淡红，久治不愈，或有腹泻、畏寒等。如有口干烦躁、上腹部不适者，加少量黄连。朱丹溪说："口疮服凉药不愈者，此中焦阳气不足，虚火泛上无制，用理中汤，甚者加附子或噙官桂亦可。"（《丹溪心法》）

五、方证鉴别

本方与真武汤

两方均有附子、白术、干姜，均可治疗阳虚阴寒病证。鉴别如下：①有水无水之别。本方证小便自利，无浮肿；真武汤证则小便不利，当有浮肿。②眩悸有无之别。本方证多呕吐腹泻，偏脾胃阳虚；真武汤证多眩晕心悸，偏心肾阳虚。

六、参考用量

制附子 10～20g，党参 15g 或红参 10g，干姜 10g，白术 15g，炙甘草 10g。以水 1200mL，先煎附子 30～40 分钟，再放入其他药物，煮取 300mL，分 2～3 次温服。

第四节　附子泻心汤

附子泻心汤是古代的急救方，传统的通阳消痞方，具有消痞、除烦、止血、救脱的功效。附子泻心汤证以心下痞、恶寒、精神萎靡、自汗为临床特征，多用于吐血、伤食、晕厥、中风等急症出血性疾病的救治以及寒热夹杂体质的调理。

一、经典配方

大黄二两，黄连一两，黄芩一两，附子一枚（炮去皮、破、别煮取汁）。上四味，切三味，以麻沸汤二升渍之，须臾绞去滓，纳附子汁，分温再服。（《伤寒论》）

二、经典方证

心下痞而复恶寒，汗出者，附子泻心汤主之。（155）

1. 心下痞

心下痞为上腹部不适感，或闷或窒，似痛非痛，或呕或胀，但按之柔软。"心下痞，按之濡，其脉关上浮者，大黄黄连泻心汤主之。"（154）"妇人吐涎沫，医反下之，心下即痞……治痞，泻心汤主之。"（二十二）提示疾病或为胃炎、胃溃疡，或为消化道出血先兆，或为脑出血诱发的应激性溃疡。此为局部症状。

2. 恶寒汗出

此为全身性症状，如手足厥冷、畏寒怕冷、皮肤湿冷，或全身冷汗淋漓等，反映了患者整体的状况。"而复恶寒汗出"，提示先有局部症状，后有全身症状。"复"，提示此前就有恶寒、汗出，是该症状再次出现。但此前的恶寒、汗出为太阳病症状，经下后出现的恶寒、汗出则是阳虚表现。疑似心衰与急性胃炎并见。

3. 吐血衄血

根据"心气不足，吐血，衄血，泻心汤主之"（十六）的原文，提示本方证有出血，包括上消化道、五官、皮下、颅内出血等，并伴有烦躁不安，甚至意识模糊等症状。许叔微说本方"治三焦实热，一切有余火症"。

经典原文用简略的文字描绘了寒热夹杂的附子泻心汤证。其病是热的，或热痞，或出血；其人是寒的，或恶寒汗出，或脉微肢冷。郑钦安经验："凡证属实热而体属阳虚之胃病，或吐血、鼻衄等病，都可适用。"（《伤寒恒论》）对附子泻心汤证的传统解释，有"虚热内伏，阳气外虚"（成无己）、"阳热结于上，阴寒结于下"（舒驰远）、"无形邪结于里，护卫之阳亦虚"（沈明宗）、"邪热有余而正阳不足"（尤怡）、"热痞兼阳虚"（李培生《伤寒论讲义》）等。

三、适用人群

本证寒体而见热病是特征，多见于老人、慢性病患者。常见脉舌性质相反。

1. 寒体热病

体型胖壮，肤色黄黯，性格随和，但一脸疲惫，无精打采，舌胖大，苔白厚。腹部硕大而松软，无压痛。多患有出血、热痞、口疮、嘈杂、烦躁失眠等病证。

2. 上热下寒

上有火，或烦躁失眠，或头痛耳鸣，或胃痛嘈杂，或吐血便血，或口唇、舌糜烂，或面部痤疮，或齿龈出血。下有寒，男子或阳痿早泄，女子或月经稀发闭经。或脐腹隐痛，或腹胀腹泻。

3. 脉舌性质相反

或脉沉无力而舌红苔腻，或脉滑大而舌淡胖。

四、适用病症

以上腹部不适、多汗、出血、腹泻、头痛、烦躁以及头面部炎症为主诉的病症，可以考虑使用本方。

1. 高血压中风

本方是古代治疗中风昏迷的急救方。其人或有心率缓慢，或腹泻、出汗，或脉象沉伏等，其证寒热夹杂。"中风卒倒者，最难治，与附子泻心汤，间得效，然亦多死。"（福岛慎独轩《芳翁医谈》）"老人停食，憋闷晕倒，不省人事，心下满，四肢厥冷，面无血色，额上冷汗，脉伏如绝，其状仿佛中风者，谓之食郁食厥，宜附子泻心汤。"（尾台榕堂《类聚方广义》）

2. 慢性胃病

本方适用于胃炎久治不愈，或反流，或出血者。其人多体格壮实，肤色黯。食欲旺盛，易腹胀、腹泻。口苦口臭，舌胖大。大黄不可大量，多配合干姜、甘草。舌黯，加肉桂。酸水多，加吴茱萸。食欲不振，加党参。

3. 口腔溃疡

本方适用于伴有消化道症状和月经不调者，如胃痛、腹泻、闭经或月经量少等，常需重用甘草。

4. 多囊卵巢综合征

本方适用于伴有腹泻、月经稀发或闭经的女性痤疮或多囊卵巢综合征患者，或加干姜、甘草、葛根、肉桂。

5. 神经症

本方适用于烦躁不安，睡眠障碍而腹泻腹胀；或上热下寒，头汗出，面油亮，但下体冷，阳痿早泄；或身热汗出，而脉沉弱，舌胖淡者。

6. 出血性疾病

本方适用于子宫出血、鼻出血、特发性血小板减少性紫癜、再生障碍性贫血等患者。其人多体格壮实，面色黄黯，疲乏无力，腹胀腹泻，舌淡胖、苔白，或脉沉缓。出血严重，大便干结，大黄可用生大黄，用量可10g以上。

五、方证鉴别

1. 本方与泻心汤

本方是泻心汤基础上加附子，两方均能泻火止血。本方有附子，故方证有精神萎靡、恶寒、自汗、脉弱、舌胖大等。

2. 本方与四逆汤

两方均有附子，均可以温阳。四逆汤有干姜、甘草，能够治疗阳气暴脱、冷汗淋漓、四肢厥冷；本方有大黄、黄连、黄芩，能治疗出血、热痞、口疮等热病。

六、参考用量

制大黄 10g，黄连 5g，黄芩 10g，制附子 15g。以水 1000mL，先煎附子 30 分钟，再入他药，煮汤液 300mL，分 2～3 次温服。

《伤寒论》煎服法是先以沸水渍泡大黄、黄连、黄芩三味药，约 15 分钟后，即可去滓取汁备用。附子另煎后，与三黄药液混合，分数次温服。这种方法可以避免大黄、黄连、黄芩对胃肠刺激过大的副作用，与附子配伍有增效的作用。

第十四章

当归类方

当归类方是以当归为主要药物的一组配方。当归主治妇人腹痛，兼治胎动不安、恶露不止、月经不调、痢疾、痔疮、便秘。当归类方中具有代表性的有当归生姜羊肉汤、当归芍药散、芎归胶艾汤、当归四逆汤。

第一节　当归生姜羊肉汤

当归生姜羊肉汤是古代治疗寒疝病的专方，传统的产后女性食疗方，有令人肥健、止腹痛、调月经的功效。当归生姜羊肉汤证以腹痛、消瘦为临床特征，多见于妇科疾病、消化道疾病。

一、经典配方

当归三两，生姜五两，羊肉一斤。上三味，以水八升，煮取三升，温服七合，日三服。若寒多者，加生姜成一斤；痛多而呕者，加橘皮二两，白术一两。加生姜者，亦加水五升，煮取三升二合，服之。（《金匮要略》）

二、经典方证

寒疝，腹中痛，及胁痛里急者，当归生姜羊肉汤主之。（十）

产后腹中㽲痛，当归生姜羊肉汤主之。并治腹中寒疝，虚劳不足。（二十一）

1. 寒疝

寒疝是一种剧烈腹痛性疾病，遇寒即发，甚至晕厥休克。《素问·长刺节论》："病在少腹，腹痛不得大小便，病名曰疝，得之寒。"《诸病源候论》："寒疝者，阴气积于内，则卫气不行，卫气不行，则寒气盛也。故令恶寒不欲食，手足厥冷，绕脐痛，白汗出，遇寒即发，故云寒疝也。其脉弦紧者是也。"可知"寒疝"病的特点为：①围绕肚脐的腹痛；②腹痛剧烈，出冷汗，手足寒冷，脉象紧弦；③多因外界气温骤降而诱发；④以温里散寒方药治疗。此病与肠绞痛相似。

2. 腹中痛、产后腹中㾓痛、胁痛里急

腹中痛，即脐腹部的疼痛，腹痛的位置较深。关于"㾓痛"有两种解释：第一种为"㾓痛者，微痛而绵绵也"（《女科要旨》）；第二种为"治妊娠腹中绞痛，心下急满"（《太平惠民和剂局方》）。里急，指腹部有痉挛疼痛，但按之不硬。尤怡说："里急者，里虚脉急，腹中当引痛也。"（《金匮要略心典》）以上三词，均提示当归生姜羊肉汤证以脐腹部疼痛为主，其腹痛绵绵，持久不愈；时而隐痛，时而胀痛，时而阵发性剧痛，时而胁肋腹部奔迫急痛。本方多用于产妇，这种腹痛可能与子宫的复旧疼痛有关，俗称"儿枕块痛"；也有可能与产程中饥饿受凉导致肠道缺血痉挛有关，所谓"寒疝"。

3. 虚劳不足

此为虚羸，消瘦乏力，生活能力下降，是一种消耗性疾病。古代分娩大多缺乏有效的助产技术，产程长，体力消耗过多，而且由于食物匮乏，产妇营养不良、贫血虚弱者很多。本方是常用的产后疲劳恢复方与营养方。面色枯黄干燥、虚羸、腹痛适用本方。

腹中痛，是当归生姜羊肉汤主治疾病的临床表现特征；虚劳不足，则是当归生姜羊肉汤适用人群的整体特征。对此，传统解释有"寒多而血

虚"（尤怡）、"产后虚寒痛"（吴谦）、"血燥液枯"（尾台榕堂）、"血虚内寒"（《金匮要略》新世纪第四版）等。

此外，当归是传统的补血药，但何为血虚？在古人眼中的血虚，大多有局部苍白干燥、四肢冰凉、月经量少等表现。而这种现象在很大程度上反映了患者的雌激素水平与局部血管状态，可以推测，当归的补血与活血，大致是扩血管、调节性激素水平的功能体现。

三、适用人群

本方证多见于产妇、老年或过劳的女性。体型体貌有特异性。月经不正常者常见。

1. 消瘦女性多见

消瘦，面色苍白或萎黄，憔悴，皮肤干枯，舌淡紫，或舌淡，或淡红，苔薄。大多有饥寒、疲劳、大病的诱因。

2. 脐腹部疼痛多见

脐腹部或小腹部疼痛如绞，牵引腰胁俱痛，局部发冷如扇风，痛甚则呕，但也有腹部绵绵作痛者。腹软喜按喜温，少腹正中压痛明显。

3. 月经不调

月经量少色黑或淡，月经稀发或闭经，多有产后大出血、手术、反复流产等病史。

四、适用病症

1. 妇人腹痛

本方适用于以腹痛为表现的疾病，如产后腹痛、子宫复原不全、不孕、流产、痛经、慢性盆腔炎、慢性阑尾炎、重症子宫内膜异位等患者。以腹痛慢性化、腹部按压软弱、无热象者为宜。此方后世多用。《备急千金要方》当归汤，为本方加芍药二两，治妇人寒疝，产后腹中绞痛。另有当归羊肉汤，本方加人参、黄芪，治产后发热、自汗身痛的"蓐劳"。张璐说："凡少腹疠痛，用桂心等药不应者，用之辄效。"（《千金方衍义》）尾台榕堂说："老人疝痛，妇人血气痛，属血燥液枯者，宜此方。与乌附剂判然有别，诊处之际，宜着意焉。"（《类聚方广义》）

2. 不孕症

经量少或闭经，少腹时痛，消瘦而舌淡紫、脉沉细者适用，需要长期服用。

3. 贫血

本方适用于如巨幼红细胞性贫血、白细胞减少症等患者。本方能增加体重，改善体质。加黄芪治疗白细胞减少，加大枣治疗低血压眩晕、贫血等。此外，还有用于高原反应的报道。

五、方证鉴别

本方与小建中汤

两方均能治疗腹中痛。本方证是以妇人腹中痛为主，与月经、胎产相关；小建中汤证不分性别，而腹痛与胃肠道相关，多有易饥、便秘等。腹证上，本方证腹部按之松软无抵抗，而小建中汤证腹直肌拘急多。

六、参考用量

当归15g，生姜25g，羊肉100g。以水1500mL，煮取450mL，分2～3次温服。原汤液略苦涩，或可放入葱、酒、盐等调料，煮至肉烂，食用。如不喜欢食用羊肉，也可以用牛肉、猪肉等替代。

第二节　当归芍药散

当归芍药散是经典的妇人病方，传统的养血柔肝、健脾利水方，具有止腹痛、促月经、安胎养胎、利小便、清头目、通大便、利肛肠等功效。当归芍药散证以腹痛、浮肿、月经不调、贫血为临床表现特征，多见于妇产科疾病、消化系统疾病、循环系统疾病等。

一、经典配方

当归三两，芍药一斤，川芎半斤，茯苓四两，泽泻半斤，白术四两。上六味，杵为散，取方寸匕，酒和，日三服。（《金匮要略》）

二、经典方证

妇人怀娠，腹中㽲痛，当归芍药散主之。（二十）

妇人腹中诸疾痛，当归芍药散主之。（二十二）

1. 妇人腹中疠痛、腹中诸疾痛

"妇人"，提示本方主治女科病，与生殖系统相关的疾病。"腹中痛"，为脐腹部深处的疼痛。关于"疠痛"，前已有解释。"疾痛"，疾，为急剧而猛烈之义。可见，当归芍药散主治的腹痛以女性为多，与经带胎产相关；腹痛以脐部为中心；腹痛慢性化，或隐痛绵绵，或绞痛，或剧烈疼痛等。提示当归芍药散可以用于以腹痛为主诉的各种产妇科疾病。腹痛，是临床使用当归芍药散的第一抓手。

2. 小便不利

"其人渴而口燥烦，小便不利者，五苓散主之。"（156）"若脉浮，小便不利，微热消渴者，五苓散主之。"（71）本方中茯苓、白术、泽泻与五苓散相同。推测当归芍药散证应该有小便不利，如小便量少、浮肿或体腔积液等。提示本方可用于女性的特发性水肿、羊水过多、肾病、肝病等。可以认为，小便不利是临床使用当归芍药散的第二抓手。小便不利的含义比较多样，不一定表现为小便量少、尿频。轻微的浮肿在本方适用对象中更为多见，如体重上升，晨起面部轻微浮肿，黄昏显得下肢沉重，鞋子、袜子显得紧绷等。

3. 冒眩

冒，若布蒙蔽，眼前发黑；眩，指眼花目不明。此是泽泻汤（泽泻、白术）的方证："心下有支饮，其人苦冒眩。"（十二）推测冒眩也是当归芍药散证。后世用当归芍药散治疗"产后血晕"（《三因极一病证方论》）、"眼目赤痛症，其人心下有支饮，头眩涕泪，腹拘急者，又宜此方"（《类聚方广义》）。据此，当归芍药散能改善贫血导致的头昏头痛、记忆力减退、眩晕、视力模糊等，女性多用。

当归芍药散是妇人病常用方，"腹中痛"是本方证的经典表述，而"冒眩"和"小便不利"是通过以药测证法对方证的补充。本方虽然记载在《金匮要略》妇人病篇中，但后世应用却不局限于妇产科疾病。关于当归芍药散证的病理机制，传统的解释有"血不足而水侵"（尤怡）、"脾土为木邪所克，谷气不举，湿淫下流"（赵良仁）、"肝脾失调，气郁血滞湿阻"（《金匮要略》新世纪第四版）等。

三、适用人群

本方证面黄月经量少的女性多见。面证、腹证有特异性。

1. 脸黄肤干、贫血倦怠貌

中年女性为多，面色萎黄或苍白，眼睑淡，贫血貌，或有浮肿，或有黄褐斑；皮肤干燥缺乏光泽，手掌干燥发黄，手足不温；有倦怠貌，喜静少动，讲话声音低，语速慢，语句短。

2. 腹软发冷或胃内停水

腹壁松软下垂，按压没有弹性，下腹部或有压痛，以右下腹多见。腹部发冷，甚至腰部发冷；腰痛无力，喜欢弓着身子，或倚靠他物；或胃内有停水，按之脐腹部有水声。

3. 头晕心悸

头痛头晕、失眠、记忆力减退、耳鸣、视物模糊、视力下降等。

4. 月经不调、量少色淡

月经周期紊乱或闭经，或痛经。月经量少，色黯淡而质稀如水（纸巾上血迹黯而边多水痕）。白带量多、色白而质稀如水。

四、适用病症

本方的应用范围较广，涉及内、外、妇、儿等各科多个系统的病症，可以视为一种综合征。

1. 围产期疾病

本方是传统的养胎保胎方。适用于以浮肿、腹泻为伴有症状的围产期女性胎位不正、胎儿发育不良、先兆流产、习惯性流产、妊娠高血压综合征等。尾台榕堂说："怀妊已累月，胎萎缩不长，腹中拘急者，宜用此方。"（《类聚方广义》）细野史郎经验，本方可以预防妊娠肾病综合征的发生，治疗习惯性流产。孕妇服用本方，不仅有利于轻松分娩，而且胎儿非常健康。（《汉方医学十讲》）有报道，本方对妊娠 7 个月以上胎位异常者有效。（《新医药通讯》1972 年第 5 期 49 页）胎位不正史可作为当归芍药散证的识别依据之一。

2. 月经不调

本方多用于慢性盆腔炎、痛经、特发性浮肿、不孕、卵巢早衰等患者。本方能增加月经量，调整月经周期，多用于月经量少、色淡、稀发者，也能用于不孕。编者经验：本方能升高基础体温，促进排卵。适用者大多瘦弱贫血貌，腹部软弱，怕冷，易疲劳，月经量少。体胖而闭经或不孕，合葛根汤；免疫性不孕或不明原因的不孕，合小柴胡汤。

3. 便秘

《伤寒论》："其人续自便利，设当行大黄、芍药者，宜减之。"（280）"若下利者，去芍药，加干姜二两。"（316）提示白芍通大便。《圣济总录》用当归、白芷等份为末，每服二钱，米汤下，治疗大便不通。提示当归润肠。当归芍药散多用于习惯性便秘、结肠冗长、肠梗阻、肠粘连等。腹部按之松软的女性为多。大便干结，或如栗结块者，白芍重用，通常 50g 以上。大便先干后溏，重用生白术 30～60g。魏龙骧经验，重用生白术 1～5 两（30～60g 或 60～150g）治便秘。(《新医药学杂志》1978 年第 4 期）

4. 脱肛、子宫下垂

尾台榕堂："脱肛，肿痛出水不止者，有奇效。"(《类聚方广义》)汤本求真："脱肛若为胃肠肌弛缓之一分证，即水不出来者，亦可用本方，有奇效。"(《皇汉医学》)

5. 眩晕

本方适用于内耳眩晕症、颈椎病、神经性头晕、贫血等，多见于头晕头痛、心慌、记忆力下降、月经量少色淡、面黄浮肿貌的女性。

6. 慢性肝病

慢性肝病多有浮肿或轻度腹水，面色黄，轻度贫血。白芍用量要大，特别是便秘者，可达 30g 以上。如黄疸，加赤芍 15～30g。慢性肝炎、肝硬化、甲亢服西药后肝损、自身免疫性肝病等，多合小柴胡汤。

7. 自身免疫性疾病

本方适用于自身免疫性疾病如桥本病、免疫性肝病、干燥综合征、类风湿关节炎、强直性脊柱炎等。多用于月经量少色淡的女性，通常合小柴胡汤。

五、方证鉴别

1. 本方与桂枝茯苓丸

两方都是妇人病常用方。本方证面色黄，有贫血貌；彼方证面部黯红、充血。本方证腹部按之松软，彼方证少腹部按之充实，甚至压痛。本方证月经量少、色淡，彼方证月经量少、色黑黏稠。本方证是瘀血停水并见，彼方证是瘀血上冲。

2. 本方与小建中汤

两方均治疗腹中痛。但本方证多有水，故浮肿、头痛、舌胖大；彼方证多燥，故消瘦、便秘、舌苔少。另外，本方证腹软无力，彼方证腹肌紧张。

六、参考用量

当归 10g，白芍 30g，川芎 15g，白术 12g，茯苓 12g，泽泻 15g。以水 1100mL，煮沸后调文火再煎煮 30～40 分钟，取汤液 300mL，分 2～3 次温服。也可按照原书比例（当归 1、芍药 4、川芎 2、茯苓 1、泽泻 2、白术 1）打粉，用米粥、红酒或酸奶调服，每次 2～3g，每日 2 次。如胃弱腹胀便溏者，可以减少当归、白芍、川芎的用量，或者与理中汤、茯苓饮等方合用。

第三节　芎归胶艾汤

芎归胶艾汤是经典的妊娠病方，传统的养血调经方，有止血、安胎的功效。芎归胶艾汤证以妊娠腹痛、出血和崩漏为临床特征，多见于围产期疾病和月经不调类疾病。

一、经典配方

川芎、阿胶、甘草各二两，艾叶、当归各三两，芍药四两，干地黄四两。上七味，以水五升，清酒三升，合煮，取三升，去滓，内胶令消尽，温服一升，日三服。不差更作。（《金匮要略》）

二、经典方证

妇人有漏下者，有半产后因续下血都不绝者，有妊娠下血者，假令妊娠腹中痛，为胞阻，胶艾汤主之。（二十）

妊娠腹中痛。（二十）

1. 漏下、下血

"漏下者，子宫出血之甚也。"（《日医应用汉方释义》）"半产后下血不绝"，疑似流产不全；"妊娠下血"，疑似先兆流产。可见，本方主治妇人妊娠期间、非妊娠期间及半产后的出血，基本上涵盖了妇人的血证。本方可以视为妇人出血的常规处方。下血还可以理解为身体下部出血，如便血、痔疮出血或尿血。

2. 妊娠腹中痛

下腹部疼痛，或脐周疼痛，易于流产，故后世用本方安胎。"疗妊娠二三月，上至七八月，顿仆失踞，胎动不安，伤损腰腹痛欲死，若有所见；及胎奔上抢心，短气。"（《外台秘要》）

与当归生姜羊肉汤、当归芍药散一样，芎归胶艾汤证的经典表述均以妇人腹痛为主，区别点在于本方的漏下出血是特征。对其方证的病理机制，传统的解释有"冲脉任脉虚，不能约制太阳少阴之经血"（巢元方）、"宿有瘀浊客于冲任"（张璐）、"冲任脉虚，而阴气不能内守"（尤怡）、"冲任虚损，血虚兼寒"（《金匮要略》新世纪第四版）等。

三、适用人群

本方证多见于女性出血性疾病，面色、腹证有特异性。

1. 贫血貌

消瘦，贫血貌，面色苍白或萎黄，唇、舌、甲淡白，皮肤干燥缺乏光泽，脉细。患者多有疲倦、头晕、心悸，手足冷或烦热等症状。

2. 脐腹部松软无力

脐腹部疼痛连及腰背，腹部软弱无力，下腹部知觉钝麻，腹无坚满热实证。

3. 出血或出血倾向

出血断续而下，黯淡如水，或有下血倾向。女子崩漏、胎动出血，男子或痔疮便血。

四、适用病症

1. 先兆流产

本方适用于先兆流产、不全流产见出血淋漓、腹痛、无热象者。本方能安胎止血。《圣济总录》当归汤，即本方加人参，不用清酒，治妊娠因惊胎动不安。尾台榕堂经验："妊娠颠踬，胎动冲心，腹痛引腰股，或觉胎萎缩状，或下血不止者，可用此方。胎不殒者即安，若胎殒者即产。"

（《类聚方广义》）

2. 阴道不规则出血

本方适用于如功能性子宫出血、宫颈破裂出血、产后恶露不绝、人工流产后出血等患者。着眼点是漏下，即月经淋漓不止，或产后或流产后下血不绝。《卫生宝鉴》丁香胶艾汤，即本方加丁香末，治崩漏走下不止。

3. 肠道出血

本方适用于下消化道出血，如痢疾、直肠出血、痔疮、肛裂等患者。尾台榕堂说此方："治肠痔下血绵绵不止，身体萎黄，起则眩晕，四肢无力，少腹刺痛者。若胸中烦悸，心气郁塞，大便燥结者，兼用黄连解毒汤、泻心汤。"又说："血痢不止，而无腹满热实证，惟腹中挛痛、舌干燥者，此方间有效。"（《类聚方广义》）舌苔白，腹冷痛者，加炮姜。

4. 其他

本方适用于如妊娠尿血、小儿尿血、成人血尿等，以及血小板减少性紫癜、恶性贫血、缺铁性贫血、上消化道出血、乳汁缺乏症等。

五、方证鉴别

1. 本方与温经汤

两方都是妇科病方，均能治疗月经不调、阴道出血。但本方重在止血，彼方重在调经。

2. 本方与桂枝茯苓丸

两方均能治疗漏下，但本方证血色黯淡，彼方证血色深红、黏稠。本方证人面色萎黄贫血貌，彼方证人面色黯红瘀血貌。

六、参考用量

川芎 10g，阿胶 10g，甘草 10g，艾叶 15g，当归 15g，白芍 20g，干地黄 20g。以水 800mL，或水 500mL 再加米酒 300mL，煮取汤液 300mL，去滓，化入阿胶，分 2～3 次服用。服药后，出血可一过性增多。血色红、质黏，或血凝如鸡肝者，慎用本方，或加黄芩 15g。

第四节　当归四逆汤

当归四逆汤是经典的厥阴病方，传统的温经散寒方，具有治厥寒、疗挛痛的功效。当归四逆汤证多见于以腹痛、头痛、关节痛而手足厥冷、脉细为特征的疾病。

一、经典配方

当归三两，桂枝三两（去皮），芍药三两，细辛三两，甘草二两（炙），通草二两，大枣（擘，二十五枚）。上七味，以水八升，煮取三升，去滓，温服一升，日三服。（《伤寒论》）

当归四逆加吴茱萸生姜汤：原方加生姜半斤（切），吴茱萸二升。上九味，以水六升，清酒六升和，煮取五升，去滓，温分五服（一方，水酒各四升）。

二、经典方证

手足厥寒，脉细欲绝者，当归四逆汤主之。（351）

若其人内有久寒，宜当归四逆加吴茱萸生姜汤。（352）

少阴病，脉微而弱，身痛如掣者，此荣卫不和故也，当归四逆汤主之。（桂林古本《伤寒论》）

1. 手足厥寒

手足凉，指尖为甚，多伴有麻木、冷痛，甚至发红或青紫、溃疡。覆被加热不易转温，夏天亦阴冷异常，遇寒冷刺激可加重。除手足冷外，患者或有口吐清涎、腹痛头痛等症。

2. 脉细欲绝

脉细，提示桡动脉收缩。欲绝，提示脉细的程度，同时提示心率偏慢或迟。可以认为，脉细欲绝是疾病发展严重时的脉象，具有极端性，临床不必拘泥于此，脉弱、脉迟也能见到。

3. 身痛如掣

身痛，主要为腰腿四肢，也包括胸背、头额、乳房、生殖器等部位的疼痛。掣，有拽、抽搐、牵拉的意思。其疼痛表现为抽痛、电击样痛、牵拉疼痛。

以上三个关键词，形象地描绘了当归四逆汤方证的特征。方证病理机制的传统解释有"阳气外虚，不温四末；阴血内弱，脉行不利"（成无己）、"厥阴伤寒之外证"（郑重光）、"血虚寒凝"（《伤寒论译释》）、"营血虚弱，寒凝经脉，血行不利"（《方剂学》新世纪第四版）等。诸家的解释都强调了寒凝，但从临床看，本方证不仅仅是单纯的寒象，还有关节肿痛、口腔溃疡、牙龈出血等热象。应该说，当归四逆汤证是一种以四肢冰冷、发紫、脉细、疼痛如刺为特征的寒热夹杂性体质。

三、适用人群

本方证多见于女性。肢冷必见，脉象有特异性。

1. 面色青紫黯红

体格比较健壮，重要脏器功能健全；面色青紫或黯红，无光泽，或红斑丘疹；口唇黯红、干燥，周边青紫，舌质黯红。

2. 指端如冰发紫

四肢冰冷，手足末端为甚，多伴有麻木、冷痛，黯红甚至青紫，遇冷更甚；甚至甲色、唇色、面色、耳郭较苍白或乌紫。毛细血管充盈试验阳性，或皮下网状青斑。有冻疮或冻疮史。

3. 疼痛如掣、遇冷加剧

如头痛、牙痛、胸痛、背痛、乳房疼痛、关节冷痛、坐骨神经痛、痛经、睾丸痛等。疼痛剧烈如刺，或牵扯，或如电击。对寒冷敏感，遇冷加剧。

4. 内热上火

唇黯红，干裂暴皮；牙龈出血，口腔溃疡；肛门灼热出血，大便干结；月经深红，有血块；关节肿痛，晨僵；皮肤溃疡等。

5. 脉细如丝

脉细如丝，甚至无脉。或浮，或沉，或弱，或弦，多缓。

四、适用病症

本方证多见于自身免疫性疾病、循环系统疾病、皮肤黏膜病等，符合上述人群特征者，可以考虑使用本方。

1. 雷诺（Raynaud）综合征

本方适用于在寒冷刺激或情绪激动等因素影响下发病，表现为肢端皮肤颜色间歇性苍白、紫绀和潮红的患者。多见于硬皮病、系统性红斑狼疮、皮肌炎、类风湿关节炎、血管炎、血栓闭塞性脉管炎、原发性肺动脉高压、肢端青紫症、冻疮等。口腔溃疡、肛门肿痛，合黄连解毒汤；心烦不眠，或月经量少，舌红者，合黄连阿胶汤等。本方治疗冻疮起效快，一周到半月内有效。药后手足转温，是冻疮向愈之兆。溃烂后可服用人参养荣汤；十全大补汤提前服用，可预防冻疮。

2. 疼痛性疾病

本方适用于疼痛剧烈如刺，如慢性头痛、三叉神经痛、消化性溃疡、肠粘连、肠痉挛、输尿管结石、子宫内膜异位症、乳腺纤维瘤、胆道蛔虫症、肩周炎、腰肌劳损、坐骨神经痛、缩阴症、腱鞘炎等患者。

3. 慢性感染脓肿

本方适用于阑尾炎、慢性腹膜炎、胆囊炎、盆腔炎、子宫附件炎、深部脓肿、骨髓炎等患者。时逸人说："当归四逆汤，余用以治血凝气滞受寒之肿疡，与麻黄附子细辛汤合用尤佳。"（《时氏处方学》）尾台榕堂说本方"治产妇恶露绵延不止，身热头痛，腹中冷痛，呕而微利，腰腿酸麻或微肿者"（《类聚方广义》）。

4. 皮肤病

本方适用于如湿疹、银屑病、毛周角化、痤疮等见局部皮肤干燥脱屑遇冷加重、手冷有冻疮史、皮肤有淡紫色网状青斑者。

5. 口腔溃疡

本方适用于复发性口腔溃疡、白塞病等病程长，反复发作，咽喉黯红，吃辛辣反而好转者。

五、方证鉴别

1. 本方与四逆散

两方证均能见到四肢冰冷。本方证肢端黯紫、肿胀，而四逆散证四肢末端肤色不变。本方证的四肢冷与血液循环障碍相关，而彼方证的四肢冷与精神心理因素相关。

2. 本方与四逆汤

两方证均有四肢冰冷。彼方证是阳气外脱，而本方证是外寒内热。彼方证脉沉弱，本方证脉细欲绝。彼方证精神萎靡，意识模糊，大汗淋漓；本方证精神抖擞，目睛明亮，皮肤干燥。

六、参考用量

当归 15g，桂枝 15g，白芍 15g，北细辛 10g，通草 5g，炙甘草 10g，红枣 30g。以水 800mL，开盖煮取汤液 300mL，分 2～3 次温服。

通草的基原认识不一：一说为木通科木通，另一说为五加科通脱木的茎髓。编者一般不用通草，用黄芩、黄柏替代。

本方中细辛有小毒，古人有"辛不过钱"的说法，但那是指散剂而言，汤剂不受此限制。

第十五章

地黄类方

　　地黄类方是以地黄为主要药物的一组配方。地黄主治血证，兼治虚劳羸瘦、烦狂、中风、便秘、干血等。地黄类方中代表性的方有肾气丸、犀角地黄汤、防己地黄汤。

第一节　肾气丸

　　肾气丸是经典的虚劳病方，传统的温肾利水方，具有利小便、壮腰膝、治短气、止消渴的功效。肾气丸证以腰痛膝软、少腹拘急、小便不利为临床特征，多见于内分泌代谢疾病、泌尿生殖系统疾病、运动系统疾病中。患有高血压、糖尿病的老年人多见。

一、经典配方

　　干地黄八两，山药四两，山茱萸四两，泽泻三两，牡丹皮三两，茯苓三两，桂枝一两，附子（炮）一两。上八味，末之，炼蜜和丸梧子大。酒下十五丸，加至二十丸，日再服。（《金匮要略》）

二、经典方证

　　虚劳腰痛，少腹拘急，小便不利者，八味肾气丸主之。（六）
　　崔氏八味丸：治脚气上入，少腹不仁。（五）
　　男子消渴，小便反多，以饮一斗，小便一斗，肾气丸主之。（十三）
　　师曰：此名转胞，不得溺也。以胞系了戾，故致此病，但利小便则

愈，宜肾气丸主之。（二十二）

夫短气有微饮，当从小便去之，苓桂术甘汤主之，肾气丸亦主之。（十二）

1. 虚劳

此为古病名。虚，指消瘦；劳，为乏力。虚劳，为一种慢性虚损性疾病，见肌肉萎缩、皮肤干枯、肤色黑黯、体重减轻、精力衰退、骨骼松脆等症。提示虚弱的老年人以及许多慢性虚损性疾病患者可以考虑本方证。

2. 腰痛

腰背及下肢酸软、疼痛、麻木，步履乏力。

3. 少腹拘急、少腹不仁

少腹拘急，指小腹胀痛、冷痛，喜按喜热；腹肌板硬，重压有中空感。生殖器的疼痛不适，如睾丸痛、阴道抽痛等可以看作是少腹拘急的延伸。少腹不仁，指下腹部麻木无力，如二便无力、阳痿等；腹诊可见下腹壁软弱松弛，按压如棉花，无抵抗感。少腹拘急与少腹不仁两者之间，后者似乎更多见。

4. 小便不利

此包括多尿、频尿、小便少、小便不畅、尿潴留、水肿或腹水在内。莫枚士说肾气丸："小便多者能止之，少者能利之。"（《经方例释》）徐灵胎说："总以通肾气，利小便为主，此八味之正义也。"（《医贯砭》）

5. 或然证

（1）消渴："男子消渴"，或多饮多尿，口渴而困倦。如糖尿病、尿崩症有应用本方的机会。喻嘉言说："八味丸为治消渴之圣药。"（《删补名医方论》）

（2）短气：或者咳喘不休，动辄气喘吁吁，痰多而清稀如水。此证多见于肺气肿、慢性支气管炎、支气管哮喘、心脏病等。

（3）脚气："此病发初得先从脚起，因即胫肿，时人号为脚气。深师云脚弱者，即其义也。"（《备急千金要方》）脚气病相当于现代所谓的维生素B_1或硫胺素缺乏症（athiaminosis）。

根据经典方证提示，肾气丸证的部位以身体下部为主，除有腰痛、小便不利外，还有虚劳体貌以及少腹证为凭。或然证较多，则提示肾气丸主治的范围较广，许多慢性虚损性疾病都有应用的机会。

肾气丸证的病理机制，传统解释有"肾气虚乏，下元冷惫"（《太平惠民和剂局方》）、"水中真阳已亏，肾间动气已损"（程云来）、"虚劳不足，水火不交，下元亏损"（张璐）、"肾气不充，不能鼓舞真阳，而小水不利"（张山雷）、"肾精不足，肾之阳气匮乏"（《方剂学》新世纪第四版）等。

三、适用人群

本方证常见于中老年人，尤其是患有糖尿病、高血压、动脉硬化、前列腺肥大、肾功能不全的老年人。其面色、体型、腹证、脉象、舌象有特异性。

1. 面黑或面红

面色偏黑或面红如妆，皮肤干燥松弛或有浮肿貌，缺乏光泽。常见于患有糖尿病、高血压、动脉硬化、前列腺肥大、肾功能不全的老年人。

2. 下腹部无力

消瘦憔悴、肌肉萎缩、上身大而下肢细，上腹部硕大而脐以下松软无力，或下腹部拘急不适感。

3. 下虚上实症状

易疲劳，常腰痛，足膝酸软无力，下半身发冷麻木；易小便频或尿失禁，或尿无力，或有浮肿；或性功能低下。但有食欲旺盛，易面红烘热，或心悸脐跳，或胸闷，或头昏眼花，或失眠，或口干舌燥，或气短，或皮肤瘙痒。

4. 脉弦硬、舌胖嫩

脉象弦硬而空大，轻按即得，而尺脉细弱。费伯雄说："或脉洪大而重按甚弱，或寸关洪大而两尺独虚细者宜之。"（《医方论》）舌嫩胖大满口，或嫩红，或黯淡，或无苔。

四、适用病症

本方多用于慢性病、老年病的调理，以浮肿、腰痛、尿无力、尿失禁、头晕耳鸣、慢性咳喘、性功能低下、月经不调为表现的疾病，符合上述人群特征者可以考虑使用本方。

1. 肾虚综合征

本方适用于其人面黄黑、浮肿、反应迟钝、发育停止、生殖功能下降等，多见于甲状腺功能减退症、醛固酮增多症、尿崩症、阿狄森病、激素副作用等内分泌功能失调性疾病者。中老年人的阳痿、早泄、性功能低下、男子死精弱精、闭经、流产、不孕等也可选用。

2. 前列腺疾病

本方适用于前列腺肥大、慢性前列腺炎等，多以小便频、尿等待、尿不尽或尿潴留、夜尿多为主诉者。以面红黑、小腹部松软、食欲旺盛的老年人为多。尿痛灼热，可加知母、黄柏。便秘、腰痛，可合桂枝茯苓丸。

3. 尿潴留

本方适用于脊髓损伤、周围神经疾病，以及药物、手术、麻醉等引起的非阻塞性尿潴留。

4. 腹水

本方适用于因心血管病、肝脏病、腹膜病、肾脏病、营养障碍病、恶性肿瘤腹膜转移、卵巢肿瘤、结缔组织疾病等产生腹水者，可加牛膝、车前子。舌淡脉沉，面黄者，合真武汤。严重腹水，可配合利尿剂。

5. 糖尿病

本方适用于晚期糖尿病，血糖控制欠佳者，或消瘦干枯的中老年患者。多见夜渴，夜尿频而不畅，尿色清。本方加车前子、牛膝，名济生肾气丸，有调节膀胱内压力、改善糖尿病代谢及神经功能等作用，能改善糖尿病患者的排尿障碍、发热感、性欲减退、阳痿、起立眩晕、腹泻、便秘等症状。济生肾气丸是糖尿病肾病的常用方。

6. 老年性眼病

本方适用于如白内障、青光眼、玻璃体浑浊、老年黄斑色素变性、糖尿病性眼病等患者。

7. 虚喘

本方适用于心功能不全、肺气肿、慢性支气管炎、支气管哮喘等患者。临床表现与原文"短气有微饮"相似，可配合生脉散。

8. 皮肤病

本方适用于老年性瘙痒。其人消瘦，皮肤干燥而黑红，局部发热、瘙痒、苔藓化。或溃疡久不愈合，色黯肉僵。多伴有口渴及小便异常。此与皮肤缺乏营养、血黏度高、血糖增高有关。

五、方证鉴别

1. 本方与薯蓣丸

两方均能治疗虚劳。本方主腰痛、少腹拘急、小便不利等症；彼方主诸不足，风气百疾，不仅范围更广，而且对有余邪未尽的咳嗽、怕风、发热等更好。此外，本方证食欲旺盛，彼方证不欲食也是鉴别点。

2. 本方与小建中汤

两方均能治疗虚劳，且方证均有腹部拘急。但本方是少腹拘急或少腹不仁，而彼方是腹中痛，部位不同。本方虚劳腰痛，小便不利；彼方虚劳里急，心中烦悸。

六、参考用量

生地黄 20～40g，山药 15g，山萸肉 15g，泽泻 15g，牡丹皮 15g，茯苓 15g，肉桂 5g，制附子 5g。以水 1000mL，煮取汤液 300mL，分 2～3次温服。可按原书比例做成蜜丸。

原方的桂枝，宜用肉桂。

原方的干地黄，即现在市售的生地黄，本方通常用熟地黄。《本草纲目》载："地黄生则大寒而凉血，血热者需用之；熟则微温而补肾，血衰者需用之。男子多阴虚，宜用熟地黄；女子多血热，宜用生地黄。"

第二节　犀角地黄汤

犀角地黄汤是古代的止血方，具有清热凉血、凉血散瘀、清热解毒、养阴止血的功效。本方证以出血为临床特征，多见于吐血、衄血、便血、尿血、皮下出血等各种出血性疾病。

一、原典配方

犀角一两，生地黄八两，芍药三两，牡丹皮二两。上四味㕮咀，以水九升，煮取三升，分三服。喜妄如狂者加大黄二两，黄芩三两。其人脉大来迟，腹不满自言满者，为无热，但依方不须加也。（《备急千金要方·胆腑》）

二、原典方证

疗伤寒及温病，应发汗而不发之，内瘀有蓄血者及鼻衄吐血不尽，内余瘀血，面黄大便黑者，此主消化瘀血方。（《外台秘要·伤寒衄血方四首》引《小品》）

根据《外台秘要》的记载，犀角地黄汤用于发热性疾病过程中所导致的出血，如鼻衄、吐血、黑便等。由于出血量大，其人可见面色萎黄。此外，出血的同时，可以出现一些精神症状，如喜忘如狂，包括烦躁不安、健忘、失语、意识障碍、昏迷等。后世应用经验也提示这一点。如《太平惠民和剂局方》"治热入血室，心忪不语，眩冒迷忘"。《古今医统大全》"若便血粪黑，沉睡不醒，则用犀角地黄汤"。

中医传统解释有"伤寒血燥血热，以致温毒不解"（张景岳）、"热动血分"（《方剂学》五版教材）。

三、适用人群

本方适用于皮肤黏膜充血、出血的热性体质。多见于发热性疾病、出血性疾病以及皮肤病。糖尿病、血液病、银屑病优先考虑。

1. 面色或黄或红

大量失血者，面色蜡黄或面色苍白，贫血貌明显；无失血者，则面红目赤，肤白唇红。

2. 舌或深红或淡白

失血者，舌淡白；无失血者，舌深红，或舌如芒刺。

3. 出血不止

如鼻衄、吐血、黑便、尿血、斑色紫黑等。或有出血性疾病，如血友病、血小板减少。或有出血倾向，如月经过多、牙龈出血、皮下经常出血等。

4. 皮肤发红或增厚

皮肤充血、红斑、鳞屑、发热、干燥脱屑、皲裂、出血等，或增厚如牛皮。

5. 精神亢奋或昏迷

或胡言乱语，精神亢奋；或失眠、健忘、失语、意识障碍，大多与大量失血相关。

6. 燥热症状

怕热喜凉，大便干燥，食欲旺盛。

四、适用病症

以出血为表现的急性传染病、血液系统疾病，以皮肤红、干燥、脱屑、局部热为表现的皮肤病，可以考虑使用本方。犀角地黄汤非通用的止血方，仅用于血热者。

1. 温毒发斑

本方适用于急性传染病过程中出现斑疹、出血者。如斑色红活的，热毒较轻；紫黯的，为热毒重；黑色的，为热毒极重。张秉成说："治时邪温疫，胃火热盛，吐血衄血，嗽血便血，蓄血如狂，漱水不欲咽，及阳毒发斑等证。"（《成方便读》）可见于流行性脑脊髓膜炎、斑疹伤寒、流行性出血热、埃博拉出血热等急性传染病。可合用白虎汤，方如清瘟败毒散。

2. 皮肤病

本方适用于局部皮损发红、干燥皲裂，扪之发热，刮之出血者，其人烦躁怕热、肤白唇红、便秘者。多种炎症性、变态反应性皮肤病，如银屑病、红皮病、荨麻疹、糖尿病皮肤瘙痒、特应性皮炎、湿疹、药疹等常有应用机会，可合白虎汤、黄连解毒汤、桂枝茯苓丸、黄芩汤、温经汤等。生地黄用量宜大，通常用 40～100g。

3. 出血性疾病

本方适用于如血小板减少性紫癜、儿童过敏性紫癜、紫癜性肾炎、骨髓异常增生综合征、血友病等出血量大，出血经常化、慢性化，以口鼻出血、关节腔出血、皮下出血为多者。患者多有贫血貌，可合黄连解毒汤、小柴胡汤、黄连阿胶汤、白虎汤等。对服用过量辛辣食物导致的出血，本方也能使用。《宁坤秘笈》："经从口出，此因过食椒姜热毒之物，其血乱行，急服犀角地黄汤数剂，立效。"

五、方证鉴别

本方与泻心汤

两方均是止血方。犀角地黄汤多用于温热发斑，大多有外邪热毒引发；泻心汤多用于心气不定，吐血衄血，虽然也用于温热病，但更多的是杂病出血。本方证是血热，出血、充血明显；泻心汤证是火热，烦躁不安明显。

六、参考用量

水牛角 30 ～ 100g（先煎 30 ～ 60 分钟），生地黄 40g，赤芍 15g，牡丹皮 10g。以水 1000 ～ 1200mL，先煎水牛角 30 ～ 60 分钟，再入他药，煮取汤液 300mL，分 3 次温服。热盛吐衄、粪黑结秘者，加大黄 10g。犀角的替代品有水牛角、玳瑁、升麻、大青叶、连翘、生石膏等。

第三节　防己地黄汤

防己地黄汤是古代治疗中风方之一，传统的育阴息风方，具有治错语、疗狂乱、止抽搐等功效。防己地黄汤证以精神异常或肌肉抽搐为临床特征，多用于精神错乱的中风患者，以及部分精神心理疾病的治疗。

一、经典配方

防己一分，桂枝三分，防风三分，甘草一分。上四味，以酒一杯，渍之一宿，绞取汁；生地黄二斤，㕮咀，蒸之如斗米饭久；以铜器盛其汁，更绞地黄汁，和，分再服。（《金匮要略》）

二、经典方证

治病如狂状，妄行，独语不休，无寒热，其脉浮。（五）

治言语狂错，眼目霍霍，或言见鬼，精神昏乱。（《备急千金要方》）

病如狂状，妄行，独语不休，指行为反常，不停地自言自语。无寒热，提示本病不在表，与温热病无关。虽然不是温热病，但脉又浮，则提示体内火盛血热，这与后世的地黄饮子、犀角地黄汤等清热凉血方的主治就非常接近了。《备急千金要方》的记载是对防己地黄汤证的补充。霍霍，一指患者恍恍惚惚，若有所失貌；二指眼睛闪烁放光貌，是内热的表现。虽然本方记载在《金匮要略》中风历节病篇内，但这与当今所谓的中风还是有区别的。莫枚士说："此方专于风眩宜，非可治一切风。"（《经方例释》）

关于防己地黄汤证的病理机制，传统的解释有"血虚生热"（尤怡）、"风进少阴"（陈修园）、"血虚火盛"（《金匮要略》新世纪第四版）。

三、适用人群

患者无寒热，无感染，无精神病史，但出现精神思维障碍，如独语不休、夜不安卧、妄行、言语错乱、多幻觉等。其人眼目霍霍有神，面红，舌深红，脉浮数；肌肉紧张、痉挛、崩紧感或不随意运动；出血或有出血倾向。

四、适用病症

以突发精神错乱、抽动、肌肉紧张为表现的精神神经系统疾病，以皮肤发红、舌质深红为表现的皮肤病等，可以考虑使用本方。

1. 脑出血

本方可能适用于以精神障碍为首发症状的自发性脑出血。精神症状如抑郁、焦虑、躁狂、智力减退、幻觉、妄想等。脑出血导致的眩晕、癫痫发作也能使用。《千金》防己地黄汤治癫痫语言错乱，神气昏惑（《张氏医通》）。黄仕沛经验，可治中风患者的认知功能障碍及精神症状（《黄仕沛经方亦步亦趋录》）。

2. 精神病

本方适用于阿尔茨海默病、精神分裂症、癔病、失眠症等。其人多面红唇干，舌红少苔，脉细，常有头皮发紧感或肌肉紧绷感。可合百合知母汤、甘麦大枣汤。

3. 关节病

本方适用于类风湿关节炎、风湿性关节炎、银屑病型关节炎等见关节肿痛、舌红便秘者。

4. 皮肤病

本方适用于皮肤潮红、出血、舌质深红者。病如剥脱性皮炎、荨麻疹、湿疹、红斑狼疮等。可合犀角地黄汤。

5. 其他

本方适用于如异动症、磨牙、震颤麻痹、更年期综合征等患者。左季云谓:"季云治夜间上下齿磨有声,风邪客于颊车,每用此方治愈多人。方用防风、桂枝各四五分,生地黄一两。"(《伤寒论类方汇参》)消瘦面红、舌红少苔、皮肤干燥、便秘者,可以考虑本方,或合白虎汤。

五、方证鉴别

本方与犀角地黄汤

两方均能治疗出血,但本方是治疗脑内出血,犀角地黄汤是治疗皮下出血及五官出血。前者的精神症状明显,后者的发热感染症状明显。

六、参考用量

生地黄 30 ~ 150g,水煎约 40 分钟,取汁;防己 5g,桂枝 10g,防风 15g,甘草 10g,入黄酒 300mL,浸泡 12 ~ 24 小时,去滓。将生地黄药液与药酒混合后,日分 2 ~ 3 次服用。

原方地黄二斤,防己、防风、桂枝等四味分量极轻,地黄与祛风药用量比例为 20 : 1。全方重点在生地黄。徐灵胎说:"此方他药轻,而地黄独重,乃治血中之风也。"(《兰台轨范》)

宋孝志经验:生地黄 30 ~ 60g(最多曾用到 150g),防风 9g,防己 9 ~ 12g,桂枝 9g,甘草 6g。水煎,去药渣,兑入白酒或黄酒 20mL,分两次睡前(中午、晚上)温服。(拈花指月发表于 2012-06-26 黄煌经方沙龙)

第十六章 其他类方

本章列入的处方，大多是因为相类似的处方数量不足，或研究不够，暂时无法恰当归类的。

第一节 芍药甘草汤

芍药甘草汤是经典的止痛方，传统的柔肝解痉方，具有止腹痛、解挛急、通大便等功效。芍药甘草汤证以脚挛急为临床表现特征，多见于各种肌肉痉挛性疾病、消化系统疾病等。

一、经典配方

芍药、甘草（炙）各四两。上二味，以水三升，煮取一升五合，去滓，分温再服。（《伤寒论》）

二、经典方证

伤寒脉浮，自汗出，小便数，心烦，微恶寒，脚挛急，反与桂枝欲攻其表，此误也。得之便厥，咽中干，烦躁吐逆者，作甘草干姜汤与之，以复其阳。若厥愈、足温者，更作芍药甘草汤与之，其脚即伸。(29)

夜半阳气还，两足当热，胫尚微拘急，重与芍药甘草汤，尔乃胫伸。(30)

本方的经典方证关键词是"脚挛急"。此为小腿屈伸不利，或经常出现下肢肌肉痉挛，特别是腓肠肌痉挛。患者常诉说下肢疼痛，步履困难。

《朱氏集验方》去杖汤，即芍药甘草汤，用以治疗脚弱无力，行走困难。

从文献调查发现，芍药甘草汤证并不拘于"脚挛急"，全身所有肌肉的痉挛均可以使用本方。曹颖甫说："吾友吴君凝轩曰：芍药能活静脉之血，故凡青筋暴露，皮肉挛急者，用之无不效。"（《经方实验录》）姜佐景经验："凡因跌打损伤，或睡眠姿势不正，因而腰背有筋牵强者，本汤治之同效。"（《经方实验录》）还有内脏平滑肌紧张导致的阵发性、痉挛性疼痛，所谓的"腹中痛""腹中急痛""腹满时痛""产后腹痛"等，均可以用本方的同类方，如小建中汤、桂枝加芍药汤、枳实芍药散等。《伤寒论》小柴胡汤条下有"若腹中痛者，去黄芩，加芍药三两"的记载。

后世医家在识别芍药甘草汤证时，将腹肌痉挛状态作为客观指征，值得重视。《建殊录》记载："云州医生祝求马，年可二十。一日，忽苦跟痛如锥刺，如刀刮，不可触近，众医莫能处方者。有一疡医，以为当有脓，刀辟之，亦无效矣。于是迎先生，诊之，腹皮挛急，按之不弛，为芍药甘草汤饮之，一服痛即已。"

挛急成为芍药甘草汤证的特征，对此，传统解释有"阴血虚少"（许宏）、"热盛灼筋"（陈修园）、"血虚夹热"（张璐）等。

三、适用人群

本方证适用人群体型胖瘦皆有，但腹证有特异性。

1. 下肢抽筋、疼痛、麻木

下肢疼痛、麻木、抽筋，站立行走屈伸困难。腰腿痛、膝痛、脚跟痛、下肢冰冷麻木、皮肤发黑、静脉曲张、血管血栓、下肢浮肿溃疡、足底皲裂等。

2. 腹肌紧张

上腹部及两胁下腹肌比较紧张，按之比较硬。不按不痛，一按即痛。腰背部肌肉紧张、拘挛也多见。

3. 有便秘腹痛

大便干结难解，或如粒状；或经常脐腹部疼痛者。

4. 挛急痛类主诉多

如胃痉挛、肠痉挛、腓肠肌痉挛、膈肌痉挛、尿道括约肌痉挛、阴道痉挛、面肌痉挛、支气管痉挛、脏器平滑肌痉挛，以及躯干骨骼肌紧张、血管痉挛等导致的疼痛。其疼痛多为阵发性、针刺样或电击样。

四、适用病症

本方证多见于疼痛性、痉挛性疾病，便秘者多。临床结合具体病种及个体差异，需要加味或合方。

1. 腰腿痛

芍药甘草汤擅长治疗脚痛。适用于以骨骼肌、韧带的痉挛、抽掣样疼痛为特征的疾病，如腓肠肌痉挛、坐骨神经痛、急性腰扭伤、腰肌劳损、腰椎病等。疼痛剧烈，加附子。体格健壮，恶寒无汗者，合麻黄附子细辛汤。糖尿病足，加用石斛、牛膝、丹参。

2. 腹痛类疾病

本方适用于以内脏平滑肌绞痛、剧烈痉挛等为特征的疾病，如胃及十二指肠溃疡、胃痉挛、肠粘连、习惯性便秘、胆绞痛、肾绞痛、痛经等。常熟名医陶君仁的柔肝饮，即生白芍、生甘草、生麦芽，可以治疗胃痛。

3. 神经性疼痛

本方适用于如三叉神经痛、带状疱疹引起的肋间神经痛、坐骨神经痛、牙痛等患者。万友生经验，用白芍 30g，甘草 30g，川芎 15g 治老年女性的偏头痛，时发时止已二三年，日轻夜重，痛时头如火灼者。[万兰清 . 万友生临证特色 . 江西中医药，1995（5）：2]

4. 不自主性、异常兴奋性疾病

本方适用于如顽固性呃逆、不安腿综合征、小儿睡中磨牙症、颜面肌抽搐、眼睑痉挛、书写震颤症、阴茎异常勃起（强中）、阳痿、缩阴症、阴道痉挛等患者。

5. 便秘、肛裂

"其人续自便利，设当行大黄、芍药者，宜减之。"（280）真武汤条下："若下利者，去芍药，加干姜二两。"（316）提示芍药能通大便，特别是大剂量使用时。本方对干燥如羊矢的便秘，效果最好。如出血、肛门灼热者，加黄芩、大黄。腹软、大便先干后溏者，可合当归芍药散。

6. 肝病

本方适用于如慢性肝炎、肝硬化、胆汁瘀积性肝硬化等疾病，有降胆红素的效果，赤芍白芍各用 30g。汪承柏经验，重用赤芍 300g，治疗难治性重度黄疸肝病。（朱云 . 汪承柏教授重剂治黄经验介绍 . 第四次方药量效关系与合理应用研讨会论文汇编，2013）

五、方证鉴别

本方与麻黄附子细辛汤

两方均能用于疼痛性疾病。本方是用于肌肉痉挛性疼痛，彼方是用于神经痛。本方证属热，多便秘、出血、消瘦；彼方证属寒，多欲寐、畏寒、脉沉。

六、参考用量

白芍或赤芍 30 ～ 60g，炙甘草 10 ～ 30g。以水 500 ～ 1000mL，煮取汤液 250mL，分 2 次温服。汤液色淡黄，味酸，微甜。

《伤寒论》中芍药不分赤白，宋代以后方有赤芍、白芍之分。习惯认为，白芍以养血柔肝为主，用于肌肉痉挛性疾病为主；赤芍以活血化瘀为主，用于舌质黯紫，或血液黏稠者较多。对于黄疸日久者，也可以使用赤芍。

芍药、甘草的比例可以调整。《伤寒论》为 1∶1，但根据后世用药经验看，各种比例均有，甚至放大到 12∶1。如《魏氏家藏方》及《传统适用方》等书均称芍药甘草汤为六半汤者，即芍药六两，甘草半两，治疗脚痛不能行走。

第二节　黄芩汤

黄芩汤是经典的热利方，传统的清里热方，具有除烦热、止腹痛、止血、治热痹的功效。黄芩汤证以腹痛为临床特征，多见于发热性疾病、消化系统疾病、妇科疾病、自身免疫性疾病等。

一、经典配方

黄芩三两，芍药二两，甘草二两，大枣十二枚。上四味，以水一斗，煮取三升，去滓，温服一升，日再夜一服。(《伤寒论》)

二、经典方证

太阳与少阳合病，自下利者，与黄芩汤。(172)

伤寒脉迟，六七日，而反与黄芩汤彻其热。脉迟为寒，今与黄芩汤，复除其热，腹中应冷，当不能食；今反能食，此名除中，必死。(333)

1. 自下利

下利即腹泻。自下利，没有服用泻下药物，患者出现大便次数增多。王孟英说黄芩汤："治温病变霍乱之主方，用者因证加减。"(《霍乱论》)刘完素黄芩芍药汤，即本方去大枣，治泄痢腹痛，或后重身热，久而不愈，脉洪疾，以及下痢血稠黏(《素问病机气宜保命集》)。黄芩汤主治的下利，往往伴有身热、腹痛、恶心等症。《辅行诀》的小阴旦汤(黄芩汤加生姜)："治天行，身热汗出，头目痛，腹中痛，干呕，下利者。"

2. 腹热能食

"今与黄芩汤复除其热，腹中应冷。"(333)服用黄芩汤腹中应冷，提示原来腹中热，或腹皮灼热，或大便脓血，或肛门灼热。"协热利者，脐下必热。"(《类证活人书》)从文献调查看，烦热是黄芩证。三物黄芩汤治"妇人在草蓐自发露得风，四肢苦烦热"(二十一)。《奇方类编》载以黄芩一两煎汤内服，治"盛夏时有大热证，头大如斗，身热如火者"。李时珍20岁时患咳嗽，"骨蒸发热，肤如火燎，每日吐痰碗许，暑月烦渴，寝食俱废"。其父亲嘱用黄芩一两，水二盅煎一盅，顿服，"次日身热尽退而痰嗽皆愈"（《本草纲目·草部》第十三卷黄芩）。因此推测，黄芩汤证不仅仅是腹中热，全身都有烦热感。"腹中应冷，当不能食。"（333）反推，腹中热，当能食，提示黄芩汤适用人群为食欲较好或食欲旺盛者。

3. 脉数

"伤寒脉迟六七日，而反与黄芩汤彻其热。脉迟为寒……"（333）"脉迟"是误用黄芩汤的结果，反推则本方证脉象应该滑数，即心率比较快。

黄芩汤证以腹泻、脉数为临床特征，里热是其病理机制。传统解释有"少阳半里之热犯及肠胃"（《伤寒论译释》）、"热邪陷入少阳之里"（柯韵伯）、"少阳火郁之邪内迫阳明"（李培生《伤寒论讲义》）等。现代解释是空腔脏器因炎症充血导致平滑肌痉挛。

三、适用人群

本方适用人群女性多见，黏膜充血、肛肠证有特异性。

1. 黏膜充血

中青年女性为主。唇红如妆，或干燥脱皮，或肿痛。舌红，或舌尖有红刺。眼睑深红，咽喉红，或易扁桃体肿大。牙龈红肿，易牙龈出血或口腔溃疡。

2. 烦躁身热

性情急躁，身体四肢发热，或肤如火燎。腹皮灼热，扪之灼手，脐部温度高。

3. 肠热

大便黏臭、挂盆，肛门灼热或瘙痒，或便秘、肛裂、坠胀，或痔疮、疼痛、出血。或腹痛、腹泻，或里急后重，或下脓血。食欲旺盛。

4.宫热

月经先期，或量大，或漏下不止。月经血色多鲜红、质地黏稠。痛经，或经来腰酸腹坠，带下色黄量多。患有子宫肌瘤、子宫腺肌症、宫颈炎、盆腔炎等疾病。

5.脉滑数

脉滑而数，或脉洪疾，或脉浮滑，提示心率快。

四、适用病症

本方多用于发热性疾病、消化道疾病、妇产科疾病、自身免疫性疾病、肿瘤等，其病变以盆腹腔为主，但不拘于此。涉及全身的疾病，需要合方或加味。

1.温热病

本方是古代用于温热病的常用方。张璐说："黄芩汤乃温病之主方……黄芩主在里风热，不易之定法。""温病始发，即当用黄芩汤去热为主。"（《伤寒缵论》）柳宝诒认为，治疗春温初起："用黄芩汤加豆豉、元参，为至当不易之法。"（《温热逢源》）戴天章在《广瘟疫论》中，将黄芩汤应用于诸多时疫病证。如时疫"舌苔已黄，渴而喜饮，身热汗出而烦躁者"、时疫"传变太阳、少阳合病，身热、口苦、咽干、目眩而自利者"、时疫便血"鲜红者"、"时疫传变入里，烦、渴、谵妄悉具而便脓血者"等，均可选用黄芩汤或黄芩汤加减方，通常合用小柴胡汤、桔梗汤等。

2.热利

本方适用于伴有身热烦躁，暴注下迫，或大便色黄臭秽，黏滞不爽，或便下脓血或血块，或腹痛如绞，或肛门如灼，或见舌红唇红，或见脉滑数者。许多急慢性肠道感染及消化道炎症多见此证，如痢疾、急性肠炎、溃疡性结肠炎、克罗恩病、直肠炎、结肠癌等，合葛根芩连汤或白头翁汤，或黄连阿胶汤等。

3. 腹痛类疾病

本方适用于以腹痛为表现的疾病，如肠易激综合征、肠痉挛、腹型过敏性紫癜、细菌性痢疾、便秘、肛裂、痔疮等。便秘严重者，加大白芍用量。女性痛经用本方的机会较多，如子宫内膜异位症、子宫腺肌症、盆腔炎等，多见痛经剧烈、有血块、色深红。带下黄，或有阴痒湿疹，加黄柏。四肢冰冷，乳房胀痛，合四逆散。

4. 出血类疾病

黄芩汤止血。"一物黄芩汤，治鼻衄或吐血下血，及妇人漏下血不止。"（《伤寒总病论》）单味子芩丸："治风热入犯肝经，崩漏下血，色稠紫者。"（《张氏医通》）黄芩芍药汤（黄芩、芍药、甘草各等分）治鼻衄不止。《症因脉治》黄芩芍药汤是黄芩汤去大枣加生地黄、牡丹皮、茅根，治疗"火劫致衄"。《伤寒大白》黄芩芍药汤是黄芩汤加黄连，用于尿血、便血、衄血。《笔花医镜》治便血证，"口唇干燥，热在肠也"，以黄芩汤去大枣，加牡丹皮、生地黄。黄芩汤也适用于子宫出血，如子宫肌瘤、不孕症、经间期出血、子宫内膜炎、盆腔炎、附件炎、月经过多、先兆流产等。出血色深红，黏稠。大便秘结，加大黄。出血鲜红，量大，加生地黄、黄连、牡丹皮等。

5. 恶性肿瘤

本方适用于如结肠癌、胃癌、肝癌、乳腺癌、宫颈癌、卵巢癌、子宫内膜癌等患者，可以配合化疗或进行术后的调理，临床多见脐腹部灼热、腹泻或便秘、分泌物量大臭秽等症，通常合白头翁汤（白头翁、秦皮、黄连、黄柏）。郑永齐发现，黄芩汤能有效地减轻结肠癌化疗的腹泻、恶心、呕吐等副反应，可以阻止肠道损伤继续恶化，帮助已被破坏的组织还原。他把黄芩汤的组合物命名为 PHY906，并进行了二期临床试验。相关论文可见 2010 年《科学转化医学》（*Science and Translational Medicine*）。

6. 热痹

本方适用于骨关节炎性疾病，如风湿性关节炎、类风湿关节炎、强直性脊椎炎、骶尾骨疼痛、腰间隙感染等，多伴有血沉加快、类风湿因子阳性者。关节肿痛、晨僵明显，加黄柏。发热不退，或过敏，或怕冷，加柴胡。

五、方证鉴别

1. 本方与葛根芩连汤

两方均能治疗热性腹泻。本方证有腹痛、便血、身烦热，彼方证有发热、汗出、项背强。本方证血热，彼方证湿热。

2. 本方与芍药甘草汤

两方均能治疗脚挛急、腹中痛。本方证有腹泻，出血，脉象多数；彼方证重在便秘脚痛，脉象没有特异性。

六、参考用量

黄芩 15g，白芍 10g，生甘草 10g，大枣 20g。以水 900mL，煮取汤液 300mL，分 2～3 次温服。

第三节　乌梅丸

　　乌梅丸是经典的厥阴病方和蛔厥病专方，传统的清上温下、温脏安蛔方，具有安蛔、止利、止痛、除烦、治厥冷等功效。乌梅丸证以厥冷、腹痛绞痛、烦躁、呕吐、腹泻为特征，多见于消化系统疾病。

一、经典配方

　　乌梅三百枚，细辛六两，干姜十两，黄连十六两，当归四两，附子六两（炮，去皮），蜀椒四两（出汗），桂枝六两（去皮），人参六两，黄柏六两。上十味，异捣筛，合治之，以苦酒渍乌梅一宿，去核，蒸之五斗米下，饭熟，捣成泥，和药令相得。内臼中，与蜜，杵二千下，丸如梧桐子大。先食饮，服十丸，日三服，稍加至二十丸。（《伤寒论》）

二、经典方证

　　蛔厥者，其人当吐蛔，今病者静，而复时烦者，此为脏寒。蛔上入膈，故烦；须臾复止，得食而呕，又烦者，蛔闻食臭出，其人当自吐蛔。蛔厥者，乌梅丸主之，又主久利。（338）

1. 蛔厥

　　厥，一指气闭，昏倒，如昏厥、痰厥、气厥、蛔厥等。一指四肢不温为主症，如《素问·厥论》：“寒厥之为寒也，必从五指而上于膝。”提示乌梅丸可治疗突然昏倒或四肢冰冷的疾病。蛔厥，也提示乌梅丸能治疗蛔虫相关疾病。《伤寒论方解》记载："本方对虫积腹痛，痛极而厥者，有卓越的疗效。"

2.久利

此症提示乌梅丸治疗慢性腹泻类疾病，被后世沿用。"此治久痢之圣方。"（徐灵胎《伤寒论类方》）"治产后冷热痢，久下不止。"（《圣济总录》）"用于久痢不止，或休息痢者，屡效。"（《皇汉医学要诀》）

3.烦

在这是一种痛苦的心理体验。患者烦躁、难受，或抑郁，或焦虑，大多伴有失眠。本方黄连十六两，远远大于干姜、桂枝、人参、当归等。而经方中黄连量最大的方为黄连阿胶汤，黄连四两，治"少阴病，得之二三日以上，心中烦，不得卧"（303），提示乌梅丸能除烦助眠，并治疗胸闷心悸、焦虑抑郁等精神心理疾病。

4.呕吐

"蛔厥者，其人当吐蛔……得食而呕。"（338）提示乌梅丸能治疗呕吐反流类疾病，见干呕，或恶心、反胃等症。

5.腹痛

方中所含川椒、人参、干姜的大建中汤能治"心胸中大寒痛，呕不能饮食，腹中寒，上冲皮起，出见有头足，上下痛而不可触近"。含有黄连、肉桂的黄连汤治"伤寒，胸中有热，胃中有邪气，腹中痛，欲呕吐者"（173）。含有附子、细辛的赤丸治"寒气厥逆"的胸腹痛（十），大黄附子汤（大黄、附子、细辛）治"胁下偏痛"（十）。提示乌梅丸能治疗剧烈的腹部绞痛，其腹部出现隆起波动的包块，并有胸闷、咽喉窒闷、头昏头痛，甚至晕厥不省人事等。

原文以蛔厥为例，描绘一个寒热错杂、上吐下泄的乌梅丸证。其发病特征有二：一是上吐、逆下痛泻。既有胃及食管反流，或呕吐、嗳气，或吐酸嘈杂；又有腹痛腹泻，或遇冷即泻，或五更泻。二是内烦热、外厥冷。或胸闷烦躁，或失眠盗汗，或易饥能吃；但又怕冷厚衣，手足冰凉。

关于乌梅丸方证的病理机制，传统的解释有"阴阳错杂，寒热混淆"（吴谦）、"胃气虚而寒热错杂之邪积于胸中"（张璐）、"厥阴主方""厥阴诸证之法"（柯韵伯）等。

乌梅丸具有止痛、止泻、止呕、除烦、除厥、安蛔、治消渴等功效，其药理研究提示有抗炎、抗抑郁、降糖、促进胃肠功能恢复、调节肠道菌群、修复黏膜屏障等作用。据此推测，反流－抑郁－炎症－胃肠功能紊乱以及肠道菌群失调，构成乌梅汤证的基本病理基础。

三、适用人群

本方证临床表现复杂纷乱，虽痛泻，但腹无拒按；虽怕冷，但无脉微细弱；虽烦躁，但无神昏谵狂；虽痛苦主诉多，但无异常发现。症状重，体征轻是其特征。

1. 面青黄瘦
脸色黄，或青或白；眉头紧皱，痛苦貌，有烦躁抑郁神情。

2. 唇舌红烂
大多唇干红，或黯红，或唇肿糜烂，或口舌生疮等，舌黯红，舌苔厚，或白腻。多有头面部的慢性炎症，如结膜炎、牙周炎、中耳炎、咽喉炎等。

3. 脉弦滑大
脉弦硬，或滑数，或大而搏指。

4. 手足冰凉

手足冷，摸之如冰；怕冷，厚衣。

5. 疼痛多见

疼痛主诉多，疼痛为刺痛、胀痛、牵扯样痛；腹痛最多，也有头痛、胸胁痛、睾丸痛、痛经等。

6. 夜半发病

或腹痛，或失眠，或反流，半夜或凌晨发病或加重者居多，如胃及食管反流病、糖尿病黎明现象、五更泻等。

四、适用病症

乌梅丸证的临床表现以"痛、呕、利、烦、厥"为要点，但因为病证不同，方证识别但见一二证便是，不必悉具。有腹痛型、反流型、烦热型、腹泻型等多种类型，涉及精神神经系统、消化系统、循环系统等多个系统。

1. 肠易激综合征

消瘦的中老年妇女多见，痛泻久泻，抑郁焦虑，失眠烦躁，反流腹胀，夜半或凌晨发作。乌梅丸对腹泻型肠易激综合征有效。本方能止泻，改善睡眠与调节心情，抑制反流。

2. 克罗恩病

这是一种原因不明的肠道炎症性疾病。临床表现为腹痛、腹泻、肠梗阻，伴有发热、营养障碍等肠外表现。病程多迁延，反复发作，不易根治。本方对腹痛、腹泻效果比较明显。适用于腹痛发作时腹部隆起者，以及腹痛剧烈、入夜加重者。年轻人多见。

3. 胃肠息肉

本方适用于中老年男性腹泻腹痛，遇冷易发，容易口腔溃疡，常规疗法无效者。本方对改善临床症状比较好，但能否消除息肉尚需观察。

4. 抑郁症

本方适用于痛苦主诉多，突发性的症状多，但检查无异常者。本方能改善睡眠，止痛，消除腹痛、呕吐、腹泻等症状。

5. 糖尿病

有本方用于糖尿病胃轻瘫、糖尿病腹泻、糖尿病性心脏病的报道。本方适用于食欲旺盛、夜半口干、腹泻、血糖高居不下者。

6. 其他

本方有治疗过敏性紫癜、神经性呕吐、口腔溃疡、角膜溃疡、盆腔炎、不孕、功能性子宫出血、肥胖、皮肤病等个案报道。

五、方证鉴别

1. 本方与四逆散

两方证都有痛泻、怕冷。本方证有反流呕吐，四逆散证则不明显。按压腹部，四逆散证多有腹肌紧张，本方证则不明显。本方证热证明显，多有口舌糜烂、烦躁、舌红等，而四逆散证则不明显。

2. 本方与黄连汤

两方均可以治疗痛泻、失眠。本方证脉弦硬大滑，彼方证脉弱缓。本方证痛泻多，彼方证痛呕多。

六、参考用量

乌梅（带核）20 ～ 50g，黄连 5 ～ 15g，黄柏 5g，人参 5g 或党参 10g，当归 5g，细辛 5g，肉桂 5g，制附子 5g，干姜 10g，川椒 5g，粳米一撮，米醋一汤匙。水煎，日分 2 ～ 3 次，餐后服用。服用时，冲服蜂蜜 1 汤匙。或按原方比例蜜丸，每服 2 ～ 3g，日 3 次。

第四节　薯蓣丸

薯蓣丸是经典的虚劳病方，传统的扶正祛邪方，具有提食欲、增体重、祛风气的功效。薯蓣丸证多见于以消瘦、神疲乏力、贫血为特征的慢性消耗性疾病。

一、经典配方

薯蓣三十分，当归、桂枝、曲、干地黄、豆黄卷各十分，甘草二十八分，人参七分，川芎、芍药、白术、麦门冬、杏仁各六分，柴胡、桔梗、茯苓各五分，阿胶七分，干姜三分，白蔹二分，防风六分，大枣百枚。上二十一味，末之，炼蜜和丸如弹子大。空腹酒服一丸，一百丸为剂。（《金匮要略》）

二、经典方证

虚劳诸不足，风气百疾，薯蓣丸主之。（六）

1. 虚劳诸不足

虚劳，古病名。《内经》："精气夺则虚。"精气，为水谷之精微。《素问·奇病论》："夫五味入口，藏于胃，脾为之行其精气。"《素问·经脉别论》："饮入于胃，游溢精气，上输于脾。"精气夺，提示虚劳患者由于不能进食，所以消瘦，各种功能减退低下及生活能力下降，所谓"诸不足"。提示本方让人能食，从而增加体重，提高生活能力。

2. 风气百疾

症状未明。风气，泛指自然环境气候。《金匮要略·脏腑经络先后病脉证》："夫人禀五常，因风气而生长。风气虽能生万物，亦能害万物。"这里的风气也指与环境相关的疾病。风气百疾，是泛指多种疾病，提示本方的适用范围比较广。

薯蓣丸是补益大方，其方证比较模糊，关键是"虚劳诸不足"一词。莫枚士说："此一方补脾之法尽之矣，即补脾之药亦尽之矣。"（《经方例释》）关于薯蓣丸方证的病理机制，传统解释有"虚劳内外皆见不足……余邪未净，与正气混为一家"（陈修园）、"虚劳病气血阴阳俱不足，又兼外邪为患"（《金匮要略译释》）等。

三、适用人群

本方适用人群多是以消瘦、疲劳、食欲不振为临床特征的虚性体质。

体质形成的因素多与外感未能及时治愈，营养不良以及高龄等相关。

1. 羸瘦贫血

体型消瘦，皮肤干枯，贫血貌；也有虽然外貌尚可，但体重已经明显下降，皮肤松弛。脉细弱，舌淡嫩。

2. 食欲不振

食欲不振，饮食无味，进食量少，营养不良。

3. 外有风、内有湿

容易感冒，容易咳嗽吐痰者，或伴有低热；易腹泻，或大便不成形，容易浮肿或体腔积液。

4. 久病年老之人

多见于高龄老人、肿瘤手术化疗以后、胃切除后、肺功能低下、大出血以后、极度营养不良者。大多由伤风感冒发热的诱因，迁延日久而来。

四、适用病症

慢性消耗性病症见食欲不振、体重下降者，可以考虑使用本方。

1. 肿瘤

本方能增进食欲，改善贫血，升高白细胞，提高生活质量，延长生存期，无任何副作用，可视本方为肿瘤患者的常规调理方。如果化疗期间服用，可减轻化疗的副反应。特别适用于恶性肿瘤患者见消瘦、贫血、食欲不振者，以及高龄肿瘤患者的保守治疗。

2. 慢性腹泻

本方适用于慢性肠炎、肠功能紊乱等导致的腹泻，并见极度消瘦者。

3. 慢性咳嗽

本方适用于结核病、矽肺、肺气肿等见消瘦、贫血者。夏仲方用薯蓣丸治疗肺结核。(《上海中医药杂志》1990 年第 10 期 43 页)

4. 贫血

本方适用于如缺铁性贫血、再生障碍性贫血、骨髓增生异常综合征等患者。

5. 情志病

本方适用于精神恍惚，哭笑无常，头晕耳鸣，惊悸不安，见贫血、瘦弱者。也有用于阿尔茨海默病者。

6. 老年虚弱

本方适用于老年人的体质虚弱、肌肉萎缩、容易感冒、食欲不振，适宜长期服用。

五、方证鉴别

本方与炙甘草汤

两方都能治疗虚劳贫血。其鉴别在于：①食欲有无。本方证食欲不振，但炙甘草汤证有食欲。②外感有无。本方证有咳嗽、怕风、低热等，炙甘草汤证是纯虚。

六、参考用量

山药 30 ～ 50g，生晒参 10g，白术 10g，茯苓 10g，炙甘草 10 ～ 20g，当归 10g，川芎 10g，白芍 10g，熟地黄 15g，阿胶 10g，桂枝 10g，麦冬 15g，柴胡 10g，防风 10g，杏仁 10g，桔梗 10g，白蔹 10g，神曲 10g，大

豆黄卷 10g，干姜 10g，大枣 30 ～ 50g。以水 1500mL，煮取汤液 400mL；
加水 800mL，再煮取汤液 200mL。将两次汤液混合，分 3 ～ 6 次，在
2 ～ 3 日内服完。也可按原书剂量做成蜜丸或膏滋药长期服用。方中甘草、
山药、红枣量最大。

第五节　吴茱萸汤

　　吴茱萸汤是经典的止痛止呕方，传统的温胃方，具有止吐利、治吐
涎、止头痛、除烦满等功效。吴茱萸汤证多见于以头痛、干呕、吐涎沫为
特征的疾病，烦躁欲死与手足逆冷为其适用人群的特征。

一、经典配方

　　吴茱萸一升（洗），人参三两，生姜六两，大枣十二枚（擘）。上四
味，以水七升，煮取二升，去滓，温服七合，日三服。（《伤寒论》《金匮
要略》）

二、经典方证

　　食谷欲呕属阳明也，吴茱萸汤主之。（243）
　　少阴病，吐利，手足逆冷，烦躁欲死者，吴茱萸汤方。（309）
　　干呕，吐涎沫，头痛者，吴茱萸汤方。（378）
　　呕而胸满者，茱萸汤主之。（十七）

1. 头痛

头痛以头顶为主，痛时多伴有呕吐，痛势剧烈。经方中能治疗头痛的方颇多，如麻黄汤治头痛发热，无汗而喘；桂枝汤治头痛发热，汗出恶风；五苓散治头痛发热，欲饮水；小柴胡汤治头痛，四肢苦烦热。而本方证治头痛，干呕、吐涎沫、手足逆冷。提示本方的头痛，需要结合他证加以鉴别。

2. 干呕、吐涎沫及呕而胸满

干呕，呕而无物，其声响亮。涎沫，黏饮白沫。呕吐但口中有清冷涎沫。柯韵伯说："呕而无物，胃虚可知矣。吐惟涎沫，胃寒可知矣……干呕、吐涎沫是二症，不是并见。""呕而胸满"，大塚敬节认为是"呕吐而上腹部膨满者"，其腹证也是腹部膨满相对有力，并非软弱无力（《金匮要略研究》）。莫枚士说："此方辛甘相合，为治呕吐之专方，亦治久寒之专方。"（《经方例释》）提示吴茱萸汤能止吐，并抑制胃液的分泌。

3. 手足逆冷、烦躁欲死

手足逆冷，同手足厥冷，即四肢冰冷。但与四逆汤证的四肢逆冷有别。本方证冷在末端，而四逆汤手冷过肘、足冷过膝，可见有轻重之别。此症多与吐利同见于少阴病中。如恶寒身蜷而利，手足冰冷者，多为病情严重，难治或不治。倘若烦躁欲死，提示病情尚有转机，吴茱萸汤可解。烦躁欲死，提示痛苦程度严重，或疼痛难忍如狂状，或坐卧不安，或烦闷异常，或不能安宁片刻。这种症状多与头痛、呕吐、胸闷等症状并见。

头痛、干呕、吐涎沫是吴茱萸汤适用疾病的特征，而手足逆冷与烦躁欲死是吴茱萸汤适用人群的体征和精神心理特征。关于本方证的病理机制，传统解释有"厥阴之寒气上攻"（许宏）、"肝寒上逆""阳明寒呕"
（《伤寒论译释》）、"寒饮冲逆"（胡希恕）、"胃虚寒凝，胃虚停饮夹肝气上
逆"（《金匮要略》新世纪第四版）等。

三、适用人群

手足冰冷是本方适用人群的体征，精神症状明显，脉细多见。

1. 手足冰冷

患者体力比较低下，面色苍白，或青白，或晦黯，缺乏红光。手足冰
冷，或腰背冷痛，或自觉口鼻、牙齿冰冷难忍。虽用热敷或空调，亦无温
暖感。易生冻疮。

2. 多疼痛、烦躁

如头痛、腹痛、乳痛、牙痛、关节痛等，尤以头痛为多。其痛势剧
烈，如裂如锥扎，患者或以毛巾缠头，或呻吟不止，或以手自打其头，或
欲撞墙，或抱头跳跃，既不能听，又不能答，在室内一刻不停地转动。或
眉头紧皱，或畏光声，或难以入睡，或多梦易醒；或虽卧床而屈膝伸腿，
辗转反侧，或摆手摇头，坐卧不得，一刻不得安宁。

3. 多呕吐或腹泻

易恶心呕吐，或吐酸水，或吐痰涎白沫，也有嗳气者。或腹泻，遇冷
加剧。胃内发冷，心窝部常有膨满痞塞感，比较膨隆，或伴有振水声者。
患者口水特别多，口淡乏味，舌苔白腻或水滑。常有饮食生冷或过服寒冷
药物史。

4. 脉沉细

六脉沉细，或细滑，或沉弦；或脉沉迟，或浮缓。

四、适用病症

1. 以头痛为表现的病症

本方适用于如习惯性头痛、偏头痛、高血压脑病、颅内压增高性头痛、结核性脑膜炎、血管神经性头痛、腰椎穿刺术后头痛、颅内血肿、梅尼埃综合征、癫痫，以及眼病的急性结膜炎、青光眼、急性视神经乳头炎等患者。适用者往往伴有呕吐、烦躁等症状。通常痛势剧烈，其痛在两侧太阳穴，眉棱骨、眼眶胀痛。发作时吐水、眩晕者，合小半夏加茯苓汤。胃部胀满，有振水声者，合苓桂术甘汤。

大塚敬节经验："吴茱萸汤证头痛多为偏头痛，或左侧，或右侧，特征是疼痛侧颈部肌肉僵硬、绷紧而突显。"(《金匮要略研究》)胡希恕经验："偏头痛，尤其偏于右边偏头痛，大概都是用吴茱萸汤。"(《胡希恕伤寒论》)"美尼尔症，很多是吴茱萸汤证。"(《胡希恕金匮要略讲座》)

2. 以呕吐为表现的病症

本方适用于如神经性呕吐、急慢性胃炎、消化性溃疡、食管癌、贲门痉挛、幽门痉挛、瘢痕性幽门梗阻、慢性胆囊炎、妊娠恶阻、更年期顽固性呕吐者。《三因极一病证方论》记载："病者心膈胀满，气逆于胸间，食入即呕，呕尽即快，名曰气呕，宜用茱萸人参汤（即本方）。"有嘈杂吞酸主诉者容易取效，本方能治反酸。《肘后备急方》用本方治食后噫醋及醋心。《备急千金要方》治噫而酢咽。《圣济总录》用本方治心痛，如口苦、烧心。舌苔黄，可加黄连。如吐水，可加茯苓。

胡希恕经验：治胃炎、结肠炎，有呕吐清水、肠鸣、完谷不化而下利者，常以本方含生姜泻心汤；治妊娠恶阻呕吐频作者，本方合小柴胡汤有良效（《胡希恕伤寒论方证辨证》）。

3. 口水多的病症

如中风后后遗症、帕金森病、运动神经元疾病等见吞咽困难、口水分泌量多者，可以用本方。

五、方证鉴别

1. 本方与小半夏加茯苓汤

两方均能止呕。本方证头痛干呕，彼方证头眩吐水；本方证消瘦、脉细、不能食，彼方证营养状况良好。

2. 本方与当归四逆汤

两方均能治疗手足厥冷。本方证偏于干呕吐涎沫，病在胃肠；彼方证偏于脉细欲绝，病在血管。两方均能止痛，本方证偏于头痛，彼方证偏于腹痛。

六、参考用量

吴茱萸 5 ～ 15g，人参 10g 或党参 30g，生姜 30g，大枣 20g。以水600mL，煮取汤液 200mL，分 2 ～ 3 次温服。

吴茱萸味道极苦，入煎时宜先用热开水冲洗数次。本方人参可用党参，但量宜大。